现代医院感染管理质量控制

主　编　耿　捷

副主编　薛　峰　贺　超　袁子焰

　　　　张晓苹　范珊红　连建奇

　　　　蒋　玮

世界图书出版公司

西安　北京　广州　上海

图书在版编目(CIP)数据

现代医院感染管理质量控制/耿捷主编. —西安:世界
图书出版西安有限公司,2021.10(2023.1重印)
ISBN 978 - 7 - 5192 - 8920 - 1

Ⅰ.①现… Ⅱ.①耿… Ⅲ.①医院—感染—卫生
管理—质量控制 Ⅳ.①R197.323

中国版本图书馆 CIP 数据核字(2021)第 192450 号

书　　名	现代医院感染管理质量控制	
	XIANDAI YIYUAN GANRAN GUANLI ZHILIANG KONGZHI	
主　　编	耿　捷	
责任编辑	李　娟　　胡玉平	
装帧设计	绝色设计	
出版发行	世界图书出版西安有限公司	
地　　址	西安市锦业路 1 号都市之门 C 座	
邮　　编	710065	
电　　话	029 - 87214941　029 - 87233647(市场营销部)	
	029 - 87234767(总编室)	
网　　址	http://www.wpcxa.com	
邮　　箱	xast@ wpcxa.com	
经　　销	新华书店	
印　　刷	西安真色彩设计印务有限公司	
开　　本	787mm × 1092mm　1/16	
印　　张	16	
字　　数	300 千字	
版次印次	2021 年 10 月第 1 版　2023 年 1 月第 3 次印刷	
国际书号	ISBN 978 - 7 - 5192 - 8920 - 1	
定　　价	58.00 元	

医学投稿　xastyx@ 163.com ‖ 029 - 87279745　029 - 87279675
(如有印装错误,请寄回本公司更换)

现代医院感染管理质量控制
编 委 会

主　编　耿　捷

副主编　薛　峰　贺　超　袁子焰　张晓苹　范珊红

连建奇　蒋　玮

编　委　（按姓氏笔画排序）

丁彩霞　王　伟　王　芳　王秀娟　卢文婧

刘丽丽　刘倩楠　许　文　杜　威　杜　黎

杜丽娜　李　沛　李　蕊　李业博　李亚琴

李氖平　李建霞　杨　柳　杨　静　邹松高

汪　祥　张　瑶　张阳阳　张德鱼　邵小平

苗　伟　金　鑫　郑煦阳　官兴涛　孟　龙

姜　泓　费佳慧　姚秋杏　贺晓燕　骆利敏

袁陈媛　袁琰勤　党　肖　黄燕春　雷晓芬

熊　雯　樊　超　霍雪娥　衡春妮

秘　书　薛　峰

序 言

医院感染已成为影响患者安全和生命质量、增加患者经济负担、影响临床科室平均住院日的主要因素，也成为开展先进医疗技术的主要障碍之一。我国高度重视医院感染管理工作，国家卫生健康委员会多次颁布关于提高医院感染管理质量的制度和实施办法。医院感染的预防与控制已成为医疗质量的重要内容。医院感染管理的质量不仅直接关系到医疗安全质量，也关系到医务人员的职业健康。现代医院感染管理控制措施可最大限度减少医院感染，降低发生医院感染的风险。

随着医学科学技术的发展，医院感染的预防与控制面临着更大的挑战。抗菌药物的不合理使用，新病原体、多重耐药菌感染的患者不断增多，侵入性诊疗技术的广泛应用，加之易感人群的增加，这些都加大了医院感染预防与控制工作的难度。医院感染管理的难度越来越大，这就对从事医院感染管理工作的专职人员和临床医护人员在诊断、治疗及防控等方面提出了更高的要求。各类医务人员急需一本具有临床指导意义的参考书，为医院感染管理质量控制工作提供指导，以适应与时俱进的现代医院感染管理理念。

空军军医大学第二附属医院耿捷副院长组织编写的《现代

医院感染管理质量控制》一书，根据医院感染的流行病学基础，结合国内外最新的医院感染管理理念，对医院感染相关内容进行梳理、讨论和分析，探索了医院感染管理中存在的问题，系统地阐述了现代医院感染管理的基本知识和监测技术，以及医院各部门加强感染管理的方法与措施。书中紧密围绕现代医院感染预防与控制的特点，将法规、规范与医院感染管理质量控制实际工作相结合，是一本极具参考价值的书籍。我们相信本书不仅可以为医院感染管理专职人员提供帮助，而且也可作为临床医务人员的参考依据。

前　言
Foreword

　　随着经济的快速发展、生活水平的提高和医疗卫生知识的普及，医院的就诊人数剧增，医院显得拥挤，正常隔离消毒等程序的运行也受到影响；先进的诊治手段增加了微生物植入人体的机会；抗生素过于广泛、频繁地使用，促使耐药菌流行。凡此种种使医院感染率上升。

　　医院感染与公共卫生关系密切，这也是临床医学、预防医学、医院管理学面临的一个重要课题。近年来，新出现的传染病，如严重急性呼吸综合征（SARS）、埃博拉出血热（EHF）、中东呼吸综合征（MERS）等，尤其是 2019 年 12 月在我国武汉暴发，到现在还肆虐全球的新型冠状病毒肺炎（COVID－19），传染性强、病死率高，对全人类的健康构成了很大的威胁。医院既是诊疗疾病和保护健康的场所，也是感染源、传播途径和易感宿主集中的场所。医院感染预防控制与管理工作直接关系到医疗高新技术的发展，是确保医疗安全、防范医疗事故和保障广大患者及医务人员健康的一项重要工作。医院担负着防病、治病的职责，但由于新的诊疗技术和基础疾病造成住院患者免疫力低下，抗菌药物的广泛使用造成细菌耐药性增加，医院感染问题越来越突出，医院感染防控的难度不断增加。这对医院感染防控管理和专业人员的要求也越来越高，国家对医院感染的重视程度也与日俱增。

《现代医院感染管理质量控制》全书共 19 章，分别讨论了医院感染的概念、医院感染流行病学基础、医院感染监测总论、医院感染病例监测、医院感染目标性监测、消毒药械效能监测、医院环境卫生学监测、医院感染应急预案、医院感染监控的信息化建设、常见医院感染的预防控制、隔离预防技术与感染控制、医院感染预防中疫苗的应用、医院感染管理组织机构及其职责、重点科室的院感染管理、医院感染与消毒灭菌、医院环境与医院感染、医疗废物管理、医院感染管理专业知识的培训与宣传、细菌耐药性与抗菌药物的合理使用等问题。全书从管理学角度分析和探索医院感染的质量控制问题，提出了一些对策，引入了一些规范，重要的是在医院感染管理质量控制中提出了创新机制。著名学者成思危认为，创新是发展的不竭动力，创新最重要的是制度创新。在科技进步与社会发展日新月异的当前，要使医院感染管理质量控制理想化，在资源方面要注意使"次优"向"帕累托最优"适时过渡，根本上还是要加强制度创新。

编　者

目 录
Contents

第1章

医院感染概述

第一节　医院感染的定义及分类

一、医院感染的定义

医院感染是指患者或医务人员在医院内获得的感染，又被称为医院内获得性感染。世界卫生组织（WHO）对医院感染的定义是：患者因住院或家属因陪诊，医院医务人员因医疗、护理工作而发生微生物感染，不管其在医院期间是否出现临床症状都属医院感染。中华人民共和国卫生部（现中华人民共和国国家卫生健康委员会）2006年颁布的《医院感染管理办法》中对医院感染的定义是：医院感染是指住院患者在医院内获得的感染，包括在住院期间发生的感染和在医院获得出院后发生的感染，但不包括入院前已开始或入院时已处于潜伏期的感染。医务人员在医院获得的感染也属于医院感染。

属于医院感染的情况包括：①入院48h后发生的无明确潜伏期的感染为医院感染，有明确潜伏期者则以自入院时超过平均（或常见）潜伏期的感染；②本次感染直接与上次住院有关；③在原有感染基础上出现其他部位新的感染（脓毒血症迁徙灶除外），或在原感染已知病原体的基础上又分离出新的病原体（排除污染和原来的混合感染）的感染；④新生儿在分娩过程中和产后获得的感染；⑤经诊疗措施激活的潜在性感染，如疱疹病毒、结核杆菌等感染；⑥医务人员在医院工作期间获得的感染。不属于医院感染的情况包括：①皮肤黏膜开放性伤口只有细菌定植而无炎症表现；②由于创伤或非生物性因子刺激而产生的炎症反应；③新生儿经胎盘获得（出生后48h内发病）的感染，如单纯疱疹、弓形体病、水痘等；④患者原有的慢性感染在医院内急性发作。

以上的定义都明确指出，医院内获得性感染发生在医院这个特定的场所。但实际上除住院患者以外，门诊患者也是一个更大的有可能发生医院内获得性感染的群体，这是以往对医院感染定义时忽略的问题。据流行病学调查显示，在严重急性呼吸综合征（SARS）流行期间，相当一部分SARS患者是在医院门诊接受诊治过程中获得感染的。2019 年 12 月至今仍肆虐全球的新型冠状病毒肺炎（COVID-19）被世界卫生组织宣布为"国际关注的突发公共卫生事件"。为了减少或避免 COVID-19 交叉感染，许多医院采取措施限制门诊就诊和住院人数，例如，只保证紧急手术，而其他大多数手术都可以推迟。由于我国采取了强有力的预防和控制措施，COVID-19 在我国的传播已逐渐得到控制。回顾性研究表明医院感染是重要的传染途径，正是这个调查结果，催生了在许多医院内部设立"发热门诊"这一新生事物。因此，当开展医院内获得性感染的研究时，也不应该忽视门诊患者这个数量更为巨大的群体。另外，由于医疗服务的扩展和社会化，一些与医疗服务相关的机构陆续出现，如老人护理中心、家庭护理中心等介于医疗机构与社团机构之间的场所。由于在这些场所可能会发生医疗或护理行为，因而也有可能发生与医院类似的感染过程。在儿童免疫规划疫苗接种门诊，通常可观察到这样一个现象：在麻疹流行季节，儿童在接种日集中进行免疫规划疫苗接种后两周之内，当地会出现比平时明显增多的麻疹病例。不能排除这些患儿在接种门诊感染麻疹病毒的可能。这提示，有时我们可能很难准确界定发生在医疗服务过程中的感染事件是否为医院内获得性感染，但是调查了解感染发生的环节，采取有效的预防控制措施，无论在何种情况下都是十分必要的。

二、医院感染的分类

医院是患者密集的场所，医院环境容易被病原微生物污染，从而为疾病的传播提供外部条件。

1. 按病原体来源分类

（1）外源性感染

外源性感染又称交叉感染，指病原体来自患者体外，即来自其他住院患者、医务人员、陪护家属和医院环境（如诊疗器材和制剂污染造成的医源性感染）。这类感染可导致医院感染流行或暴发。外源性感染可通过加强消毒、灭菌、隔离措施和宣传教育工作来预防和控制。外源性感染可有患者—患者、患者—医护人员、医护人员—患者等多种直接传播方式。外源性感染在医院感染中比较普遍。如果患者在传染病的潜伏期内，医护人员在检查、护理、手术的过程中或亲属朋友等在探访过程中忽视了防护，就可能会发生感染。这种传播方式既可以通过医护人员与患者的直接接触进行，也可以通过空气传播而获得感染。

（2）内源性感染

内源性感染又称自身感染。病原体来自体内，由于患者在某种情况下导致自身免疫力降低，对体内固有的细菌感受性增加而发生感染。引起这类感染的微生物来自患者体内或体表的正常菌群或条件致病菌。

通常人体的表皮、口腔、呼吸道、消化道、尿道等器官是内源性感染的"储菌库"。正常情况下，定植于"储菌库"的微生物不对人体致病，当人体免疫功能降低、体内生态环境变化或原定植菌的定植点发生改变时，原来机体内的平衡被打破，内源性感染即发生。如进行支气管纤维镜检查时可将定植于上呼吸道的细菌带至下呼吸道而引起感染。这一方面可能是由于细菌的定植位置发生了改变，另一方面也可能是由于支气管纤维镜损伤了下呼吸道的黏膜屏障，使细菌容易入侵而发生感染。又如大肠杆菌离开肠道进入泌尿道，或手术时通过切口进入腹腔、血液等而发生感染。

当机体某个部位正常菌群中各菌种间的比例发生变化导致菌群失调时，也可以引起内源性感染。

目前在医院内源性感染的研究中，令人关注的问题是在医疗行为中，由于抗生素的过度使用导致医院内出现耐药菌株，而这些耐药菌株很容易在医院内传播。一旦发生由耐药菌株引起的感染，将给院内感染的预防与控制带来更大难度。

内源性感染多以散发的形式出现。由于导致内源性感染的原因较复杂，涉及机体本身的免疫状况、诊疗方法、细菌的变异、耐药菌株的形成等多种因素，院内发生的内源性感染的预防控制仍有待进一步研究。

（3）医源性感染

医源性感染指在诊断治疗或预防过程中，由于所用器械、用物、材料及场所的消毒不严格，或由于制剂不纯而造成的感染。主要是通过未经彻底消毒的医疗器械、物体与患者接触而发生感染，其中医护人员不按规程操作而导致医用物品继发性污染引起的病例群发性感染事故最为多见；输血与器官移植引起的感染也有报道。近年医务人员在操作中发生职业暴露的报道也越来越多，如工作人员为艾滋病患者抽血时针头扎伤自己、在进行传染病患者尸体解剖时误伤自己，这些都是医源性感染的常见原因。

（4）医院环境污染

近年来的研究显示，相当一部分医院内感染与医院的内部环境设施有关。SARS在医院的暴发流行与通风状况有密切的联系就是典型的例子。此外，医院内的集中式空调通风系统也可以引起经空气传播的疾病暴发，如军团菌病的暴发；当医院发生停水、停电而影响医院正常运转时也有可能导致医院内感染事件的发生。

（5）实验室感染

医院外源性感染的特殊表现形式是医院实验室由于生物防护出现漏洞而导致的重大污染事件，这种事件国内外屡有发生。发生这类事件，一部分原因可归咎于实验室的设计不符合安全要求，但更主要的原因是实验人员安全意识不强，未严格执行实验室的生物安全操作规范。

（6）带入性感染

患者入院时已处于另一种传染病的潜伏期，住院后发病，传染给其他患者。如痢疾患者入院前已感染腮腺炎，入院后发病，致使腮腺炎在医院内传播。

2. 按病原体种类分类

按病原体种类可将院内感染分为细菌感染、病毒感染、真菌感染、支原体感染、衣原体感染及原虫感染等，其中细菌感染最常见，其次是病毒感染。每一类感染又可根据病原体的具体名称分类，如铜绿假单胞菌感染、金黄色葡萄球菌感染、分枝杆菌感染、柯萨奇病毒感染、艾柯病毒感染等。

第二节　医院感染管理学的研究内容

20 世纪 50 年代，国际上即开始了对医院感染管理的研究，在病原学、病因学、免疫学、临床疾病学及流行病学等方面取得了一定的研究成果。20 世纪 80 年代，由于卫生部（现国家卫生健康委员会）的重视与管理，我国组建了中国医院感染监控系统，各级医院加强了医院感染监控管理工作，同时对医院感染开展了研究。纵览国际、国内医院感染研究动向，医院感染管理学的研究内容主要表现在以下 6 个方面。

一、医院感染的主要微生物

医院感染的主要微生物是人体的正常菌群及来自外环境的微生物。这些微生物对正常人而言多属非致病性的，而对免疫低下者而言却易引起严重的感染。细菌耐药性的发生和传递是一个很重要的问题。尤其是细菌质粒的存在，可以将无害的共生菌进一步变成高耐药性和有毒力的致病菌，这必须引起医院感染研究者的重视。此外，这些微生物还能适应特殊的环境，如表皮葡萄球菌具有吸附于塑料表面的能力，对易感者使用静脉插管时，即可引起菌血症。微生物产生的毒性物质，如凝固酶阴性葡萄球菌产生一种黏质能紧密黏附在上皮细胞上，并可抑制白细胞的吞噬作用。细菌通过配接转移耐药性基因时，常将邻近的"毒力"有关基因同时转移，使一个原本无任何"毒力"的细菌也具有了毒性。

当前，病原学研究最多的是葡萄球菌：①凝固酶阴性葡萄球菌所致感染愈来愈多，常见菌血症的病原体以凝固酶阴性葡萄球菌为主；②耐甲氧西林金黄色葡萄球菌（MRSA）流行株已有 14 型，以 MRSA-1 型为主，各型 MRSA 的流行株噬菌体型各异；③葡萄球菌黏液层不仅是黏附力的物质基础，还可覆盖菌体细胞，避免抗生素的作用；④大多数葡萄球菌带有导致遗传变异的最活跃的物质——质粒和前噬菌体，所以可预料有更多的变异株出现；⑤国际上十分重视 MRSA 耐万古霉素株的产生，一旦发现要上报卫生行政部门并立即组织消灭；⑥发现一种只对革兰阳性球菌有效的窄谱抗生素，可用于消除带菌状态。

世界各国在微生物检验方面，仍在大量发展以血清学、生物化学、形态学为基础的检验方法，为临床特异、快速检验提供了工具。此外，分子生物学方法如质粒分析、聚合酶链反应、核酸杂交等，对流行病学研究有重要意义。

二、医院感染的病原体

医院感染的病原体近 10 年中仍保持原有结构，即大部分为革兰氏阴性杆菌，小部分为革兰氏阳性球菌。在美洲和欧洲出现了流行性强的 MRSA，在中国和东南亚各国最常见的细菌为铜绿假单胞菌，这两种细菌都具有多重耐药性。中国也已发现 MRSA 的医院感染。

许多病毒已被确认为医院感染病原体，而且还在继续增加，如人类轮状病毒，乙型、丙型、戊型肝炎病毒，风疹病毒，流感病毒及呼吸道合胞病毒等。医院病毒性感染常由无症状患者或非典型感染的患者或医院职工传播，如肾移植由供体携带引起的疱疹病毒感染，输血相关病毒性肝炎等。

真菌感染目前已有报道，近年来真菌感染率有上升的趋势。常发生肺炎、手术后感染或真菌血症。20 世纪 80 年代美国所报道真菌感染中，多数为念珠菌感染，尤以白色念珠菌感染为多。

三、医院感染的感染源

医院感染的感染源主要是已受感染的患者。但是多种引起感染的微生物是病原微生物还是非病原微生物，在判断时常常发生困难。而传统的控制流行的措施，如隔离办法常常失败。现认为医院中任何一位接受抗生素治疗的患者，都应考虑为医院感染的潜在感染源。

医院感染的感染源一般按病原体来源、感染部位分类。

1. 按病原体来源分类

按病原体来源可分为内源性医院感染源和外源性医院感染源两大类。

（1）内源性医院感染源

内源性医院感染源来自患者的体内或体表，大多数为在人体定植、寄生的正常菌群。在正常情况下对人体无感染力，并不致病；在一定条件下，当它们与人体之间的平衡被打破时，就成为条件致病菌，而造成各种内源性感染。一般有下列几种情况：①寄居部位的改变。例如大肠杆菌离开肠道进入泌尿道，或手术时通过切口进入腹腔、血液等。②宿主的局部或全身免疫功能下降。局部免疫功能下降，例如，心瓣膜畸形患者行扁桃体摘除术后，寄居的甲型溶血性链球菌可通过血液引起亚急性细菌性心内膜炎；全身免疫功能下降，例如，应用大剂量肾上腺皮质激素、抗肿瘤药物及放射治疗等可造成全身性免疫功能降低，一些正常菌群可引起自身感染而引发各种疾病，甚至导致败血症而死亡。③菌群失调。它是机体某个部位正常菌群中各菌间的比例发生较大幅度变化，超出正常范围而导致的一系列临床表现，被称为菌群失调症或菌群交替症。④二重感染。即在抗菌药物治疗原有感染性疾病过程中产生的一种新感染，如长期应用广谱抗生素后，体内正常菌群因受到不同抑菌作用而发生平衡上的变化，未被抑制者或外来耐药菌趁机大量繁殖而致病，引起二重感染的菌以金黄色葡萄球菌、革兰氏阴性杆菌和白色念珠菌等为多见，临床表现为消化道感染（鹅口疮、肠炎等），肺炎，尿路感染或败血症等。

（2）外源性医院感染源

外源性医院感染源来自患者身体以外的地方，如其他患者、外环境等。因此，所谓医院内的环境感染（如通过空气的感染），亦应属于外源性感染。外源性医院感染通常来源于：①患者。大部分感染是通过人与人之间的传播，患者在疾病的潜伏期一直到病后恢复期，都有可能将病原体传播给周围人群。②带菌者。有的健康者可携带某病原菌，但不产生临床症状（如脑膜炎球菌、白喉杆菌等健康带菌者），也有些传染病患者恢复后在一定时间内仍可继续排菌（如伤寒杆菌、痢疾杆菌等恢复期带菌者），这些健康带菌者和恢复期带菌者是很重要的传染源，因其不出现临床症状，不易被人们察觉，故危害性有时会更大。

2. 按感染部位分类

根据医院感染发生的部位，可分为：①呼吸系统医院感染，如上呼吸道感染，气管炎、气管支气管炎，肺炎，呼吸系统其他感染。②泌尿系统医院感染，如有症状的泌尿道感染、无症状菌尿症及泌尿系其他感染（肾、输尿管、膀胱、尿道等）。③消化系统医院感染，如胃肠炎、胃肠道感染（食管、胃、大肠、小肠、直肠）、肝炎、腹腔内感染（胆囊、胆道、肝、脾、腹膜、膈下组织或其他腹腔内组织）、婴儿坏死性肠炎。④骨和关节医院感染，如骨髓炎、关节或滑囊感染、椎间盘感染。⑤中枢神经系统医院感染，如颅内感染（脑脓肿、硬膜下/外感染、脑炎等），脑膜炎或脑室炎，无脑膜炎性椎管内脓肿。⑥心血管系统医院感染，如动静脉感染、心内膜炎、心肌炎或心包炎、纵隔感染。⑦血液医院感染，如经实验室证实的血液感染、败血症。⑧生殖系统医院感染，如子宫、附件、盆腔感染，外阴切口感染，阴道壁感染，生殖器其他感染（附睾、睾丸、前列腺等）。⑨皮肤和软组织医院感染，如皮肤感染，软组织感染（坏死性筋膜炎、感染性坏疽、坏死性蜂窝组织炎、淋巴结炎、淋巴管炎、感染性肌炎），褥疮（浅层和深部组织感染），以及烧伤组织感染、乳腺脓肿或乳腺炎、脐炎、婴儿脓疱病。⑩手术部位医院感染，如外科切口感染、外科切口的深部组织感染。⑪耳、鼻、咽、喉、口腔和眼的医院感染，如耳感染（外耳炎、中耳炎、内耳炎、乳突炎），以及副鼻窦炎、咽炎、喉炎、口腔部位感染、结膜炎、球内感染。⑫全身感染，如多个系统或器官的感染。

四、医院感染的监测方式

医院感染监测方式是在全面综合性监测基础上向目标性监测发展。选择对患者威胁严重和经济损失大的感染进行重点监测，目的是能把有限的资源用于最迫切需要解决的问题上，取得最大经济利益。例如，美国疾病预防控制中心1970年开始开展全面综合性监测，1986年增加了对呼吸道、泌尿道、术后伤口等医院感染的目标性监测。中国医院感染监控系统自1986年开始开展全面综合性监测，到1993年才增加了对外科术后伤口感染的目标性监测。值得注意的是，目标性监测必须在全面综合性监测取得一定基础效果后才能实施，否则欲速则不达。

医院感染监测已从只限于一般医院住院患者，扩展到慢性病医院、残疾人医院、精神病院、老人院等医疗机构的住院患者。此外，对门诊手术患者的医院感染也开展了监测。

五、医院感染的控制与治疗

目前，医院感染的控制与治疗已取得了一定的研究成果。广泛施行"普遍预防"的政策，已被证明是预防感染的最佳途径。其立足点是基于患者的血液、分泌物和排泄物都具有感染性，应普遍进行消毒处理。这一方法已被愈来愈多的国家推广使用。另外，利用对革兰氏阴性需氧菌进行有效的抗生素治疗，有选择地消除口咽及胃肠道革兰氏阴性需氧菌的带菌状态，为选择性抑制消化道污染的一种方式，常用的抗生素有多黏菌素 E、妥布霉素及两性霉素 B。随着多聚物制品的大量使用，微生物通过多聚物产生感染的机制、相关感染的预防已得到重视，并且开展了相关的研究。

医院感染的控制与治疗，有人提出如下治疗原则：①控制或改善相关的危险因素，如有学者曾撰文列出 10 项医院感染危险因素，每日晨对危险因素指数最高的患者做加强监控，在 4 个月内，65% 的患者于发病前就被检出，及时控制了医院感染的发生。②清除与医院感染相关的病因，如拔除导尿管、静脉插管等。施行各项诊疗操作的医务人员，必须全面了解和熟练掌握操作的全过程，特别要遵循无菌操作原则，减少与防止操作感染的发生。③合理使用抗生素，适当减少抗生素的使用有利于医院感染率的明显下降，应尽量减少抗生素预防用药和局部用药。④提高免疫力水平，强化支持疗法及调节正常菌群的平衡。

六、医院感染的管理

1. 管理计算机化

医院计算机联网是实现医院感染系统工程管理的重要方法。20 世纪 50 年代后外科学上最重要的进展之一，是美国外科医生定期在内部报道外科伤口感染发病率。从感染发病率情况，可以了解手术步骤存在的问题，以及防止术后伤口感染的措施是否适当等，从而减少术后发病率和死亡率，缩短住院时间，减少住院费用。采用计算机管理并建立一个计算机监视系统，将手术数据和感染数据等输入计算机，定期报告给每一位外科医生。

2. 医院建筑卫生学标准应成为今后预防和控制感染的重要方面

当建设一个新医院或改造一个病房时，都必须对减少交叉感染的因素加以考虑，使之更符合卫生学标准，更有利于清洁、消毒处理。严格执行我国已颁布的《医院消毒供应室验收标准》等，是有效控制医院相关感染环节的重要方法。

3. 将医院感染控制纳入医疗质量管理范畴

中国卫生行政部门在制定综合医院分级管理的标准中，已将医院感染列为重要指标之一。这一规定调动了各级卫生行政部门和各级医院推广此项工作的积极性，同时促使医院领导和每位职工都要为降低医院感染率而努力。

第三节　预防医院感染的原则

在英国，住院患者医院感染率为 9%，每年至少发生 100 000 例医院感染，耐药菌是严重威胁，医院感染的年花费达 360 万英镑。医院感染难以根除，但约有 30% 可以预防。1998 年，英国卫生部着手制定了医疗机构相关感染的国家循证指南计划，该计划致力于发展一套医院内预防感染的标准原则——预防医院内获得性感染的指南。该指南由多方面的专家一起制定，由护士领头，参加者有感染预防人员、临床流行病学专家、逆转录病毒专家、研究人员等。指南制定过程应用了系统评价、临床和相关证据的评价。临床人员参加了指南制定的各个阶段，他们致力于为综合医疗机构提供医院感染预防的循证指南，为所有医疗机构工作人员护理所有医院住院患者时提供执行的标准。

医院感染的控制和预防工作主要是通过各种监测了解和控制感染发生的传播因素，加强以医院感染管理为中心的全面医院质量管理工作，力争把医院感染的发病率限制在低状态。其基本原则包括以下五个方面。

一、医院感染预防工作的对象

医院感染预防工作是以"人"为重点。在医院感染的发生和流行中，人占重要地位，因为患者和工作人员是病原体寄生的宿主，病原体的传播与人的活动、医护活动密切相关，而感染对象也是患者和医院工作人员。预防和控制人与人之间、患者自身的感染传播是关键因素。因此，加强对医护人员、患者的教育，管理和监测尤为重要。

二、医院感染管理的组织机构

医院内感染的预防和控制工作，有赖于多部门的通力合作，做好协调管理。首先必须建立医院感染管理委员会和具体的办事机构，这个机构可以是感染管理科或办公室，配备专职人员从事专门工作；其次是建立全院感染监控网络，层层实行责任制管理，调动临床医护人员全面参与医院感染监控与管理工作。

三、医院感染的综合性监测

全面开展医院感染综合性监测工作是预防医院感染的基础。医院感染的监测主要内容为：感染病例的报告、登记、统计及分析，将结果反馈给有关部门，以便采取针对性的措施控制医院感染。全面综合性监测是对全院所有患者和工作人员的医院感染及其有关因素（如环境带菌情况）进行综合性监测，这种监测往往是在开展监测工作的开始阶段采用的，目的是了解全院医院感染的情况。通过监测可以了解各科室的感染率、各感染部位的感染率、各种感染的易感因素、病原体及其耐药情况及导致医院感染的各种危险因素，如不合理或不够完善的消毒隔离制度，缺乏抗生素合理使用制度与灭菌器械及物品的质量控制制度，不认真执行无菌操作制度等。除了发现这些问题以外，还对全院各类人员进行感染知识的宣传教育，让他们了解本院和本单位医院感染存在的问题，以及给患者带来的痛苦和造成的经济损失，使他们自觉检查工作方法中的不合理部分，从而不断改进。

四、医院感染的消毒隔离

消毒隔离是消灭感染源、切断传播途径和保护易感人群的重要手段，是控制医院感染的关键环节之一。

使用物理或化学方法进行消毒灭菌的方法较多，感染管理人员必须熟悉针对不同对象和不同要求来选用有效的消毒灭菌方式，并对其效果进行监测。医院感染的隔离目的除保护患者不受外界细菌的感染以外，同时也防止患者自身携带的细菌感染。

五、医院感染的监控管理制度

《中华人民共和国传染病防治法》《消毒管理办法》及《医院感染诊断标准（试行）》等都是必须严格遵循的法规，各医院和各单位还必须结合本院实际，即根据监测情况制定阶段性医院感染管理计划并组织实施。发挥临床微生物学实验室在监测、控制和预防医院内感染中的作用。应根据医院规模、功能、任务，配备医院感染的微生物学检验人员及必要的设备。

第2章

医院感染流行病学基础

第一节 流行病学研究工作程序及内容

流行病学是研究人群中疾病与健康状态的分布及影响因素，防止疾病发生，促进人群健康的一门医学学科。

流行病学从以传染病为主要对象发展到可以应用于所有疾病和健康状态的研究，包括传染病、寄生虫病、地方病、非传染病、意外残疾、智力缺陷、身心损害、机体各种生理生化功能状态、疾病前状态和长寿等。

现代流行病学已经超越了以传染病为主要研究对象的传统流行病学。如对疾病的人群状态就不仅需要考虑到传染病的流行，而且更需要考虑到各种疾病在人群中的分布和非流行状态。在研究病因时，流行病学研究考虑一切自然和社会的外环境及人体生理、心理和精神等方面的内环境因素，即以多因论作为指导，研究内外环境对疾病发生的独立和联合作用，它与当今的生物—心理—社会的医学模式是同步的。

随着流行病学理论的发展和流行病学研究方法的迅速进步，流行病学的用途也越来越广泛，它已深入到医药卫生领域的各个方面。

一、描述人群中疾病的分布

疾病在人群中的分布是致病因子、环境因素与宿主特征综合作用的结果，由疾病在人群、时间、空间（地区）三方面的频率分布构筑而成。疾病的三间分布可体现疾病在人群中的发生程度，包括呈散发、流行或大流行。研究疾病的分布，可以解释疾病的人群现象，提出疾病病因假设，阐明疾病流行规律，指导疾病防治对策的制定。描述疾病分布是流行病学工作的起始步骤，许多疾病的流行病学研究均建立在对疾病分布的描述与分析的基础上。

二、研究疾病的病因和危险因素

流行病学关心疾病形成的原因，以及引起疾病流行的致病因子、环境因素与宿主特征，对疾病发生和流行原因的深入了解是有效控制疾病的前提。流行病学研究的病因具有广义的概念，凡能引起疾病流行的致病因子、环境因素与宿主特征都列入疾病相关病因研究的范畴。

尽管许多疾病的病原体或致病因子是单一的，如传染病中的麻疹、天花、水痘等，但其发病和流行却往往并非由单一的致病因子所决定。例如：结核病的感染显然与暴露于结核杆菌有关，但人体的营养、免疫水平和健康状态却可以影响结核病的发生和发展。相对于传染病，非传染病的发病机制更为复杂，往往由许多因素综合作用导致。如高血压、高血脂、高盐饮食、吸烟、缺乏体力活动和肥胖可导致冠心病，这些因素都被认为是冠心病的危险因素。流行病学的任务是对这些危险因素进行评价，从中找出主要的危险因素，并研究各危险因素对疾病发生的相互作用。有时，真正的病因尚未完全被阐明，而诸多危险因素已被发掘出来，据此制定的疾病防治策略常常可以收到很好的效果。如吸烟可致肺癌，但吸烟只是肺癌的一个危险因子，而真正的病因可能是烟草中的某种成分，控制吸烟能有效地预防肺癌。因此，流行病学的工作不是拘泥于非找到病因不可，若找到一些关键的危险因素，也能在很大程度上解决防病的问题。这是流行病学应用中的一大特点，具有很大的实际意义。

流行病学工作常常遇到"未明原因"（指一时原因不明，不意味着原因根本不能明白）的疾病调查。这些疾病呈暴发或短时期内高发，而临床医务人员一时不能做出诊断。对这些原因不明的疾病，采取流行病学调查分析的方法，配合临床检查和检验，由寻找危险因素入手，最终大多能找到疾病暴发的原因，并识别这种疾病。相应的例子很多：1957年，某市暴发了预防接种后引起的四肢瘫痪，最后，经流行病学调查证实是由鼠脑制作的乙型脑炎疫苗所致；1958年，新疆的"察布查尔病"被证明是肉毒杆菌毒素引起的中毒；1959年，若干地区出现的"烧热病"是由长期进食生棉籽油引起；1972年，上海流行大规模的皮炎是由桑毛虫所致。有的疾病虽然暴发原因未明，但也能得到控制。如1986年河南、湖北等省中学生中发生的红斑性肢痛症，其原因尚未查明，但已得到了控制；20世纪50年代发生的克山病，经数十年的研究，并未最终阐明病因，但针对可疑危险因素的各种措施已使该疾病发生率大幅度下降。

三、评价疾病防治措施效果

流行病学可用于制定疾病的防治措施，评价防治措施的效果。如观察儿童接种某种疫苗后是否阻止了相应疾病的发生，可用实验流行病学的方法比较受试儿童和对照儿童的发病情况。又如判断一种新药物是否有疗效，可开展大规模、多中心的随机化临床试验，必要时可在社区人群中开展试验，被称为临床流行病学或药物流行病学。一些在社区中实行的大规模干预措施，如饮水加氟以防龋齿，减少吸烟以降低肺癌等，也需使用流行病学试验方法去评价。

类似的评价也用于卫生工作或卫生措施效果的评价，被称为管理流行病学。在评价人群有关疾病、健康诸问题时，个体测量是办法之一，实验室检验也是办法之一，但归根结底要看在人群中的效果，看是否降低了人群发病率，是否提高了治愈率和健康率等。只有基于人群的结果才能最终说明人群中的问题，显然，只有流行病学才能承担此任务。

四、促进疾病的干预与控制

流行病学的根本任务之一就是预防疾病。预防是广义的，包括无病时预防，使其不发生，发生后使其得到控制或减少直至消除，这就是多年来形成的疾病三级预防的指导思想。这一用途在传染病和寄生虫病预防上成果累累。例如，用麻疹疫苗免疫来降低麻疹发病，用杀灭钉螺来消灭血吸虫病。在非传染性慢性病方面，流行病学对危险因素的研究促进了针对目前危害最严重的疾病，包括癌症、心血管病和糖尿病等的预防措施的制定。如提倡以戒烟为主要措施防治肺癌，以控制高血压、戒烟、调节饮食等综合措施来预防冠心病等。

五、疾病监测

疾病监测是贯彻预防为主方针的一项重要措施。它是长期连续地在一个地区范围内收集并分析疾病及其影响因素的动态，以判断疾病及其影响因素的发展趋势，并评价预防对策的效果或决定是否修改已制定的预防对策。监测地区可大可小，监测时期可长可短，可以是一个地区或整个国家，可以是非传染病或其他健康状态，监测内容可以是疾病的发生，也可以是已执行的措施。实际上疾病监测是考察流行病学工作的一个动态过程，是一项主动的工作，便于在疾病一旦爆发时及时采取行动。中国目前已建立了传染病发病报告系统，全国传染病监测点有 145 个，部分地区还主动建立了恶性肿瘤等非传染病的监测点。

六、研究疾病的自然史

流行病学对疾病自然史的研究致力于了解人类疾病和健康的发展规律，并进一步应用于预防疾病和促进健康。疾病在人体中有其自然发展过程，如亚临床期症状早期、症状明显期、症状缓解期、恢复期等。在传染病有潜伏期、前驱期、发病期和恢复期，有隐性感染和显性感染，这是个体的疾病自然史。疾病在人群中也有其发生的自然规律，被称为人群的疾病自然史，简称疾病自然史。如研究正常人群中葡萄糖耐量试验，过一段时间后重复检验，根据其转归可判断糖尿病的亚临床状况，有助于早期发现和早期预防糖尿病。又如，对慢性肝炎或迁延性肝炎患者进行定期随访，研究其转归状况和规律，有助于采取有效措施以促进其恢复健康，预防肝硬化和原发性肝癌等不可逆病变的发生。再如，在对儿童血压轨迹的研究中，定期随访儿童血压至成人期，观察血压有无轨迹现象及血压的变化是否受年龄、性别和其他因素的影响。类似的工作还有许多。自然史研究既有理论意义也有实际意义。一个典型的例子是，流行病学研究者通过对乙型肝炎自然史的观察，证实了乙型肝炎可通过孕妇垂直传播给新生儿，而这一传播方式是中国人群乙型肝炎感染率居高不下的主要原因。因此，国家卫生行政部门决定将乙型肝炎疫苗免疫列入中国的计划免疫方案中，以期达到人群中早期预防乙型肝炎传播的目的。

第二节　流行病学研究的基本方法

流行病学研究方法总体分为观察法（包括描述流行病学和分析流行病学）、实验法（实验流行病学）、数理法（理论流行病学）。流行病学研究设计的基本内容包括：①查阅有关文献提出研究目的；②根据研究目的确定研究内容；③结合具体条件选择研究方法；④按照研究方法确定研究对象（要区别目标人群、源人群、研究对象之间的关系）；⑤根据研究内容设计调查表格；⑥控制研究过程，保证研究质量；⑦理顺分析思路，得出正确结论。

一、描述流行病学

描述流行病学又称描述性研究。描述流行病学是将专门调查或常规记录所获得的资料，按照不同地区、不同时间和不同人群特征分组，以展示该人群中疾病或健康状况分布特点的一种观察性研究。专门调查有现况研究、生态学研究、个案调查及暴发调查，常规记录有死亡报告、出生登记、出生缺陷监测、药物不良反应监测和疾病监测等。描述流行病学可以为病因研究提供线索；掌握疾病和病因的分布状况，为疾病防治工作提供依据；用来评价防治策略和措施的效果。

现况研究又称横断面研究或患病率研究，是描述性研究中应用最为广泛的一种方法。现况研究是在某一人群中应用普查或抽样调查的方法收集特定时间内、特定人群中疾病、健康状况及有关因素的资料，并对资料的分布状况、疾病与因素的关系加以描述。所获得的描述性资料是在某一时间点或一个短暂时间内收集到的资料，客观地反映了某时间点人群健康、疾病的分布及其相关因素。现况研究的数据是一个人群的现状，是时间断面的数据。现况研究的因素与结果是同时存在的，因此不能进行因果关系的推论。对于慢性病，尤其是病程长的疾病最适合做现况研究。根据研究目的，现况研究可以采用普查方法，也可以采用抽样调查方法。

1. 普　查

在特定时间对特定范围内人群中的每一成员进行的调查。普查分为以了解人群中某病的患病率、健康状况等为目的的普查和以早期发现患者为目的的筛检。

2. 抽样调查

抽样调查指按一定的比例从总体中随机抽取有代表性的一部分人（样本）进行调查，以样本统计量估计总体参数。样本代表性是抽样调查能否成功的关键所在，而随机抽样和样本含量适当是保证样本代表性的两个基本原则。抽样方法有单纯随机抽样、系统抽样、分层抽样、整群抽样、多级抽样等。抽样研究中，样本所包含的研究对象的数量称为样本含量。样本含量适当是抽样调查的基本原则。样本含量适当是指将样本的随机误差控制在允许范围之内时所需的最小样本含量。样本含量计算方法包括分类变量资料、样本含量的估计方法和数值变量资料样本含量的估计方法。

二、分析流行病学

分析流行病学也称分析性研究，是进一步在有选择的人群中观察可疑病因与疾病和健康状况之间关系的一种研究方法。分析流行病学主要有两种方法：①从疾病（结果）开始探寻原因（病因）的方法叫病例对照研究，从时间上讲，它是回顾性的，所以又叫回顾性研究。②从有无可疑原因（病因）开始观察是否发生结果（疾病）的研究方法叫队列（或群组、定群）研究，从时间上讲，它是前瞻的，所以又被称为前瞻性研究。两种方法的目的都是检验病因假设和估计危险因素的作用程度。

1. 病例对照研究

病例对照研究是选择患有和未患有某特定疾病的人群分别作为病例组和对照组，调查各组人群过去暴露于某种或某些可疑危险因素的比例或水平，通过比较各组之间暴露比例或水平的差异，判断暴露因素是否与研究的疾病有关联及其关联程度的一种观察性研究方法。

病例对照研究的特点：①该研究只是客观地收集研究对象的暴露情况，而不给予任何干预措施，属于观察性研究；②病例对照研究可追溯研究对象既往可疑危险因素暴露史，其研究方向是回顾性的，是由"果"至"因"的；③病例对照研究按有无疾病分组，研究因素可根据需要任意设定，因而可以观察一种疾病与多种因素之间的关联。病例对照研究可用作：①初步检验病因假设；②提出病因线索；③评价防治策略和措施的效果。

病例对照研究分为：①非匹配病例对照研究。即在病例和对照人群中分别选取一定数量的研究对象，仅要求对照数量等于或多于病例数量，除此之外再无其他规定。②匹配病例对照研究。即以对研究结果有干扰作用的某些变量为匹配变量，要求对照组与病例组在匹配变量上保持一致的一种限制方法。匹配分为频数匹配与个体匹配。匹配的目的：一是为提高研究效率，即每位研究对象提供的信息量增加，所需样本含量减少；二是为控制混杂因素，以避免研究中存在混杂偏倚。匹配的注意事项：匹配变量必须是已知的混杂因素，或有充分的理由怀疑为混杂因素，否则不应匹配。

由于病例对照研究一般皆为抽样调查，所以要求无论病例还是对照均应为其总体的随机样本。

病例对照研究的病例来源主要为医院和社区，病例的选择需要考虑：①疾病的诊断标准；②病例的确诊时间；③病例的代表性；④对病例某些特征的限制。

对照是病例来源的人群中未患所研究疾病的人，对照最好来自产生病例的人群中，或全体非患该疾病的人群的一个随机样本。在时间应用中，一般对照来源有以下几个方面：①同一个或多个医疗机构中明确诊断的其他疾病病例（这种对照容易获得，使用最多，但代表性差）；②社区人口中未患该病的人或抽样健康人群（这种对照的代表性最好）；③病例的邻居中未患该病的人或健康人；④病例的配偶、同胞、亲戚；⑤病例的同学或同事。选择对照的基本要求是保证病例组的均衡性，即对照组除了没有与研究疾病（或病因）相似的疾病外，其他一些可能影响研究结果的因素基本相同，如年龄、性别、种族、社会经济状况等。因此，在选择对照时应考虑：①确认对照的标准；②对照的代表性；③对照与病例的可比性；④对照不应患有与所研究因素有关的其他疾病；⑤有时可同时选择两种以上对照。

病例对照研究样本含量的估计，分别为非匹配病例对照研究分类变量资料样本含量的估计和匹配病例对照研究分类变量资料样本含量的估计。

病例对照研究资料的统计分析采用比值比来估计暴露与疾病之间的关联强度。比值是指某事物发生的可能性与不发生的可能性之比。比值比是病例组的暴露比值与对照组的暴露比值之比。

病例对照研究的优点：①该方法收集病例更方便，更适用于发病率低的疾病或罕见疾病的研究；②该方法所需研究对象的数量较少，节省人力、物力、财力，容易组织；③一次调查可同时研究一种疾病与多个因素的关系，既可检验危险因素的假设，又可经广泛探索提出病因假设，适用于疾病危险因素的筛选；④收集资料后可在短时间内得到结果。

病例对照研究的局限性：①不适于研究暴露比例很低的因素，因为需要很大的样本含量；②暴露与疾病的时间先后常难以判断；③选择研究对象时易发生选择偏倚；④获取既往信息时易发生回忆偏倚；⑤易发生混杂偏倚；⑥不能计算发病率、死亡率等，因而不能直接分析相对危险度，只能用比值比来估计；⑦在研究中有时病例往往不能代表人群的全部病例，对照也不能完全代表所属的非患此病的人群，因此病例对照研究常不能完全确定因素与疾病的因果联系。

2. 队列研究

队列研究是将一个范围明确的人群按是否暴露于某可疑因素或暴露程度分为不同的亚组，追踪各组的结局并比较其差异。从而判定暴露因素与结局之间有无关联及关联程度大小的一种观察性研究方法。队列研究用于检验病因假设和描述疾病的自然史。依据研究对象进入队列时间及观察终止时间不同，队列研究可分为前瞻性队列研究、历史性队列研究和双向性队列研究三种。依据队列中研究对象是相对固定还是不断变化情况，分为固定队列和动态人群。

队列研究要求暴露组的研究对象应暴露于研究因素并可提供可靠的暴露和结局信息，如可根据情况选择特殊暴露人群、一般人群或有组织的团体。若研究需要，暴露组还可分成不同暴露水平的亚组。

队列研究的对照组应是暴露组来源的人群中非暴露者的全部或其随机样本。除研究因素之外，其他与结局有关的因素在暴露组与非暴露组间皆应均衡可比。

队列研究样本含量的估计与病例对照研究使用的样本含量估计公式一样，但队列研究比较的是结局的发生率，因而 P_0 和 P_1 分别为非暴露组和暴露组结局的发生率。

队列研究中最受关注的是暴露因素导致疾病的强度——发病率（包括累积发病率和发病密度）。估计暴露与发病的关联强度一般用相对危险度、归因危险度、归因危险度百分比、人群归因危险度及人群归因危险度百分比等。

队列研究的优点：①研究结局是亲自观察获得，一般较可靠；②论证因果关系的能力较强；③可计算暴露组和非暴露组的发病率。能直接估计暴露因素与发病的关联强度；④一次调查可观察多种结局。

队列研究的局限性：①不宜用于研究发病率很低的疾病；②观察时间长，易发生失访偏倚；③耗费的人力、物力和时间较多；④设计的要求高，实施复杂；⑤在随访过程中，未知变量引入人群，或人群中已知变量的变化等，都可使结局受到影响，使分析复杂化。

三、实验性流行病学

实验流行病学是将来自同一总体的研究对象随机分为实验组和对照组，实验组给予实验因素，对照组不给予该因素。然后前瞻性地随访各组的结局并比较其差别的程度，从而判断实验因素的效果。根据研究对象不同，实验流行病学可分为现场试验和临床试验两类。现场试验还分为社区试验和个体试验。现场试验中对病因进行干预的又叫干预研究（或防治试验研究）。当一项实验研究缺少前瞻性观察、平行对照、随机分组三个特征中的一个或更多时就被称为类实验或准实验，如卫生政策的可行性研究及管理与服务的评价研究等。

实验流行病学的基本特征：①要施加干预措施；②是前瞻性观察；③必须有平行对照；④随机分组。

临床试验是将临床患者随机分为试验组与对照组，试验组给予某临床干预措施，对照组不给予该措施，通过比较各组效应的差别判断临床干预措施效果的一种前瞻性研究。临床试验可分为随机对照临床试验、同期非随机对照临床试验、历史对照临床试验、自身对照临床试验、交叉设计对照临床试验。临床试验研究对象的确定需考虑：①研究对象的诊断标准；②研究对象的代表性；③研究对象的入选和排除条件；④医学伦理学问题；⑤样本含量的估计。

临床试验研究对象随机分组的目的是将研究对象随机分配到试验组和对照组，以使比较组间具有相似的临床特征和预后因素，即两组具备充分的可比性。常用的随机化分组的方法有简单随机分组、区组随机化、分层随机分组。

临床试验研究对象对照方法有空白对照、安慰剂对照、标准疗法对照，以及不同给药剂量、不同疗程、不同给药途径相互对照。

临床试验资料收集过程的要求：①盲法观察（单盲、双盲、三盲）；②规范观察方法；③提高研究对象的依从性。

临床试验常用的分析指标包括有效率、治愈率、生存率。

四、理论和方法的研究

1. 理论流行病学研究

理论流行病学研究又称数理流行病学研究，是将流行病学调查所得到的数据，建立有关的数学模型或用电子计算机仿真进行理论研究。

2. 方法的研究

在着手一项特定研究之前，需要将研究中所使用的技术加以完善，发展收集数据资料的技术，改进疾病分类等。它是进行和完善流行病学研究所必须的，但其本身并不是直接的流行病学研究。

第3章

医院感染监测总论

第一节　医院感染监测概述

医院感染管理是当前医院医疗质量管理中一个十分重要的部分。随着现代医疗技术的发展，各种先进的诊断和治疗器械及抗生素的广泛应用，以及近年来新病原菌的出现，老龄人群增多等因素使医院感染已成为亟待解决的实际问题。医院感染预防、控制得好，直接关系到提高医疗水平、确保医疗安全、防范医疗事故、保障广大群众和医务人员健康。因此，医院感染管理是以监测为基础，控制为目标，通过有效的监测来掌握不断变化的医院感染危险性，从而提高医疗卫生质量和安全性。没有监测为依据的控制措施是盲目的，只有监测而不采取行动也是无意义的。

医院感染监测指长期、系统、连续地收集、分析医院感染在一定人群中的发生、分布及其影响因素，并将监测结果报送和反馈给有关部门和科室，为医院感染的预防、控制和管理提供科学依据。医院感染监测最早可以追溯到19世纪早期对患者截肢后感染病死率的监测。在19世纪中期西方对产褥感染的研究奠定了现代医院感染监测方法的基础。美国在20世纪50年代开始了对疾病的监测与控制，他们是以监测来带动预防和控制，并取得了较好的成效。美国现在已把医院感染监测纳入了更大的患者安全监控系统中。

我国医院感染监测晚于美国30年。我国从1986年开始参照美国的医院感染监测模式开展了医院感染监测工作。从最初的17所医院发展到现在的130多所医院，监测的患者数达到100万人以上，大约3%的住院患者处于监测之中，是目前世界上最庞大的医院感染监测系统。全国医院感染监测系统的建立标志着中国医院感染管理工作进入了一个新的阶段。虽然起步晚，但发展很快，通过监测，基本掌握了中国医院感染的一般规律，如医院感染的发病率、高发科室、主要感染部位、危险因素和易感人群、引起医院感染的主要病原体及其耐药性等，为医院感染的控制和卫生行政部门制定决策进行宏观管理提供了可靠的依据。

第二节 医院感染监测的方法

医院感染监测按监测对象和目的的不同，可分为全面综合性监测和目标监测两大类。

一、全面综合性监测

全面综合性监测指连续不断地对所有临床科室的全部住院患者和医务人员进行医院感染及其有关危险因素的监测。这种监测是从多方面对全院所有住院患者和工作人员的医院感染及其有关影响因素(危险因素)进行监测，以了解全院医院感染的发生情况，以及各科室的感染发生率、部位发病率、各种危险因素、病原体及其耐药情况、抗生素使用情况、消毒灭菌效果和医护人员的不良习惯等，从而有针对性地进行宣传教育、培训和指导，或给予有效地控制，并为制定计划和措施提供依据。这种监测不仅可提供一所医院的总体情况，而且还能早期鉴别潜在的医院感染的聚集性，并为下一步开展目标性监测提供科学依据。其不足是费用成本较高和劳动强度较大。

全面综合性监测中另一个重要的类型是现患率调查，即利用普查或抽样调查的方法，搜集一个特定时间内实际处于一定危险人群中的医院感染实际病例的资料(包括以往发病至调查时尚未痊愈的旧病例)。现患率调查由于是短时间的前瞻性调查不易漏掉病例，可以全面了解医院感染的情况。一般在开展重大的长期的监测活动之前，先开展一次现患率调查，对接下来的工作是很有帮助的。

二、目标监测

目标监测是针对高危人群、高发感染部位等开展的医院感染及其危险因素的监测，如重症监护病房医院感染监测、新生儿病房医院感染监测、手术部位感染监测、抗菌药物临床应用与细菌耐药性监测等。这种监测是在全面综合性监测的基础上，对全院的感染情况和存在问题有了基本了解之后，为了将有限的人力和物力用在最需要解决的问题上而采取的某种特定监测。医院应在全面综合性监测的基础上开展目标监测。这是目前医院感染监测发展的一个方向，即对医院感染的某个部分或某个事件确定一个明确的目标进行监测。而目标的确定是要根据全面综合性监测提供的信息结合自己医院的具体情况进行选择。

常用的目标监测有感染部位监测、部门监测、轮转监测。

1. 感染部位监测

感染部位监测是主要集中于一些特殊感染部位的监测。常见的部位有下呼吸道感染，如呼吸机相关性肺炎(有较高的死亡率)、手术部位感染(可导致住院时间延长和经济损失增大)，以及多重耐药菌感染等。这种监测主要是以实验室为基础，由实验室向病房提供微生物分布和对抗生素敏感性的报告。

2. 部门监测

部门监测是指针对高风险的科室和区域进行监测。如监护室、血液科、烧伤病房、肿瘤科、新生儿病房等。这种监测比较适合感染管理质量控制人力不足的单位，但由于监测主要集中在较少的科室或部门，常易遗漏其他部门的医院感染。

3. 轮转监测

轮转监测指有计划、有组织、呈周期性地在某一个时期监测某一个部门，使医院的所有部门在连续的周期内得到监测。一般医院的每个部门一年应被评估一次。主要适用于感染发生较少的部门，并且可以弥补其他监测方法无法顾及的部门和区域。

上述几种监测方法各有不同的特点，要求的条件也有不同，各有其优缺点。要掌握各种监测方法所需要的条件，其人力物力和财力是否能达到预定的目标。

开展医院感染监测工作需要感染专职人员、实验室人员和临床工作人员一起协同合作，目前认为较好的方法是配备足够的感染专职人员，采取分片包干的方法，定期对所管辖的科室进行监测。

第三节　医院感染监测的目的

一、医院感染监测的目的

1. 找出感染原因，提出控制措施

充分利用监测过程取得预期的结果，制定相应的控制措施，有效控制医院感染，不断提高医疗质量。

2. 掌握医院感染的发病率

通过医院感染发病率的调查，建立医院感染发病率基线。医院感染90%~95%呈散发的形式，中国绝大部分医院报道的医院感染散发病例基本上都是来自监测。通过监测收集的资料可以了解医院感染的基本情况，掌握这些信息可以深入认识医院感染发生的规律性，从而制定有效的预防医院感染的控制措施，减少工作的盲目性，降低医院感染发病率。

3. 鉴别医院感染的流行和暴发

确定了医院感染的散发基线后，可以根据基线判断暴发流行。暴发即是指在短时间内某一患者群体突然发生数例(3~4例)同种同源病原体引起的感染。医院感染的暴发流行占5%~10%，通过监测可以及时发现流行和暴发流行的苗头，及时将暴发流行控制在萌芽阶段。但要注意的是局部的暴发流行更多的是依靠临床和检验科的资料而非常规的监测。《医院感染管理办法》规定，医疗机构经调查证实发生以下情形

时，应当于12h内向所在地的县级地方人民政府卫生行政部门报告，并同时向所在地疾病预防控制机构报告。所在地的县级地方人民政府卫生行政部门确认后，应当于24h内逐级上报至省级人民政府卫生行政部门。省级人民政府卫生行政部门审核后，应当在24h内上报至卫生行政部门：①5例以上的医院感染暴发。②由于医院感染暴发直接导致患者死亡。③由于医院感染暴发导致3人以上人身损害后果。

4. 利用监测资料说服医务人员遵守感染控制规范

用监测得到的信息来对医院的全体工作人员（包括管理者）进行医院感染相关知识的宣传和教育，一方面可以提高他们对医院感染的认识和危险性的警觉，有利于他们理解和接受制定的预防控制措施，使他们将医院感染的控制变成自己的自觉行动。另一方面，当医院面临患者或社会上对医院感染方面的投诉或指控时，完整的监测资料可以为医院进行法律、法规方面的辩护。但要注意的是监测资料应准确、真实和公正。

5. 评价控制措施，为管理者决策提供科学依据

监测可以发现医院感染控制面临的主要问题，提高医院消毒质量和医院感染监控水平，为降低医院感染发病率，落实、改进控制措施提供科学依据。

6. 为科研工作服务

通过监测可以发现工作中存在的问题，需要进行深入研究，为开展科研工作提供了一个好的切入点。

第四节　医院感染监测资料来源

一、监测资料的整理分析与反馈

资料的整理和分析是将收集到的大量的、分散的原始资料进行科学整理、综合分析，使之成为有用的信息。一般有以下几个步骤。

1. 资料的审核

首先要对原始资料进行审核，检查感染病例资料是否填写完整或符合规定，有无逻辑错误。

2. 资料的统计和分析

要对原始资料按事物的性质进行分类和统计，然后应用多方面的知识（如流行病学、统计学、医院感染专业知识等）进行分析、综合，并与既往的资料进行比较，找出疾病的规律性。统计时要注意疾病分类以出院第一诊断为准，还有按科室分类和按感染部位分类等，然后进行分类统计计算出各种率、百分数和构成比等。统计师要巧妙地运用图表使分析报告清晰，一目了然。

3. 资料的填写与反馈

监测不是目的，要将监测结果按规定填表并做成书面材料向有关领导和部门汇报，并向需要和应该了解情况的个人和部门反馈，这是监测工作的最后一步，也是至关重要的一步。还要注意妥善保管好监测资料。

4. 医院感染监测的主要计算指标

（1）医院感染发病率

医院感染发病率指一定时间内处于一定危险的人群中所发生的医院感染病例的频率。按照《医院感染管理规范（试行）》规定，一、二、三级医院的医院感染发病率分别为 7%、8% 和 10%。在我省现行的医院感染病例监测中，采用的是每个住院患者都填写一份医院感染登记表（不论其是否发生医院感染）。这样出院人数即为分母，感染病例则为分子，便可统计出医院感染发病率[医院感染发病率 =（同期新发医院感染病例数/一定时间危险人群数）×100%]。例如，某医院 1 月出院患者 580 人，同期发生医院感染 37 人，医院感染发病率 =（37/580）×100% ≈ 6.4%。

（2）医院感染例次发病率

在医院感染监测中，有些患者可能发生多次或多种感染，应计算医院感染例次发病率。感染例次发病率一般高于感染发病率[医院感染例次发病率 =（同期新发生的医院感染病例次数/一定时间危险人群数）×100%]。

（3）漏报率

医院感染病例数常常低于实际情况，由于各种原因，在监测医院感染发病率时，漏报感染病例是难免的。因此，定期进行漏报调查是一项很重要的工作。根据《医院感染管理规范（试行）》规定，医院每年应开展医院感染漏报调查，漏报率应低于 20%[漏报率 = 漏报病例数/（漏报病例数 + 已报病例数）×100%]。

（4）构成比

构成比可说明某一事物内部各组成部分所占比重或分布（构成比 = 某一组成部分的观察单位数/同一事物各组成部分的单位总数 ×100%）。例如，某院某月发生医院感染 120 例次，其中下呼吸道感染 57 例，手术伤口感染 14 例，胃肠道感染 33 例，泌尿系统感染 16 例。下呼吸道感染构成比 =（57/120）×100% = 47.5%，手术伤口感染构成比 =（14/120）×100% ≈ 11.7%，胃肠道感染构成比 =（33/120）×100% = 27.5%，泌尿系统感染构成比 =（16/120）×100% ≈ 13.3%。

二、医院感染监测的发展趋势

1. 医院感染监测方法

由全面综合性监测向多样化的监测方法发展。

2. 监测范围

从对住院患者的监测扩大到以住院患者为主，并对医务人员、部分门诊患者和陪护等均进行监测。

3. 监测内容

从单纯的发病率监测发展到近年来用医院感染监测方法对非医院感染事件进行监测。

4. 监测的评估

目前对医院感染监测工作的评价已不单凭发病率的高低，而是全面考虑医院感染导致的住院时间延长、费用的增加及医院感染的后果（如致死、致残的严重程度）等方面综合衡量，即注重医院感染的效绩分析。不再只追求监测资料的数量，更注重监测资料的质量。

5. 监测的管理

医院感染管理已成为医院质量管理的一项重要内容，同时监测资料管理也逐渐向计算机化发展，从而大大地提高了工作效率和监测资料的准确性。目前，国内和国际间的合作越来越多。在将来有望实现地区间、全国（甚至国际间）的联网，使信息共享。

6. 先进方法的引进和应用

如分子生物学方法的发展可通过对质粒及图谱的分析鉴别医院感染聚集性发生或暴发流行的病原菌以判断其传播方式或流行的规模。随着监测工作的开展，必将会不断地研究和开发出新的有效的监测方法。

第4章

医院感染病例监测

医院感染病例的监测是长期系统连续地观察收集分析医院感染在医院住院患者中的发生和分布及其影响因素，并将监测结果及时反馈给相关人员，为医院感染的预防控制和宏观管理提供科学依据。

第一节　发病率调查

一、医院感染病例调查方式

1. 前瞻性调查

前瞻性调查是一种主动的监测方式，由感染控制专职人员对在院患者或术后出院患者的医院感染发生情况进行定期、持续地跟踪观察和记录，及时发现问题，定期总结、反馈。该法可早期识别感染聚集和流行，并能积极主动采取措施干预和控制。

2. 回顾性调查

回顾性调查是一种被动的监测方式，由感染控制专职人员定期查阅出院病历来发现医院感染病例。该调查也能发现感染病例的聚集和流行，但不能采取积极主动措施来干预和控制，可以为今后的感染控制提供方向，能修正和补充感染诊断，提高感染病例和感染部位的诊断准确率，减少漏报和错报。

二、医院感染病例调查工作程序

病房医生发现医院感染病例后，及时填写医院感染病例调查登记表上报至感染控制办公室，专职人员根据报告线索查阅病历和检查患者，根据医院感染诊断标准判断是否为医院感染，对诊断证据不足者，通过与医生交流提出完善相关检查的建议，并追踪可疑病例及各项检查结果以提高感染诊断的准确率。

询问科室其他医生有无医院感染病例，提醒他们及时上报。

询问办公班护士或查阅体温记录单及护理记录单，寻找医院感染病例线索。

查阅病历的方法：①先看"三测单"，若有发热，根据起止时间查阅病程记录，了解发热原因，根据检测结果判断是否为医院感染；②"三测单"若无异常，查看医嘱单，了解抗菌药物应用情况和诊疗操作情况，然后翻阅病程记录，了解抗菌药物应用目的和患者症状体征，根据血、尿、粪便化验结果判断是否为医院感染。

对在病房调查过程中出院的患者，专职人员还要到病案室查阅其出院病历。对未完善的感染病例，应进行感染病例资料的完善、补充和修正感染诊断工作。

第二节　现患率调查

现患率调查是利用普查或抽查的方式收集某一时点或时段内调查病例中处于医院感染状态的病例数量，从而描述医院感染及其影响因素的关系。

现患率调查可用于了解医院感染情况和控制效果评价，多次调查可判断医院感染的长期趋势。现患率调查可在短时间内进行，比发病率调查节约时间、人力、物力。通过全院医务人员及调查人员的参与，提高医务人员的感染控制意识，增加感染监测工作的透明度。

一、调查前的准备工作

全国医院感染监控管理培训基地通知各省、直辖市、自治区医院感染管理质量控制中心及各参加调查的医院。各医院的医院感染管理部门向主管院长或医院感染管理委员会主任汇报。在主管院长或医院感染管理委员会主任的指导下开展调查，医务部门协助该调查的组织工作。各参加调查医院在调查开始前 4～7d，向各个科室发出通知，说明调查目的，要求各科室对住院患者完善各项与感染性疾病诊断有关的检查。

二、调查方法

1. 人员与分工

管理医院感染的科室负责整个调查的实施工作。至少每 50 张床位配备 1 名调查人员，调查人员由医院感染控制专职人员和各病区主治医师及以上医师组成。3～4 名调查人员为一组，所有临床调查人员随机分配到每一小组，由医院感染控制专职人员任组长（医院感染控制专职人员不够，可将临床科室的调查分批进行，每个科室只调查一天），每组负责调查 3～4 个病房。每个调查小组随机分配调查区域，调查前统一培训。

2. 采用现患率调查的方法

现患率是指在一定时期内，处于一定危险人群中的实际感染病例（包括以往发病至调查时尚未愈的旧病例）的百分率。计算方法为：

$$医院感染现患率 = \frac{同期存在的新旧医院感染病例（例次）数}{观察期间调查患者数} \times 100\%$$

医院感染与社区感染应分开计算，二者均仅指调查的时段内存在的感染。

三、调查程序

调查人员首先获取该病房住院总人数及名单，包括调查日的出院患者，但不包括该日的新入院患者；分次调查的单位以此类推。

应查人数＝调查日在院总人数－该日新入院患者数＋该日已出院患者数（实际计算时还应考虑到临床科室调查的当天的出入院人数）。

每个调查组中选出一人（最好是医院感染控制医生或内科医生）到患者床旁以询问和体检的方式进行调查，每一位患者至少用时3min，主要询问常见感染症状，如畏寒、发热、咳嗽、咽痛、咳痰、腹痛、腹泻、尿频、尿急、尿痛、局部红肿、伤（切）口流脓等，以及必要的体格检查。其余人员按名单逐一查看在架病历。

每一调查对象均应进行调查并填写调查表格；由于各种原因未调查的对象，可由专职人员补充调查。调查表由调查人员填写，注意追踪病原学检查结果。

床旁调查结果应与病历调查结果相结合，按诊断标准确定是否为感染，再确定是医院感染还是社区感染。如有诊断疑问，小组讨论后，由组长确定。抗菌药物使用目的不明确者，可询问病房主管医生。

调查时注意体温记录、抗菌药物使用原因、入院诊断、实验室报告（尤其是病原学报告）病理学检查结果。着重注意住院时间长，病情严重、免疫力下降和接受侵入性操作的患者，床旁调查人员应注意询问方法与技巧。

医院感染控制医生检查每一张调查表是否填写完全，调查统一使用"全国医院感染横断面调查数据网络处理系统"（2010版）进行处理、报告。该数据处理系统可在网站免费注册后使用。各参加调查单位需首先确定一名注册管理员，注册管理员需由全国医院感染监测网审核（2个工作日内审核完毕），本单位其他录入人员的注册需经注册管理员审核通过后使用。为保证资料安全，注册管理员需认真审核。具体注册方法，请参看网站的帮助文件。

所有资料完全录入数据系统，报全国医院感染监控管理培训基地，计算实查率［实查率＝（某病房实际调查患者数÷某病房应查患者数）×100%］。实查率不得低于96%。

第三节　漏报率调查

一、调查目的和方法

漏报率调查主要是对发病率调查工作状况的回顾，可以针对临床医生的漏报和专职人员的漏报来开展。具体做法如下。

1. 临床漏报调查

专职人员对某一病区的医院感染病例进行调查时，对临床医生报告的病例进行核实，并根据"三测单"、抗菌药物应用情况、侵入性操作情况、微生物检验结果等对病房内病例进行查阅和床旁询问，根据医院感染诊断标准每月登记一次，专职人员登记地病例减去临床医生报告的病例即为临床漏报病例数。

2. 专职人员漏报调查

确定调查月份后，对该月所有的出院病例进行回顾性调查，检查是否有医院感染发生。查阅病历的方法与发病率调查的方法相同。对所有医院感染病例进行登记，然后与该月上报的病例进行核对，没有上报的病例即为专职人员漏报病例。

二、调查注意事项

调查月的出院病历是指上月最后 1 日的住院患者加上本月第 1 日到最后 1 日每日新入院的患者的出院病历。调查病例登记只针对调查月时间段内发生的医院感染病例。

专职人员在前瞻性调查时已发生并且登记的医院感染病例在出院病例中无记录，但仍应计算为医院感染病例，并应督促临床医生如实客观地记录患者情况。

对于出院病例查询中所记录的感染诊断与前瞻性调查登记的诊断不符时，应根据相关的临床体征及实验室结果进行修正。

三、漏报率的计算

漏报率 ＝［漏报病例数 ÷（已报病例数 ＋ 漏报病例数）］× 100%

根据漏报率，可以估计实际发病率：

实际发病率 ＝［（报告发病率 ÷（1 － 漏报率）］× 100%

第5章

医院感染目标性监测

目标性监测是针对高危人群、高发感染部位等开展的医院感染及其危险因素的监测，如重症监护病房(ICU)医院感染监测、新生儿病房医院感染监测、手术部位感染监测、抗菌药物临床应用与细菌耐药性监测等。

第一节　ICU 医院感染监测

ICU 医院感染监测指患者在 ICU 发生的感染，即：①患者住进 ICU 时，该感染不存在也不处于潜伏期；②患者转出 ICU 到其他病房后，48h 内发生的感染仍属 ICU 感染。

一、监测对象

ICU 医院感染监测对象是 ICU 患者。

二、监测内容

1. 基本资料

监测月份，住院号，科室，床号，姓名，性别，年龄，疾病诊断，以及疾病转归（治愈、好转、未愈、死亡、其他）。

2. 医院感染情况

感染日期，感染诊断，感染与侵入性操作的相关性（中心静脉插管、泌尿道插管、使用呼吸机），医院感染培养标本名称，送检日期，检出病原体名称，药敏试验结果。

3. ICU 患者日志

每日记录新住进患者数、住在患者数、中心静脉插管、泌尿道插管及使用呼吸机人数、记录临床病情分类等级及分值。

三、监测方法

宜采用主动监测发，也可采用专职人员监测与临床医务人员报告相结合的方法。

应填写医院感染病例登记表,每天填写 ICU 患者日志,填写 ICU 患者各危险等级登记表,对当时住在 ICU 的患者按"临床病情分类标准及分值"进行病情评定。

四、资料分析

1. 病例感染发病率和患者日感染发病率计算公式

$$病例(例次)感染发病率 = \frac{感染患者(例数)数}{处在危险中的患者数} \times 100\%$$

$$患者(例次)日感染发病率 = \frac{感染患者(例次)数}{患者总住院日数} \times 1000‰$$

2. 器械使用率及其相关感染发病率计算公式

$$尿道插管使用率 = \frac{尿道插管患者日数}{患者总住院日数} \times 100\%$$

$$中心静脉插管使用率 = \frac{中心静脉插管日数}{患者总住院日数} \times 100\%$$

$$呼吸机使用率 = \frac{使用呼吸机日数}{患者总住院日数} \times 100\%$$

$$总器械使用率 = \frac{总器械使用日数}{患者总住院日数} \times 100\%$$

3. 器械相关感染发病率计算公式

$$泌尿道插管相关泌尿道感染发病率 = \frac{尿道插管患者中泌尿道感染人数}{患者尿道插管总日数} \times 1000‰$$

$$血管导管相关血流感染发病率 = \frac{中心静脉插管患者中血流感染人数}{患者中心静脉插管总日数} \times 1000‰$$

$$呼吸机相关性肺炎感染发病率 = \frac{使用呼吸机患者中肺炎人数}{患者使用呼吸机总日数} \times 1000‰$$

4. 调整感染发病率计算公式

$$平均病情严重程度(分) = \frac{每周根据临床病情分类标准评定的患者总分值}{每周参加评定的 ICU 患者总数}$$

$$调整感染发病率 = \frac{患者(例数)感染率}{平均病情严重程度}$$

五、总结和反馈

结合历史同期资料进行总结分析,提出监测中发现的问题,报告医院感染管理委员会,并向临床科室反馈监测结果和分析建议。

第二节　新生儿病房医院感染监测

新生儿病房(包括新生儿ICU)医院感染指发生在新生儿病房或新生儿ICU的感染。

一、监测对象

在新生儿病房或新生儿ICU进行观察、诊断和治疗的新生儿。

二、监测内容

1. 基本资料

住院号,姓名,性别,天数,出生体重(分为 ≤1000g、1001～1500g、1501～2500g、>2500g四组)。

2. 医院感染情况

感染日期,感染诊断,感染与侵入性操作相关性(脐或中心静脉插管、使用呼吸机),医院感染培养标本名称,送检日期,检出病原体名称,药物敏感试验结果。

3. 新生儿日志

按新生儿体重每日记录新住进新生儿数、住在新生儿数、脐或中心静脉插管及使用呼吸机新生儿数。

三、监测方法

宜采用主动监测,也可采用专职人员监测与临床医务人员报告相结合的方法;新生儿发生感染时填写医院感染病例登记表;填写新生儿病房日志和月报表。

四、资料分析

1. 日感染发病率计算公式

$$不同体重组新生儿日感染发病率 = \frac{不同出生体重组感染新生儿数}{不同出生体重组总住院日数} \times 1000‰$$

2. 器械使用率及其相关感染发病率计算公式

$$不同体重组新生儿血管导管使用率 =$$

$$\frac{不同体重组新生儿脐或中心静脉导管使用日数}{不同体重组新生儿总住院日数} \times 100\%$$

$$不同体重组新生儿呼吸机使用率 = \frac{不同体重组新生儿使用呼吸机日数}{不同体重组新生儿总住院日数} \times 100\%$$

$$不同体重组新生儿总器械使用率 =$$

$$\frac{不同体重组新生儿器械（血管导管 + 呼吸机）应用日数}{不同体重组新生儿住院日数} \times 100\%$$

3. 器械相关感染发病率计算公式

$$不同体重组新生儿血管导管相关血流感染发病率 =$$

$$\frac{不同体重组脐或中心静脉插管血流感染新生儿数}{不同体重组新生儿脐或中心静脉插管日数} \times 1000‰$$

$$不同体重呼吸机相关性肺炎发病率 = \frac{不同体重组使用呼吸机新生儿肺炎人数}{不同体重组新生儿使用呼吸机日数} \times 1000‰$$

五、总结和反馈

结合历史同期资料进行总结分析，提出监测中发现问题，报告医院感染管理委员会，并向临床科室反馈监测结果和建议。

第三节　手术部位感染的监测

手术部位感染是住院患者最常见的并发症，可严重影响患者康复过程，增加患者的痛苦和病死率，导致其住院时间延长。手术部位感染监测是医院感染质量控制的目标性监测内容之一。

一、监测对象

被选定为监测手术的所有择期和急诊手术患者。

二、监测内容

1. 基本资料

监测月份，住院号，科室，床号，姓名，性别，年龄，调查日期，疾病诊断，切口类型（清洁切口、清洁 - 污染切口、污染切口）。

2. 手术资料

手术日期，手术名称，手术腔镜使用情况，危险因素评分标准（包括手术持续时间、手术切口清洁度分类、美国麻醉协会评分），围手术期抗菌药物使用情况，手术医生。

3. 手术部位感染资料

感染日期与诊断、病原体。

三、监测方法

宜采用主动的监测方法，也可采用专职人员监测与临床医务人员报告相结合的方法，宜住院监测与出院监测相结合；每例监测对象应填写手术部位感染监测登记表。

四、资料分析

1. 手术部位感染发病率计算公式

$$手术部位感染发病率 = \frac{指定时间内某种手术患者的手术部位感染数}{指定时间内某种手术患者数} \times 100\%$$

2. 不同危险指数手术部位感染发病率计算公式

$$某危险指数手术感染发病率 = \frac{指定手术该危险指数患者的手术部位感染数}{指定手术某危险指数患者的手术数} \times 100\%$$

3. 外科医生感染发病专率计算公式

$$某外科医生感染发病专率 = \frac{该医生在该时期的手术部位感染病例数}{某医生在某时期进行的手术病例数} \times 100\%$$

$$某医生不同危险指数感染发病专率 =$$
$$\frac{该医生不同危险指数等级患者的手术部位感染例数}{某医生不同危险指数等级患者手术例数} \times 100\%$$

$$平均危险指数 = \frac{\sum(危险指数等级 \times 手术例数)}{手术例数总和}$$

$$医生调正感染发病专率 = \frac{某医生的感染专率}{某医生的平均危险指数等级}$$

五、总结和反馈

结合历史同期资料进行总结分析，提出监测中发现的问题，报告医院感染管理委员会，并向临床科室反馈监测结果和建议。

第四节 细菌耐药性监测

细菌耐药性监测主要是监测临床分离细菌耐药性发生情况，包括临床上一些重要的耐药细菌的分离率，如耐甲氧西林金黄色葡萄球菌（MRSA）、耐万古霉素肠球菌、泛耐药鲍曼不动杆菌和泛耐药铜绿假单胞菌、产超广谱 β - 内酰胺酶的革兰氏阴性菌等。

一、监测对象

临床标本分离的病原菌。

二、监测内容

细菌、抗菌药物、药物敏感试验结果。

三、监测方法

统计、分析微生物室分离的细菌和药物敏感试验结果。

四、资料分析

资料分析包括：①不同病原体的构成比；②主要革兰氏阳性菌的构成比及对抗菌药物的耐药率；③主要革兰氏阴性菌的构成比及对抗菌药物的耐药率；④MRSA 占金黄色葡萄球菌的构成比及分离绝对数，对抗菌药物的耐药率；⑤泛耐药鲍曼不动杆菌和泛耐药铜绿假单胞菌的构成比及绝对分离数；⑥耐万古霉素肠球菌占肠球菌属细菌的构成比及分离绝对数，对抗菌药物的耐药率；⑦革兰氏阴性菌产超广谱 β - 内酰胺酶的构成比及分离绝对数，对抗菌药物的耐药率。

五、总结和反馈

结合以往资料总结并公布监测结果，向临床医生和医院药事管理机构反馈。

第五节　血液透析相关监测

一、透析用水微生物监测

用无菌注射器吸取透析用水 2 ~ 3mL，放入无菌试管。检测时视透析用水污染程度分别取原液或 10 倍稀释 0.5mL 放入 2 个灭菌平皿内，450 ~ 480℃的营养琼脂 15 ~ 18mL，边倾注边摇匀，待琼脂凝固，将平板置于 37℃培养 24h，计数并鉴定细菌。

透析用水细菌总数（CFU/mL）= 2 个平板上的菌落总数 × 稀释倍数

评价标准，透析用水细菌菌落总数≤200CFU/mL 为合格，每月监测 1 次。监测结果超过参考标准时，必须复查。怀疑或确定患者在透析中发生热原反应和菌血症，应随时监测。

二、透析用水内毒素监测

1. 检测方法

·半定量测定：凝胶法。

·定量测定。

2. 评价标准

内毒素含量≤2CFU/mL，每 3 个月检测 1 次。

三、透析液监测

·酸液夏季配置 1 次使用不超过 3 ~ 5d，碱液现用现配。

· 透析液可采集进入透析器的透析液，也可采集离开透析器的透析液。

· 检测方法与透析用水相同，若透析液细菌总数≤2000CFU/mL，则每月监测1次。

· 疑有透析液污染或发生严重感染病例时，应增加采样点，如原水口，反渗水出口、储水箱出口、透析液配比机、浓缩透析液等。

第六节　医务人员职业暴露的监测

医务人员预防艾滋病、乙型肝炎等经血传播病毒感染的防护措施应当遵照标准预防原则，所有患者的血液、体液及被血液、体液污染的物品均视为具有传染性的病原物品，医务人员接触这些物品时必须采取防护措施。

医务人员进行有可能接触患者血液、体液的诊治和护理操作时必须戴手套，操作完毕脱去手套后立即洗手，必要时进行手部消毒。

在诊疗、护理操作过程中，有可能发生血液、体液飞溅到医务人员的面部的情况时，医务人员应当戴手套、具有防渗透性能的口罩、防护眼镜。可能发生血液、体液大面积飞溅或者有可能污染医务人员的身体时，医务人员还应当穿戴具有防渗透性能的隔离衣或者围裙。

医务人员手部皮肤发生破损，在进行有可能接触患者血液、体液的诊疗和护理操作时必须戴双层手套。

医务人员在进行侵袭性诊疗、护理操作过程中，要保证充足的光线，并特别注意防止被针头、缝合针、刀片等锐器刺伤或者划伤。

使用后的锐器应当直接放入利器盒内，以防刺伤。

禁止将使用后的一次性针头重新套上针头帽。禁止用手直接接触使用后的针头、刀片等锐器。

医务人员发生艾滋病、乙肝等可经血液传播的病毒职业暴露后，应当立即报告医院感染控制科并采取以下局部处理措施：①用肥皂液和流动水清洗污染的皮肤，用生理盐水冲洗黏膜；②如有伤口，应当在伤口近心端向远心端轻轻挤压（禁止进行伤口的局部挤压），尽可能挤出损伤处的血液，再用肥皂液和流动水进行冲洗；③受伤部位的伤口冲洗后，用安尔碘进行消毒，并包扎伤口。被暴露的黏膜，应当反复用生理盐水冲洗干净。流程：挤压伤口（伤口旁端轻轻挤压）→肥皂水＋流动水反复冲洗（黏膜被污染时，生理盐水反复冲洗）→消毒（0.5%碘伏、75%乙醇溶液）→包扎→报告→相关抗体跟踪检测（接种疫苗或预防用药，必要时评估）→心理干预。

第6章

消毒药械效能监测

第一节　消毒剂卫生学监测

消毒剂的消毒效果易受到多因素的影响，例如：消毒剂种类、配方、浓度，环境、温度、酸碱度、有机物，微生物种类及数量等。应充分了解这些因素，以提高消毒效果，避免消毒的失败。

一、使用中消毒剂浓度监测

(一)G-1型消毒剂浓度试纸

1. 适用范围

过氧乙酸、二氯异氰尿酸钠、次氯酸钙、次氯酸钠、氯胺T、二氧化氯、其他含氯消毒剂和含次氯酸钠的清洗消毒剂等。

2. 使用方法

取试纸条置于消毒剂溶液中片刻取出，半分钟内，在自然光下与标准色块比较，直接读出溶液所含有效成分浓度值，1min后，颜色逐渐消退。

3. 注意事项

当溶液有效成分＞100mg/L或对固体消毒剂检测时，为取得较准确的结果，可稀释至20～500mg/L后再检测；测试纸应置阴凉、避光、防潮处保存且在有效期内使用。

(二)戊二醛浓度测试卡

1. 使用方法

将测试卡指示色块完全浸没于待测消毒剂中，取出后，将色块部位沾瓶盖上的纸垫，以去除多余的液体，然后，将色块横置于瓶盖上等候5～8min(不要将色块面朝下，以免受到污染)，观察色块颜色变化。若指示色块变成均匀黄色，表示溶液浓度达到要求；若色块全部变为白色或仍有部分白色，表示溶液浓度未达到要求。

2. 注意事项

在产品注明的有效期内使用。

二、细菌污染量检测

1. 采样时间

更换前使用中的消毒剂与无菌器械保存液，采样后 1h 内检测。

2. 采样方法

用无菌吸管按无菌操作方法吸取 1mL 被检消毒液，加入 9mL 相应中和剂中混匀。用无菌吸管吸取一定稀释比例的中和后混合液 1mL 接种平皿，将冷至 40～45℃ 的熔化营养琼脂培养基每皿倾注 15～20mL，36℃ ±1℃ 恒温箱培养 72h，计数菌落数。当怀疑与医院感染有关时，应进行目标微生物的检测。

3. 结果判定

灭菌用消毒剂菌落总数应为，皮肤黏膜消毒剂菌落总数应≤10CFU/mL，其他使用中消毒剂细菌菌落总数应≤100CFU/mL。

第二节　压力蒸汽灭菌效果监测

压力蒸汽灭菌是湿热灭菌，即为饱和蒸汽在规定压力、温度下，对被灭菌物品作用规定时间，使之达到无菌状态。

一、满足压力蒸汽灭菌效果的条件

1. 压力蒸汽灭菌器

器件良好，运行正常。

2. 蒸汽

有良好的饱和蒸汽(含水量 <5%)。

3. 包装要求

正确包装　灭菌时能排除空气使蒸汽穿透，灭菌后能防止微生物进入，防止污染，包装大小符合规定。

包装材料　透气性好但不能透过微生物，常用脱脂棉布、专用包装纸、带通气孔的器具，不可用无通气孔的铝饭盒和搪瓷桶等。外科器械包和敷料包扎体积不得超过 30cm×30cm×25cm，预真空灭菌器内物品包体积可以是 30cm×30cm×50cm，物品包捆扎不能过紧，包内放指示卡，包外贴指示胶带。

4. 合理地摆放

物品包摆放原则：①小包放下层、大包放上层；②金属盘、盆、碗等处于竖立位置；③玻璃瓶和管状物应开口向下或侧放；④所有物品包都应该竖放，包与包之间留有空隙；⑤最好将物品包放于铁丝筐内，物品包不能贴靠灭菌柜壁。

5. 灭菌物品的装量

不得超过柜内容积的80%，预真空灭菌器亦不得超过90%。

6. 满足灭菌剂量（温度和时间）

压力蒸汽灭菌器的灭菌剂量是：温度（℃）×时间（min）。下排式压力蒸汽灭菌器：温度为121℃，灭菌时间 > 20min（根据灭菌材料种类不同而不同，如包裹为40min）。预真空和脉动真空压力蒸汽灭菌器：温度为132℃，灭菌时间4~5min。

二、各种压力蒸汽灭菌器灭菌效果监测

（一）工艺监测

1. 冷空气测试纸

用于监测预警真空和脉动真空压力蒸汽灭菌器内是否残留冷空气，冷空气是否排除。在灭菌之前测试，不指示灭菌合格与否。

2. 监测时机

一是用于新灭菌柜安装调试之后或灭菌器维修之后；二是用于每天灭菌器使用之前。

3. 操作方法

准备标准试验包，将脱脂棉布叠成25cm×25cm×30cm，重量4~5kg。将1张B-D试纸放于包的中层，包好放于灭菌器底部靠前端。按照正常灭菌程序运行，在134℃维持3.5~4min。测试结束，取出B-D试纸观察色条颜色变化。

4. 结果判定

若为均匀一致变色，即说明排除冷空气性能良好；反之若变色不均匀，有浅颜色区，说明灭菌器内存在冷空气团。

（二）化学监测

1. 监测原理

化学指示剂系将某些热敏物质与辅料配制成印墨印制在特殊纸上制作而成。印墨的印记在饱和压力蒸汽下按规定的温度作用至规定的时间，印记（色块）颜色变至标准色（国内制作的标准色块多为黑色或灰黑色），间接指示压力蒸汽灭菌基本条件得到满足，表示灭菌合格。化学指示剂色块变色标准的设计是根据生物指示剂芽孢的耐热参数制定而成，即：下排气压力蒸汽灭菌化学指示卡在121℃饱和蒸汽下作用20min，色块变至标准色；预真空压力蒸汽灭菌化学指示卡在132℃饱和蒸汽下作用3min，色块变至标准色；时间不足即已变成标准色或超过时间仍达不到标准色均不符合标准。

2. 适用范围

121℃压力蒸汽灭菌化学指示卡专用于下排气式压力蒸汽灭菌器效果监测。132℃压力蒸汽灭菌化学指示卡专用于预真空或脉动真空压力蒸汽灭菌器效果监测。压力蒸汽灭菌指示胶带用于贴封灭菌包，指示该物品包是否经过灭菌处理，作为灭菌标识物而不表示灭菌是否合格。

3. 使用方法和结果判断

化学指示卡和指示胶带作为日常监测使用，方便快速。化学指示卡作为灭菌指示剂放于灭菌包中心，勿将指示卡色块与金属物品和玻璃直接接触，以免被冷凝水浸湿，影响变色。化学指示卡胶带贴于包外，可作为封包捆扎和灭菌处理标志，每包贴3~5条，每条10cm左右。领取灭菌包时首先查验指示胶带是否变色，变成黑色即表示此包经过灭菌处理。在使用灭菌包时，打开包首先观察化学指示卡色块变色情况，变色达到标准色块表示可以使用，否则更换并查找原因。

注意事项：①选用合格指示剂，灭菌监测用指示器材是关键性器材，必须选用国家级批准的有效期内的"卫消字"号卫生许可证产品，指示卡应印有标准色块作为参照物，以避免人为判断误差。②合理使用指示器材，指示器材不能混用，不可相互代替，严格按照指示的用途使用。③正确分析检测结果，当发现指示器材变色不合格时，要认真分析原因，切不可随便下结论。灭菌处理后指示色块出现花白点并有水浸湿痕，可能是被冷凝水或含水量过高的蒸汽浸湿，若色块均匀变浅未达到标准色，则可能为其他因素致灭菌失败。④每次用过的指示卡应标明日期，保存备查。

(三)生物监测

生物监测是指用国际标准抗力的细菌芽孢制成的干燥菌片或由菌片和培养基组成的指示管，即生物指示剂进行的监测。通过生物指示剂是否全部被杀灭来判断灭菌物品包内各种微生物是否完全被杀灭，所以生物监测是判断灭菌效果的直接指标，属于裁定性监测。

1. 生物指示剂标准

生物指示剂标准包括：①标准菌株。国际标准菌株为嗜热脂肪杆菌芽孢。②制作标准。用标准方法培养制备的芽孢悬液，均匀定量沾染在0.5cm×2.0cm的专用滤纸片上，芽孢含量为每片$(5 \sim 50) \times 10^5$CFU。③抗力标准。在121℃饱和压力蒸汽条件下，存活时间≥3.9min，杀灭时间≤19min，D值为1.3~1.9min。

2. 生物指示剂使用方法

生物指示剂在灭菌器内的布放　用标准检测包(25cm×25cm×30cm)或使用中的敷料包，将生物指示剂菌片或菌管放于包的中心包好。手提式灭菌器可在下部放1个包，<0.5m³的卧式或立式灭菌器需在内部上、中、下、中央各放1个包，>0.5m³的灭菌器需将5个包分别放于内部上层和中层的中央部位及下层前中后部位。

　　标本取样　各包在灭菌处理之后，应将灭菌包送回无菌室内，在无菌操作条件下取出菌片接种于溴甲酚紫恢复培养管内，于56℃条件下培养24h观察初步结果，连续培养1周观察最终结果；生物指示剂菌管可以在现场或实验室内取出，挤碎管内安瓿，让培养液浸透菌片，置于56℃条件下培养48h观察结果。

　　结果判定　溴甲酚紫培养液可因细菌生长繁殖而使其pH值发生改变从而使溴甲酚紫指示剂颜色发黄。所以，当培养液颜色变黄时即表示有菌生长，为阳性，判定为灭菌不合格；若培养后培养液仍为紫色者表示无菌生长，为阴性，判定为灭菌合格，但阳性对照必须有菌生长。

　　监测频率　依据医院消毒供应中心清洗消毒及灭菌效果监测标准（WS 310.3—2009），生物监测应每周监测1次。

3. 注意事项

　　使用菌片进行监测首先要注意无菌操作，以免发生二次污染而出现假阳性；其次，自制培养基应注意配方标准、pH值适当、灭菌合格。

　　必须满足培养温度，嗜热脂肪肝菌最适合的生长温度为55～65℃，通常容易出现的问题是培养温度不够，生长不好，甚至阳性对照颜色不发生改变。判断结果时注意仔细观察，有时培养管刚从培养箱内取出呈灰色，不易观察，可以待其冷却时再观察。

第三节　干热灭菌效果监测

一、指示菌株

　　枯草杆菌黑色变种芽孢（ATCC 9372），每片菌片含菌量为$(5.0～50)×10^5$CFU。其抗力应符合以下条件：在温度为$(160±2)$℃时，其D值为1.3～1.9min，存活时间≥3.9min，死亡时间≤19min。

二、检测方法

　　将枯草杆菌芽孢菌片分别装入灭菌中试管内（1片/管）。灭菌器与每层门把手对角线内、外角处放置2个含菌片的试管。试管帽置于试管旁，关好柜门，经一个灭菌周期后，待温度降至80℃时，加盖试管帽后取出试管。在无菌条件下，加入普通营养肉汤培养基（5mL/管），以$(36±1)$℃培养48h，观察初步结果，无菌生长管继续培养至第7天。

三、结果判定

　　若每个指示菌片接种的肉汤管均澄清，判为灭菌合格；若指示菌片之一接种的肉汤管混浊，判为不合格；对难以判定的肉汤管，取 0.1mL 接种于营养琼脂平板，用灭菌 L 棒涂匀，置于(36 ± 1)℃环境中培养 48h，观察菌落形态，并做涂片染色镜检，判断是否有指示菌生长。若有指示菌生长，判断为灭菌不合格；若无指示菌生长，判断为灭菌合格。

第四节　紫外线消毒效果监测

一、适用范围

紫外线消毒灯和紫外线消毒器用于室内空气、物体表面和水及其他液体的消毒。

消毒使用紫外线应选用的波长范围为 200 ~ 275nm，杀菌作用最强的波段是 250 ~ 270nm，消毒用的紫外线光源必须能够产生辐值达到国家标准的杀菌紫外线灯。

制备紫外线消毒灯，应采用等级品的石英玻璃管，以期得到满意的紫外线辐照强度。紫外线消毒灯可以配备对紫外线反射系数高的材料制成的反射罩。

要求用于消毒的紫外线灯在电压为 220V、环境相对湿度为 60%、温度为 20℃时，辐射的 253.7nm 紫外线强度(使用中的强度)不得低于 $70\mu w/cm^2$(普通 30W 直管紫外线灯在距灯管 1m 处测定，特殊紫外线灯在使用距离处测定，使用的紫外线强度计必须经过标定，且在有效期内，使用的紫外线强度监测指示卡应取得卫生许可批件，并在有效期内使用)。

紫外线灯使用过程中其辐照强度逐渐降低，故应定期测定消毒紫外线的强度，一旦降到要求的强度以下时，应及时更换。

紫外线消毒灯的使用寿命，即由新灯的强度降低到 $70\mu w/cm^2$ 的时间(功率 ≥ 30W)，或降低到原来新灯强度的 70%(功率 < 30W)的时间应不低于 1000h。紫外线灯生产单位应提供实际使用寿命。

二、消毒形式

1. 紫外线空气消毒器

采用低臭氧紫外线杀菌灯制造，可用于有人条件下的室内空气消毒。

2. 紫外线表面消毒器

采用低臭氧高强度紫外线杀菌灯制造，以使其能快速达到满意的消毒效果。

3. 紫外线消毒箱

采用高臭氧、高强度紫外线杀菌灯或直管高臭氧紫外线灯制造，一方面利用紫外线和臭氧的协同杀菌作用，另一方面利用臭氧对紫外线照射不到的部位进行消毒。

三、适用范围及条件

紫外线可以杀灭各种微生物，包括细菌繁殖体、芽孢、分枝杆菌、病毒、真菌、立克次体和支原体等，凡被上述微生物污染的表面，水和空气均可采用紫外线消毒。

紫外线辐照能量低，穿透力弱，仅能杀灭直接照射到的微生物，因此消毒时必须使消毒部位充分暴露于紫外线。

用紫外线消毒纸张、织物等粗糙表面时，要适当延长照射时间，且两面均应受到照射。

紫外线消毒的适宜温度范围是 20~40℃，温度过高、过低均会影响消毒效果。可适当延长消毒时间，用于空气消毒时，消毒环境的相对湿度≤80% 为好，否则应适当延长照射时间。

用紫外线杀灭被有机物保护的微生物时，应加大照射剂量。空气和水中的悬浮粒子也可影响消毒效果。

四、使用方法

1. 对物品表面的消毒

照射方式　最好使用便携式紫外线消毒器近距离移动照射，也可采取紫外灯悬吊式照射。对小件物品可放紫外线消毒箱内照射。

照射剂量和时间　不同种类的微生物对紫外线的敏感性不同，用紫外线消毒时必须使用达到杀灭目标微生物所需的照射剂量。

2. 对室内空气的消毒

间接照射法　首选高强度紫外线空气消毒器，不仅消毒效果可靠，而且可在室内有人活动时使用，一般开机消毒 30min 即可达到消毒合格。

直接照射法　在室内无人条件下，可采取紫外线灯悬吊式或移动式直接照射。采用室内悬吊式紫外线消毒时，室内安装紫外线消毒灯（30W 紫外灯，在 1.0m 处的强度 >70μw/cm²）的数量为平均每立方米不少于 1.5W，照射时间不少于 30min。

3. 对水和其他液体的消毒

水和其他液体的消毒可采用水内照射或水外照射法。采用水内照射法时，紫外光源应装有石英玻璃保护罩，无论采取何种方法，水层厚度均应≤2cm，根据紫外光源的强度确定水流速度。消毒后水质必须达到国家规定标准。

五、注意事项

·在使用过程中，应保持紫外线灯表面的清洁，一般每 2 周用酒精棉球擦拭一次，发现灯管表面有灰尘、油污时，应随时擦拭。

·用紫外线灯消毒室内空气时，房间内应保持清洁干燥，减少尘埃和水雾，温度≤20℃或>40℃，相对湿度>60%时应适当延长照射时间。

·用紫外线消毒物品表面时，应使照射表面受到紫外线的直接照射，且应达到足够的照射剂量。

·不使用使紫外线光源照射到人，以免引起损伤。

·紫外线强度计至少1年标定1次。

六、紫外线灯管辐照度的测定

1. 检测方法

紫外线辐照计测定法　开启紫外线灯5min后，将测定波长为253.7nm的紫外线辐照计探头置于被检紫外线灯下垂直距离lm的中央处，待仪表稳定后，所示数据即为该紫外线灯管的辐照度值。

紫外线强度照射指示卡监测法　开启紫外线灯5min后，将指示卡置紫外灯下垂直距离lm处，有图案一面朝上，照射lmin（紫外线照射后，图案正中光敏色块由乳白色变成不同程度的淡紫色），观察指示卡色块的颜色，将其与标准色块比较，读出照射强度。

2. 结果判定

普通30W直管型紫外线灯，新灯辐照强度≥90μw/cm²为合格；使用中的紫外线灯辐照强度≥70μw/cm²为合格；30W高强度紫外线新灯的辐照强度≥180μw/cm²为合格。

3. 注意事项

测定时电压为（220±5）V，温度为20~25℃，相对湿度≤60%，紫外线辐照计必须在计量部门检定的有效期内使用。指示卡应获得卫生许可批件，并在有效期内使用。

第五节　低温等离子体灭菌效果监测

一、设备管理与物理监测

1. 灭菌器设备安全管理

加强灭菌器设备安全操作管理，操作人员必须经过严格培训，合格方可上岗，护士长负责安全技术管理工作，严格操作规程，及时检修，定期检查保养，认真记录，加强监测确保灭菌器在完好状态下运行。

2. 灭菌前检查

灭菌器设备具有严格、灵敏的灭菌条件自动识别控制系统，在灭菌条件得不到满足时，极易导致灭菌循环程序中断，灭菌失败，减少设备使用寿命。因此在灭菌前准备过程中，对操作的各个环节都应严格把关，纠正操作缺陷，如包装器械时应检查器械的材质、管径、长度的兼容性、清洁度、干燥度，发现问题必须重新处理合格再灭菌。装载物品时装载量应小于灭菌舱容积的80%，物品必须距舱门各舱顶至少8cm，每包之间应留有间隙，灭菌袋透明膜面向下平放，金属物品必须包装，金属物品接触舱壁会导致等离子体发生器损坏，设备不能使用。

3. 物理监测

灭菌器在灭菌过程中应严密观察，中途灭菌循环程序中断寻找原因，直至全程灭菌循环通过，如灭菌循环在注射期后取消必须更换包装，更换所有化学指示条，化学指示胶带后再重新开始灭菌。灭菌循环结束，检测打印结果，确认打印纸结果为黑色印迹，检查各循环过程参数证实打印结果。

二、化学监测

每个灭菌包外用化学指示胶带封贴(纸塑包装袋不用化学指示胶带)，包内放化学指示卡，全部均匀变为黄色表示灭菌后合格，否则为不合格。

三、生物监测

每日第一次灭菌应用微生物检测，采用嗜热脂肪芽孢杆菌孢子制作的低温等离子灭菌生物指示剂，包装后与需要灭菌的物品一起置入灭菌舱内，将生物指示剂放置离灭菌剂最远端即下层物品架的左下角或右下角，经过一个灭菌运行循环程序完成后取出生物指示剂培养，48h后观察培养结果，全部无细菌生长为合格，阳性对照有菌生长为合格，否视为为不合格。

第六节　内镜消毒灭菌效果监测

一、常规监测

消毒剂浓度必须每日定时监测并做好记录，保证消毒效果。使用的消毒剂应在有效期内。

消毒后的内镜每季度应进行生物学监测并做好记录。灭菌后的内镜每月进行生物学监测并做好记录。

二、微生物监测

1. 采样时间

消毒、灭菌后及使用前。

2. 采样方法

监测采样部位为内镜的内腔面，用无菌注射器抽取 10mL 含相应中和剂的缓冲液，从待检内镜活检口注入，用 15mL 无菌试管从活检出口收集，及时送检，2h 内检测。

3. 检测方法

将送检液用漩涡器充分震荡，取 0.5mL，加入 2 个直径 90mm 无菌平皿，每个平皿分别加入已经熔化的 450~480℃营养琼脂 15~18mL，边倾注边摇匀，待琼脂凝固，于 350℃培养 48h 后计数。

$$细菌菌落数/镜 = 2 个平皿菌落数平均值 \times 20$$

4. 致病菌检测

将送检液用漩涡器充分震荡，取 0.2mL 分别接种于 90mm 血平皿、中国蓝平皿和 SS 琼脂培养基，均匀涂布，350℃培养 48h，观察有无致病菌生长。

5. 结果判断

消毒后的内镜细菌总数≤20CFU/件，不能检出致病菌为合格。灭菌后内镜应当每月进行生物学监测，合格标准为内镜无菌检测合格。

第七节 清洗消毒及灭菌效果监测

一、总体要求

应安排专人负责质量监测工作；应定期对清洁剂、消毒剂、洗涤用水、润滑剂、包装材料等进行质量检查，检查结果应符合《医院消毒供应中心》（WS 310.1—2016）的要求；应定期进行监测材料的质量检查，包括抽查消毒产品卫生许可批件及有效期等，检查结果应符合要求（自制测试标准包应符合《消毒技术规范》的有关要求）；设备的维护与保养应遵循生产厂家的使用说明或指导手册对清洗消毒器、灭菌器进行日常清洁和检查；按照具体要求（清洗消毒器应遵循生产厂家的使用说明或指导手册进行校验，压力蒸气灭菌器应每年对压力和安全阀进行检测校验，干热灭菌器应每年用多点温度检测仪对灭菌器各层内、中、外各点的温度进行物理监测，低温灭菌器应遵循生产厂家的使用说明或指导手册进行验证）进行设备的检测与验证。

二、清洗质量的监测

1. 器械、器具和物品清洗质量的监测

日常监测在检查包装时进行，应目测和(或)借助带光源的放大镜检查。清洗后的器械表面及其关节、齿牙应光洁，无血渍、污渍、水垢等残留物质和锈斑。

定期抽查，每月应至少随机抽查 3~5 个待灭菌包内全部物品的清洗质量，检查的内容与日常监测相同，并记录监测结果。

2. 清洗消毒器及其质量的监测

日常监测　应每批次监测清洗消毒器的物理参数及运转情况，并记录。

定期监测①对清洗消毒器的清洗效果可每年采用清洗效果测试指示物进行监测，当清洗物品或清洗程序发生改变时，也可采用清洗效果测试指示物进行清洗效果的监测；②监测方法应遵循生产厂家的使用说明或指导手册。监测结果不符合要求时，应遵循生产厂家的使用说明或指导手册进行检测，清洗消毒质量检测合格后，清洗消毒器方可使用。

三、消毒质量的监测

1. 湿热消毒

应监测、记录每次消毒的温度与时间或 A_0 值，监测结果应符合《WS310.2—2016 医院消毒供应中心》的要求。应每年检测清洗消毒器的主要性能参数，检测结果应符合生产厂家的使用说明或指导手册的要求。

2. 化学消毒

应根据消毒剂的种类特点，定期监测消毒剂的浓度、消毒时间和消毒时的温度，并记录，结果应符合该消毒剂的规定。

3. 消毒效果监测

消毒后直接使用的物品应每季度进行监测，监测方法及监测结果应符合 GB 15982—2012 的要求。每次检测 3~5 件有代表性的物品。

四、灭菌质量的监测

(一)基本要求

灭菌质量可采用物理监测法、化学监测法和生物监测法进行监测，监测结果应符合本标准的要求。物理监测不合格的灭菌物品不得发放，并应分析原因进行改进，直至监测结果符合要求。包外化学监测不合格的灭菌物品不得发放，包内化学监测不合格的灭菌物品不得使用，并应分析原因进行改进，直至监测结果符合要求。生物监测

不合格时，应尽快召回上次生物监测合格以来所有尚未使用的灭菌物品，重新处理，并应分析不合格的原因，改进后，生物监测连续3次合格后方可使用。灭菌植入型器械应每批次进行生物监测，生物监测合格后方可发放。按照灭菌装载物品的种类，可选择具有代表性的灭菌过程挑战装置（PCD）进行灭菌效果的监测。

（二）压力蒸汽灭菌的监测

1. 物理监测法

每次灭菌应连续监测并记录灭菌时的温度、压力和时间等灭菌参数。温度波动范围在+3℃内，时间满足最低灭菌时间的要求，同时应记录所有临界点的时间、温度与压力值，结果应符合灭菌的要求。

2. 化学监测法

应进行包外、包内化学指示物监测。具体要求为灭菌包外应有化学指示物，高度危险性物品包内应放置包内化学指示物，置于最难灭菌的部位。如果透过包装材料可直接观察包内化学指示物的颜色变化，则不必放置包外化学指示物。通过观察化学指示物颜色的变化，判定是否达到灭菌合格要求。

采用快速压力蒸汽灭菌程序灭菌时，应直接将一片包内化学指示物置于待灭菌物品旁边进行化学监测。

3. 生物监测法

·应每周监测一次。

·紧急情况灭菌植入型器械时，可在生物PCD中加入5类化学指示物。5类化学指示物合格可作为提前放行的标志，生物监测的结果应及时通报使用部门。

·采用新的包装材料和方法进行灭菌时应进行生物监测。

·小型压力蒸汽灭菌器因一般无标准生物监测包，应选择灭菌器常用的、有代表性的灭菌制作生物测试包或生物PCD，置于灭菌器最难灭菌的部位，且灭菌器应处于满载状态。生物测试包或生物PCD应侧放，体积大时可平放。

·采用快速压力蒸汽灭菌程序灭菌时，应直接将一支生物指示物置于空载的灭菌器内，经一个灭菌周期后取出，在规定条件下培养，观察结果。

·生物监测不合格时，应尽快召回上次生物监测合格以来所有尚未使用的灭菌物品，重新处理；并应分析不合格的原因，改进后，生物监测连续3次合格后方可使用。

4. 预真空（包括脉动真空）压力蒸气灭菌器B-D试验

应每日在开始灭菌前进行B-D试验，B-D试验合格后，灭菌器方可使用。B-D试验失败，应及时查找原因进行改进；试验合格后，灭菌器方可使用。

5. 灭菌器新安装、移位和大修后的监测

应进行物理监测、化学监测和生物监测。物理监测、化学监测通过后，生物监测应空载连续监测 3 次，合格后灭菌器方可使用，监测方法应符合 GB 18278.1—2015 的有关要求。对于小型压力蒸汽灭菌器，生物监测应满载连续监测 3 次，合格后灭菌器方可使用。预真空（包括脉动真空）压力蒸汽灭菌器应进行 B-D 试验并重复 3 次，连续监测合格后，灭菌器方可使用。

（三）干热灭菌的监测

1. 物理监测法

每灭菌批次应进行物理监测。监测方法为将多点温度检测仪的多个探头分别放于灭菌器各层内、中、外各点，关好柜门，引出导线，由记录仪中观察温度上升与持续时间。温度在设定时间内均达到预置温度，则物理监测合格。

2. 化学监测法

每一灭菌包外应使用包外化学指示物，每一灭菌包内应使用包内化学指示物，并置于最难灭菌的部位。对于未打包的物品，应使用一个或者多个包内化学指示物，放在待灭菌物品附近进行监测。经过一个灭菌周期后取出，据其颜色的改变判断是否达到灭菌要求。

3. 生物监测法

应每周监测一次。

4. 新安装、移位和大修后的监测

应进行物理监测法、化学监测法和生物监测法监测（重复 3 次），监测合格后，灭菌器方可使用。

（四）低温灭菌的监测

低温灭菌方法包括环氧乙烷灭菌法、过氧化氢等离子灭菌法和低温甲醛蒸汽灭菌法等。新安装、移位、大修、灭菌失败、包装材料或被灭菌物品改变，应对灭菌效果进行重新评价，包括采用物理监测法、化学监测法和生物监测法进行监测（重复 3 次），监测合格后，灭菌器方可使用。

1. 环氧乙烷灭菌的监测

（1）物理监测法

每次灭菌应连续监测并记录灭菌时的温度、压力和时间等灭菌参数。灭菌参数应符合灭菌器的使用说明或操作手册的要求。

（2）化学监测法

每个灭菌物品包外应使用包外化学指示物作为灭菌过程的标志，每包内最难灭菌的位置放置包内化学指示物，通过观察其颜色变化，判定其是否达到灭菌合格要求。

（3）生物监测法

每灭菌批次应进行生物监测。

2. 过氧化氢等离子灭菌的监测

（1）物理监测法

每次灭菌应连续监测并记录每个灭菌周期的临界参数，如舱内压、温度、过氧化氢的浓度、电源输入和灭菌时间等灭菌参数。灭菌参数符合灭菌器的使用说明或操作手册的要求。

（2）化学监测法

每个灭菌物品包外应使用包外化学指示物作为灭菌过程的标志；每包内最难灭菌位置放置包内化学指示物，通过观察其颜色变化，判定其是否达到灭菌合格要求。

（3）生物监测法

应每天至少进行一次灭菌循环的生物监测，监测方法应符合国家的有关规定。

3. 低温甲醛蒸汽灭菌的监测

（1）物理监测法

每灭菌批次应进行物理监测。详细记录灭菌过程的参数，包括灭菌温度、湿度、压力与时间。灭菌参数应符合灭菌器的使用说明或操作手册的要求。

（2）化学监测法

每个灭菌物品包外应使用包外化学指示物作为灭菌过程的标志；每包内最难灭菌位置放置包内化学指示物，通过观察其颜色变化，判定其是否达到灭菌合格要求。

（3）生物监测法

应每周监测 1 次，监测方法应符合国家的有关规定。

4. 其他低温灭菌方法的监测

其他低温灭菌要求及方法应符合国家有关标准的规定。

第7章

医院环境卫生学监测

预防和控制医院感染已成为医院管理的重要内容之一。按照《医院感染管理规范》的要求，医院应进行环境卫生学监测，包括对空气、物体表面和医务人员手的监测。

第一节　空气卫生学监测

空气卫生学监测必须目的明确，若为一般微生物学监测，可在一定时期内定期、定点进行空气采样，并注意选点的代表性。若为流行病学调查，则需要进行试验设计，选择集中指标菌，做细菌培养监测，可采用选择性培养基。如铜绿假单胞菌可采用麦康凯培养基（MAC）或乙酰胺选择培养基，革兰氏阴性肠道菌可用中国蓝培养基等。

一、监测方法

平板暴露法。

二、培养基

普通营养琼脂平板配制方法：①称取普通营养琼脂粉41g加于三角烧瓶中，加入1000mL冷蒸馏水中，混合放置20min，隔石棉铁丝网用微火煮沸，使其完全溶解，封口，于高压锅内121℃灭菌15min。②待冷却至46℃左右，以无菌手倾注平板（直径9cm），使其厚度为4mm左右；③待凝固，冷却至室温放4℃冰箱备用。

三、采样时间

在消毒处理后、操作前进行采样。采样前应关好门窗，在无人走动的情况下，静止10min进行采样。

四、采样方法

根据采样原理分为平板暴露法、固体撞击法、液体冲击法、滤过法。日常监测中常用的采样方法以平板暴露法为主。

1. 布 点

室内面积≥30m²，设四角及中央共5点，4角的布点位置距墙壁1m处；室内面积≤30m²，设内、中、外3点，内、外点的布点位置距墙壁1m处。

2. 采 样

将普通营养琼脂平板或血平板(直径9cm)放在室内各采样点处，采样高度距地面1.5m，内外及四角距墙1m；采样时将平板盖打开，扣放于平板旁(Ⅲ、Ⅳ暴露5min，Ⅱ类环境暴露15min)，盖好立即送检。

五、检测方法

将采样后的平板置37℃温箱培养48h，计数菌落数，并分离致病菌。

六、结果计算

空气细菌总数(单位：CFU/m³)=157n(n为各平板内平均菌落数)。

七、结果判定

洁净手术部和其他洁净场所，空气中的细菌菌落总数应遵循《医院洁净手术部建筑技术规范(GB 50333—2013)》。

非洁净手术部、非洁净骨髓移植病房、产房、导管室、新生儿室、器官移植病房、烧伤病房、重症监护病房(ICU)、血液病病区空气中的细菌菌落总数≤4CFU/(15min·直径9cm平皿)。

儿科病房、母婴同室、妇产科检查室、人流室、治疗室、注射室、换药室、输血科、消毒供应中心、血液透析室、急诊室、化验室、各类普通病室、感染科门诊及其病房空气中的细菌菌落总数≤4CFU/(5min·直径9cm平皿)。

八、结果报告

以实际测得的细菌数报告。检出致病菌的，待做出细菌菌名鉴定及药物敏感试验结果，定期向医院控制感染委员会报告情况。

第二节 物体表面卫生学监测

医院物体表面的微生物污染为不均匀性污染，检测时如采取标本不当，可影响结果的准确性。

一、监测方法

涂抹法。

二、培养基

普通营养琼脂平板。

三、试　剂

6.5%硫代硫酸钠生理盐水溶液，每支试管装 10mL。

四、采样时间

根据采样目的选择采样时间，如进行常规物体表面监测，选择消毒处理后进行采样；若是暴发流行时的环境微生物学检测，则尽可能对未处理的现场进行采样。

五、采样方法

采样人穿工作服、戴工作帽和口罩采样点。用 10cm×10cm 灭菌规格板，放在被检物体表面，用浸有 6.5%硫代硫酸钠生理盐水灭菌溶液的棉拭子，在规格板内横竖往返均匀涂抹 5 次，并随之转动棉拭子，剪去手接触的部分，将棉拭子投入盛有 6.5%硫代硫酸钠生理盐水灭菌溶液中，做好标记，立即送检。门把手等不规则的物体表面，用棉拭子直接涂抹采样。

六、监测方法

超净工作台台面用 1000mg/L 有效含氯消毒剂擦拭消毒，紫外线照射 30min。

样管于混旋仪上混匀 2min。以无菌操作方法，用无菌吸管吸取上述溶液 0.2mL，滴于普通营养琼脂平板，用接种环均匀涂抹于整个平板，每份样品同时做 2 个平行样。一平板置于 20℃培养 7d，观察念珠菌生长情况；另一个平板置于 35℃培养 48h 计数菌落数。

七、结果计算

细菌数（单位：CFU/cm^2）＝平板上菌落数×稀释倍数（10）÷采样面积（单位：cm^2）＝平板上菌落数×10÷100（单位：cm^2）＝平板上菌落数×0.1。

八、结果判断

洁净手术部、其他洁净场所，非洁净手术部、非洁净骨髓移植病房、产房、导管室、新生儿室、器官移植病房、烧伤病房、ICU、血液病病区等物体表面细菌菌落总数应≤5CFU/cm²。

儿科病房、母婴同室、妇产科检查室、人流室、治疗室、注射室、换药室、输血科、消毒供应中心、血液透析室、急诊室、化验室、各类普通病室、感染科门诊及其病房等，物体表面细菌菌落总数应≤10CFU/cm²。

九、结果报告

以实际测得的细菌数报告。检出致病菌者，待得到细菌菌名及药物敏感试验结果，定期(至少每季)向医院控制感染委员会报告情况。

第三节　手卫生监测

手卫生是减少医院感染最简单、最有效、最经济的方法。医务人员每日坚持高质量的洗手消毒可使医院感染发生率降低25%~50%。手卫生是预防和控制医院感染散发和流行暴发的重要措施，是有效的医院感染控制措施。

一、手卫生基本要求

(一)手卫生的基本管理要求

医疗机构应制定并落实手卫生管理制度，配备有效、便捷的手卫生设施。

医疗机构应定期开展手卫生的全员培训，医务人员应掌握手卫生知识和正确的手卫生方法，保障洗手与手消毒的效果。

医疗机构应加强对医务人员手卫生工作的指导与监督，提高医务人员手卫生的依从性。

(二)手卫生设施

1. 洗手与卫生手消毒设施

·手术室、产房、导管室、层流洁净病房、骨髓移植病房、器官移植病房、ICU、新生儿室、母婴室、血液透析室、烧伤病房、感染疾病科、口腔科、消毒供应中心等重点部门应配备非手触式水龙头。有条件的医疗机构在诊疗区域均宜配备非手触式水龙头。

·应配备清洁剂。肥皂应保持清洁与干燥。盛放皂液的容器宜为一次性使用，重复使用的容器应每周清洁与消毒。皂液有浑浊或变色时及时更换，并清洁、消毒容器。

·应配备干手物品或者设施，避免二次污染。

·应配备合格的速干手消毒剂。

·手卫生设施的设置应方便医务人员使用。

·手消毒剂应符合下列要求：①应符合国家有关规定；②宜使用一次性包装；③医务人员对选用的手消毒剂应有良好的接受性，手消毒剂无异味、无刺激性等。

2. 外科手消毒设施

·应配置洗手池。洗手池设置在手术间附近，水池大小，高矮适宜，能防止洗手水溅出，池面应光滑无死角易于清洁。洗手池应每日清洁与消毒。

·洗手池及水龙头的数量应根据手术间的数量设置，水龙头数量应不少于手术间的数量，水龙头开关应为非手触式。

·应配备清洁剂，并符合要求。

·应配备清洁指甲用品，可配备手卫生的揉搓用品。如配备手刷，刷毛应柔软，并定期检查，及时剔除不合格手刷。

·手消毒剂应取得卫生许可批件，有效期内使用。

·手消毒剂的出液器应采用非手触式。消毒剂宜采用一次性包装，重复使用的消毒剂容器应每周清洁与消毒。

·应配备干手物品。干手巾应每人一用，用后清洁、灭菌；盛装消毒巾的容器应每次清洗、灭菌。

·应配备计时装置、洗手流程及说明图。

(三)洗手与卫生手消毒

1. 洗手与卫生手消毒应遵循的原则

·当手部有血液或其他体液等肉眼可见的污染时，应用肥皂(皂液)和流动水洗手。

·手部没有肉眼可见污染时，宜使用速干手消毒剂消毒双手代替洗手。

2. 医务人员洗手方法

在流动水下，使双手充分淋湿。取适量肥皂(皂液)，均匀涂抹至整个手掌、手背、手指和指缝。认真揉搓双手至少15s，应注意清洗双手所有皮肤，包括指背、指尖和指缝，具体揉搓步骤为：①掌心相对，手指并拢，相互揉搓；②手心对手背沿指缝相互揉搓，交换进行；③掌心相对，双手交叉指缝相互揉搓；④弯曲手指使关节在另一手掌心旋转揉搓，交换进行；⑤右手握住左手大拇指旋转揉搓，交换进行；⑥将5个手指尖并拢放在另一手掌心旋转揉搓，交换进行。

在流动水下彻底冲净双手，擦干，取适量护手液护肤。

(四)外科手消毒

1. 外科手消毒应遵循的原则

·先洗手，后消毒。

·不同患者手术之间、术者手套破损或手被污染时，应重新进行外科手消毒。

2. 洗手方法与要求

·洗手之前应先摘除手部饰物,并修剪指甲,长度应不超过指尖。

·取适量的清洁剂清洗双手、前臂和上臂下 1/3,并认真揉搓。清洁双手时,应注意清洁指甲下的污垢和手部皮肤的皱褶处。

·流动水冲洗双手、前臂和上臂下 1/3。

·使用干手物品擦干双手、前臂和上臂下 1/3。

3. 外科手消毒方法

取适量的手消毒剂涂抹至双手的每个部位、前臂和上臂下 1/3,并认真揉搓 2～6min,用流动水冲净双手、前臂和上臂下 1/3,无菌巾彻底擦干。特殊情况水质达不到要求时,手术医生在戴手套前,应用醇类手消毒剂消毒双手后再戴手套。手消毒剂的取液量、揉搓时间及使用方法应遵循产品的使用说明。

免冲洗手消毒方法,取适量的免冲洗手消毒剂涂抹至双手的每个部位、前臂和上臂下 1/3,并认真揉搓直至消毒剂干燥。手消毒剂的取液量、揉搓时间及使用方法应遵循产品的使用说明。

4. 注意事项

不应戴假指甲,保持指甲和指甲周围组织的清洁。在整个手消毒过程中应保持双手位于胸前并高于肘部,使水由手部流向肘部。洗手与消毒可使用海绵、其他揉搓用品或双手相互揉搓。术后摘除外科手套后,应用肥皂(皂液)清洁双手。使用后的清洁指甲用具、揉搓用品如海绵、手刷等,应放到指定的容器中;揉搓用品应在每人使用后消毒或者使用一次性用品;清洁指甲用品应每日清洁与消毒。

二、手卫生效果的监测

1. 监测要求

医疗机构应每季度对手术室、产房、导管室、层流洁净病房、骨髓移植病房、器官移植病房、ICU、新生儿室、母婴室、血液透析室、烧伤病房、感染疾病科、口腔科等部门工作的医务人员手进行消毒效果的监测。当怀疑医院感染暴发与医务人员手卫生有关时,应及时进行监测,并进行相应致病性微生物的检测。

2. 监测方法

采样时间　在接触患者、进行诊疗活动前采样。

采样方法　被检者 5 指并拢,用浸有含相应中和剂的无菌洗脱液浸湿的棉拭子在双手指曲面从指跟到指端往返涂擦 2 次,一只手涂擦面积约 30cm,涂擦过程中同时转动棉拭子。将棉拭子接触操作者的部分剪去,投入 10mL 含相应中和剂的无菌洗脱液试管内,及时送检。

检测方法　将采样管在混匀器上振荡 20s 或用力振打 80 次,用无菌吸管吸取

1.0mL待检样品接种于灭菌平皿，每一样本接种2个平皿。平皿内加入已溶化的45~48℃的营养琼脂15~18mL，边倾注边摇匀，待琼脂凝固，置36℃±1℃温箱培养48h，计数菌落数。

细菌菌落总数计算方法　细菌菌落总数（单位：CFU/cm^2）＝平板上菌落数×稀释倍数/采样面积（单位：cm^2）。

3. 手卫生合格的判断标准

手消毒效果应达到如下要求：①卫生手消毒监测的细菌菌落总数应≤10CFU/cm^2；②外科手消毒监测的细菌菌落总数应≤5CFU/cm^2。

第8章

医院感染应急预案

第一节　突发公共卫生事件控制预案

医院感染是普遍存在的问题，其流行与暴发在国内外医疗和医疗卫生保健机构中时有发生，有时甚至成为严重的公共卫生事件。国内外均发生过输血引起的大规模人类免疫缺陷病毒感染事件。广东省某市的妇幼机构使用配制浓度不当的消毒剂对手术器械消毒，导致产妇伤口的分枝杆菌感染暴发，2003年亚洲多个城市发生了以院内感染为特征的严重急性呼吸综合征(SARS)的暴发和流行。

医院感染管理的关键是监测、识别事件，对事件展开调查并将感染控制在可接受的范围内。由于各种原因，监测和报告的医院感染暴发事件往往仅为实际情况的冰山一角，许多事件或未被监测识别发现，或未按要求上报，使得卫生行政管理部门不能及时掌握流行情况，从而采取措施控制医院感染或终止暴发。

医院感染的流行过程与一般传染病的流行、传播相似，必须具备感染源、感染途径和易感人群三个环节，缺一不可。当医院感染在医院内流行、暴发时，医院应该组织院内感染部门进行流行病学调查，追溯分析可能的感染源、感染途径及影响因素，采取相应的控制措施，终止流行。

一、医院感染暴发与流行的概念

(一)基本概念

医院感染流行是指任何与时间、地点相关的感染发生率增加并超过通常水平，且统计学上有显著意义。医院感染暴发是指在较短时间内，医院同一病区或某一类人群群体中出现数例(≥3例)或大量的同类感染，或者出现新发类型的感染病例。暴发是医院感染流行的一种特殊形式，暴发与流行有时难以区别。一般暴发在地区分布上较局限，流行则地区概念较宽泛。

医院感染暴发或流行时，感染发生率的增加可以是总感染发生率的增加，也可以是某种特异性感染性疾病发病率的增加，也可以是某些特殊微生物感染发病率的增加。因此，医院感染流行有许多类型，这与社区传染病的流行有所不同。社区传染病的流行、暴发多由同种病原体引起某一传染病发病率或感染率的增加，混合感染引起的传染病暴发或流行事件较少见，而医院感染暴发或流行可以由不同的病原体引起，更强调传播途径或流行因素的一致性。

医院感染流行、暴发分为以下 4 种类型。

1. 感染症状（综合征）的暴发、流行

在感染暴发、流行时，出现各种不同类型的感染，感染的病原体可以不同，但都有感染的典型症状，如高热、白细胞增多、局部红肿热痛炎症等。如当消毒供应中心压力蒸汽灭菌不合格时，同一批无菌包会引起患者不同部位的感染，消毒剂浓度本身无法导致皮肤注射部位消毒不合格，但病例之间感染的病原体可能不一样。

2. 疾病的暴发、流行

感染流行、暴发时通常会出现 1 种感染性疾病，如败血症或泌尿道感染。如果使用同一批受污染溶媒进行抗生素稀释注射可导致注射部位的化脓感染或败血症，其病原体相同。

3. 病原菌的暴发、流行

由同种同型病原菌引起感染的暴发、流行，感染类型可以不同，既可以有呼吸道感染，也可有手术切口的感染。这与某些传染病的病原体表现类似，如肠道病毒可以引起普通的手足口病，也可以引起中枢神经、心肌感染，耐甲氧西林金黄色葡萄球菌（MRSA）所致感染的暴发、流行，可引起患者各个部位的感染。

4. 质粒的暴发、流行

主要指由某种耐药性质粒在病原体中传播，导致感染的暴发、流行。如 Schiappa DA 等对一起血液感染流行事件进行调查发现，肺炎克雷伯菌和大肠杆菌 2 种分离培养到的细菌均为该起感染流行的致病菌，而且这些细菌都对头孢拉啶耐药，脉冲场凝胶电泳分析显示为多克隆暴发，但这些分离的菌株都带有产生 TEM-10 型超广谱 β-内酰胺酶的质粒，证明这次感染为质粒暴发。

（二）医院感染暴发和流行的特点

医院感染与社区流行的传染病有相同的地方，如同属感染性疾病，但后者具有传染性，而前者病原体除个别外多为致病力低的病原体，多属于条件致病菌，易感人群多为免疫受损者，如慢性病患者、肿瘤患者，传播途径也较复杂，医院感染流行有其自身特点。

1. 规 模

从散发个案、数例到大量病例出现均可发生在医院感染中。大量病例出现容易被识别为暴发或流行。当某病区在短期内出现 2 例罕见的感染即可认为有暴发的可能；当在从未发生过医院军团菌感染的空调病区发生 1 例军团菌感染，就应高度怀疑该医院发生了军团菌感染流行；医院检验科人员出现布鲁菌病感染应怀疑为实验室感染事故。一旦出现这些情况，医院感染管理者应采取积极措施进行调查处理。

病例的出现和消长可表现为不同形式，可以是在几个小时内骤然增加，也可以在数周或几个月内逐步增多。感染或流行的终结可以是同样的方式。

2. 分布和流行范围

医院感染的分布可以是全球性、全国性、地区性或仅为区域性的流行，也可仅局限于个别医院或某一病区甚至仅存在于某一病室。

3. 感染特点

一次流行可以由单一病因引起同类感染，也可以是同一暴发、流行有许多类型的感染，还可以是同种同型病原体引起同类感染。

4. 病原体

医院感染的暴发、流行中，病原体可以同种同型同源，也可以不同。

5. 感染源或传染源

因多属于条件致病，病原体既可在病例标本中分离到，还可以在非病例、正常人和环境中检测到。因此，医院感染流行的感染源或传染源常无法确定，分离到的病原体需要加以详细的流行病学调查分析和进行深入的分子生物学等技术检测方能确定。

(三)医院感染暴发、流行调查的步骤

发生医院感染的暴发、流行，常表明医院内存在某些不同于平常的感染传播因素，有些则表明在医院感染的防护措施中存在着某种缺陷，有些可能未被人们所认识，如军团菌的传播初期不为人们所认识。流行病学调查的目的，就是要迅速查明导致医院感染暴发、流行的主要因素，采取有针对性的控制措施，通过调查总结，提高医院感染控制水平。如 SARS 医院内感染的调查促进了全球呼吸内科、传染病病区医护人员防护意识的提升。

医院感染暴发、流行通常从以下几方面展开调查：①确定暴发、流行的范围、时间经过、涉及的患者群体等；②确定主要病原微生物及其特性；③查找病原体的来源；④确定感染的方式及造成感染的因素；⑤寻找导致患者易感性增加的医源性因素；⑥常规防护措施存在的缺陷及应采取的有效措施。

二、医院感染暴发或流行的发现与识别

(一)发现暴发或流行的线索

有关医院感染暴发或流行线索可以通过以下途径发现。

1. 开展医院感染监测

这是及时发现医院感染疫情的有效途径。医院感染专职人员应加强监测，以及时发现疫情的早期迹象。无专职人员的医院应强化病区医生或护士的监测意识，发现疫

情及时报告。发现法定传染病应按《中华人民共和国传染病防治法》的要求及时进行报告，发现聚集性法定或非法定传染病或异常感染均需要按传染病报告规范进行传染病报告，达到突发公共卫生相关信息报告标准的还需要进行网络突发公共卫生相关信息报告。在短时间内一个病区(房)同时或连续发生2例以上的，应警惕并及时报告。此外，当某种感染症状或体征(发热、腹泻或流感样症候群或综合征等)大量出现时，或者感染与某种诊疗行为或特殊环境有密切关系时，都应警惕医院感染暴发和流行的可能。

2. 对临床检验科结果进行分析和报告

临床检验科监测一旦发现有特殊菌属、菌种或者出现特殊的药敏结果，要注意甄别是否医院感染暴发或流行的情况出现。检验人员发现下列情况时应考虑是否存在暴发或流行：①检出传染性强的病原体；②某些常见病原菌的检出率在短时间内明显增加；③新的耐药菌株或多重耐药菌株的出现；④发现新的或罕见的医院感染病原体。

医院临床检验科是医院感染监测的重要单位，对一些感染高危病区、部门要进行监测，对检出的病原体种类、耐药模式应及时统计报告，以预测某种感染病原体的流行趋势。

3. 对医院感染监测数据进行常规分析

医院感染控制人员通过及时分析比较各病区医院感染常规监测资料，了解感染发生的动态变化，根据监测报告发病率与日常监测建立的基线水平比较，判断是否存在异常，及时察觉感染流行迹象或病例聚集的现象。

(二)暴发或流行的识别

当医院感染发病率增高或在某一病区出现医院感染病例聚集现象，医院感染专职人员应认真分析，判断是否存在真正的医院感染流行暴发。如果发现是假流行，应该及时终止流行病学调查，避免不必要的人力、物力和时间的浪费。造成假流行暴发的原因主要有3种。

1. 标本被污染

标本在收集、运输和实验室处理的过程中任何一个环节都有被污染的可能，标本污染可产生有医院感染暴发、流行的错误结论。识别这种假流行主要结合临床病例进行考虑。如果临床表现与实验室结果不符，应考虑可能是假流行。如某调查者发现，血培养结果草绿色链球菌的检出阳性率增加了3倍，但调查初期发现，患者并无链球菌菌血症表现，其临床表现与血培养结果不符。进一步分析发现，这是因为一名采血者患有严重湿疹，在检测时发现了草绿色链球菌，因而这是采血者所造成的采血污染，并非医院感染流行。

2. 医院感染监测系统的改变

医院感染监测系统的改变也可造成假流行，这些改变包括医院感染的定义和标准变化、实行新的医院感染的监测方法、新的监测人员的加入、发现病例的方法等改变，这些都会给人以医院感染暴发、流行的假象，应设法排除。

3. 实验室方法的改变

实验室方法的改变包括引进新的诊断试验方法或原有方法的改进，使用新的试剂、仪器，甚至检测人员的变更等。这些改变可提高病原菌的检出率，造成暴发、流行的假象。另外，有些微生物的自动检验系统一旦某一部分有缺陷，也可造成假阳性结果，给人以误导，形成假阳性、假流行。检测人员对可疑阳性结果判断偏差，也会造成感染暴发或流行的假象。

三、医院感染暴发或流行的调查步骤与方法

医院感染暴发或流行的调查，应根据流行病学原理，其步骤与方法遵循一般的疾病流行调查方法，但医院感染的暴发或流行调查又有其自身的特殊性。在医院感染的暴发、流行事件中，由于问题性质不尽一致，调查的步骤有所不同，可以根据实际情况、调查的投入资源、所具备的条件进行调整，且某些步骤往往是同时进行的，调查过程的顺序也可以有所不同。归纳起来有以下步骤。

(一)核实诊断，确定调查方向

有关医院感染暴发、流行的信息常来自临床医生或护士及临床检验科的检验结果，因此，医院感染控制的专职人员应首先确定这些信息是否准确，病例诊断是否可靠，判断是否属于误报和确实存在异常情况和事件。核实诊断要把临床、实验室检查与流行病学资料结合起来，综合分析做出判断。如果病区报告医务人员或住院患者、陪护者中出现"流感"流行，接到报告后医院感染专职管理人员应展开调查；如果只是个别病例出现流感症状，多数为普通感冒表现，则可以通过综合分析排除流感暴发。核实诊断十分重要，它涉及调查是继续展开还是终止。核实诊断有助于合理使用调查资源，确定调查的初步方向和处理措施。

(二)建立病例的定义

病例定义是医院感染暴发、流行调查中发现病例的依据，因此，应规定什么样的病例才能纳入调查范围之内。

病例定义包括时间、空间和目标人群三个要素：即谁被感染(人)、什么时间或时期出现的病例(时间)和患者出现的地区或场所(地点)。定义可以从一般到特异，可以是分层次的：如可疑的、临床诊断的、实验室确诊的。在制定病例定义时，应充分考虑不典型病例和轻型病例，包括有临床表现者和感染者，以免遗漏。病例定义可以根据目的、调查进程、掌握的证据、实验结果不断地修订调整，开始调查可以适当放宽，大型暴发流行时可能会有遗漏，但应尽力通过建立的病例定义把大部分病例纳入调查统计视野。

病例定义一旦确定，就应该进行病例的确认工作。在同一暴发、流行事件中，若规定的病例定义不同，调查可能会得出不同的结论。因调查是不断深入的，定义也可能多次被修改。因此，调查期间保留良好的调查记录（包括病例及其定义，以及做的所有决定）是必需的。

1. 根据症状和体征确定病例定义

在调查初期或在流行的初期，如果不知道医院感染暴发、流行的病原体，感染控制人员可根据感染患者的临床症状和体征确定病例的定义。例如，对坏死性肠炎的病例定义可以是"任何具有血性腹泻、胃肠不适和 X 线检查具有特异性表现的患者"，并据此开展病例对照调查。根据感染症状和体征确定病例的定义，可将不同病原体引起的具有相同临床表现的患者纳入调查范围，这种情况在医院感染暴发、流行的调查中经常遇到。

2. 根据病原体确定病例定义

如果已知引起医院感染暴发、流行的病原体，在确定感染病例定义时应考虑这一点。感染控制人员根据所要解决问题的侧重点不同，对同一医院感染的暴发、流行事件，可确定不同的感染病例定义。如在一起由金黄色葡萄球菌引起的医院感染流行事件中，调查人员确定的病例定义为"任何由金黄色葡萄球菌引起的感染"，并根据此展开调查搜索病例；而另一起事件调查中，调查者制定的病例定义为"由 MRSA 引起的医院感染"。

（三）初步假设

在收集和初步分析首批暴发、流行病例原始资料的同时，感染控制人员应查阅有关文献资料，了解类似事件的感染原、感染途径和危险因素，并提出本次感染暴发、流行的感染源和感染途径的假设。这种假设是根据初步调查所得到的一些不完整资料而建立的，因此，不一定完善。在调查的过程中，可不断地进行修改甚至更换。建立假设是进一步调查的基础，对整个调查过程具有指导作用。假设是否正确对调查影响很大，它可以影响调查的方向、调查时机的把握和是否获得正确的结论等。

（四）确定调查目标

医院感染暴发或流行的调查目标是查明感染的性质、感染发生的规模（范围、程度）、可能的原因和影响因素。调查可以有多个方面的目标，为避免遗漏，事前可以列表。

1. 查明感染所发生的性质

包括感染发生的种类及其诊断，是否属医院感染，所涉及病原体的种类及特性（致病力、耐药谱等），该感染传染性的大小等。

一般在调查前，对感染患者已有初步诊断，但调查时仍需进行核实诊断，因病例的确诊十分重要，它影响调查的方向和处理的方法。在进行病例的确诊时，应以大多数病例的临床表现(如感染部位、症状和体征)为依据,并结合流行病学特征(如病例发生的时间及患者群体)以及细菌学或血清学的结果。

2. 确定感染发生的范围、程度,分析可能原因

感染控制人员应详细了解感染已发生的病例数,首例发生的时间、各例发生的时间顺序,前期(如前半年)有无类似现象的发生;病例分布于哪些部门,其他病区有无类似病例的发生;病例主要发生于哪类患者,其特点包括年龄、基础疾病、发病前有无特殊诊疗操作或处理等。通过这些资料可分析:①是否存在感染的暴发、流行或聚集性发生,其发展趋势如何?是继续蔓延还是趋于缓解?判断感染的暴发、流行主要依据发病人数或罹患率显著高于过去同期的发病水平或者显著高于前期的水平。②推测暴发、流行的性质或可能原因。根据病例发生的时间和地区分布,可初步判断暴发、流行的类型,例如是同源性传播还是非同源性传播。若在短时间内于同一病区突然发生多例同类感染,则常为同源性感染,当病例陆续或间断发生、流行缓慢则为非同源性感染的特点。

根据感染的性质、发生的范围、程度等可推测其暴露的因素。肠道感染,其同源感染源可能是食物、饮用水或某些药物;尿路感染,其同源感染源可能是有关泌尿道的诊疗操作等。

(五)现场调查

现场调查的主要内容包括环境观察、查找病例、查明感染源及感染途径、采集运送标本、采取应急的治疗和控制措施等。

1. 病例调查

感染暴发、流行时,病例调查的目的:①为采取治疗和隔离措施,防止疾病扩散提供依据;②估计暴发、流行的强度;③查明感染人群;④明确感染源和感染方式。

在进行调查时,制定统一的调查表,逐项登记有关资料。一般包括下述内容:①一般项目,包括患者的姓名、性别、年龄、病历号、入院日期和感染日期等。②病原学检查及其他相关检查的结果。③感染疾病和原发疾病的诊断,包括患者感染的症状、体征、化验结果及感染部位等(泌尿道、败血症、消化道或皮肤)。④患者的地区分布,如科室、病房号和床位号,注意患者在医院的专科流转问题及多次出入院问题。若为手术患者,应包括手术间号、手术时间、是否接台手术、手术者、麻醉师、所用手术器械情况等。⑤患者所接受的诊疗处理记录,包括操作,如导管、静脉插管、呼吸机的应用,内镜检查等。⑥患者所用的药物清单。要特别注意局部用药的情况,如使用眼药水、伤口清洗液、膀胱冲洗液等。⑦患者的食物清单(食谱调查)。若怀疑为食物所致,至少应记录患者的饮食情况,包括记录患者发病当天和前一天所吃的食物名称及来源。一般食物中毒的食谱调查为病前72h(3d)的饮食史,如果为肠道传染病则应根据怀疑病种的潜伏期决定调查的范围。

进行病例调查时，特别强调的是应同时进行"对照调查"。对病例进行调查的同时也要对非病例进行调查，即对同一病区、同时期处于相同条件下未发生感染的患者，按同样的内容展开调查，这对查明感染暴发、流行的原因十分重要。如果可能，可以进行配对的病例对照调查研究。

2. 标本采集与检验

在医院感染暴发、流行调查中，标本的采集及检验是必不可少的步骤，检验结果可为明确诊断、确定感染源和感染方式提供充分的证据。要充分重视标本的采集、保存和送检，这往往是决定调查是否成功的关键。

标本采集包括：病例标本、可疑感染源标本和感染媒介物标本。病例标本以感染部位标本为主；可疑感染源标本包括可疑携带者和环境储菌所标本；感染媒介物标本包括医务人员手、鼻咽腔标本，各种诊疗器械、药液、一次性无菌医疗用品及各种与患者密切接触的可疑生活用品等。对照标本也十分重要，其检测结果对实验标本的正确解读很重要，调查时要一并采集检测，包括对照人群、环境和物表样品、处理前后标本等。

病原学检查应鉴定到种，应分型和做药敏试验，有条件的医院应进行进一步的分析，如质粒分型和 DNA 序列分析，以深入进行标本、病例间的同源性分析，判断可能的感染原。这对感染患者的治疗，分析暴发、流行的性质和感染的控制具有重要意义。每次检出的病原体包括提取的核酸、质粒应予保留，以便最后进行比对和进行进一步的研究。

许多情况下需要对调查目标区域和对照区域进行环境卫生学调查评价，特别是呼吸道传播的疾病，要进行空气、物体表面细菌学监测和微小气候的监测等。

3. 收集其他有关资料

其他资料包括调查感染暴发、流行期间病区住院的患者数，以便计算罹患率；此类感染以往的发生情况（6～12 个月）；该流行菌株过去的检出情况；本院其他科室疾病控制措施和效果评价（见有关章节）；其他区、部门类似感染的发生情况及感染暴发、流行期间人员的流动和环境改变情况等。

此外，还有调查资料的分析，推荐预防控制措施和结果交流与沟通。

第二节　应对突发公共卫生事件消毒隔离督查预案

一、控制措施

当感染暴发时，感染控制人员可根据所掌握的原始资料，制定一些初步的控制措施，并加以实施。但需注意保护重要的现场，及时采集标本。例如，怀疑病区出现军团菌暴发时，应立即采集相应的中央空调冷却水塔水标本送实验室检测，然后再对空调系统进行清洗消毒。若感染难以控制，可适当采取封闭病房甚至封闭医院等临时措施，这些决定必须由参加调查的人员与医院管理、医疗和护理部门共同做出。医疗机构应在其管理制度或医院感染控制预案中对发生医院感染暴发、流行时的控制措施的权限作出明确规定。只有这样，医院感染控制人员才能顺利进行调查，并采取措施来控制、终止暴发流行，降低发病和病死率。一旦完成调查，应根据调查结果制定和调整预防控制措施，实施更有针对性的控制策略。这些措施包括有利于消除感染来源和预防感染的进一步扩散。必须明确，暴发调查应有两个重要目标：一是发现暴发的原因；二是在识别来源和危险因素的同时控制暴发。调查不是唯一和终极的目标，不能为调查而调查，而应强调调查的目的是为预防控制服务。调查应和控制并举，边调查边处理，随着调查的深入不断调整控制措施。不能等完成全部调查查明原因后才实施控制措施，这样会造成不必要的感染扩散。

医院感染流行暴发的控制措施一般包括下述几个方面：

1. 加强感染源的管理，对易感人群实行保护性隔离

当引起感染流行的病原体毒力大、传染性强时，应及时隔离感染患者，以防止病原体扩散。一般情况下，医院感染为条件治病，隔离患者为非必要地和非首选的措施。但对于抵抗力低下者，易感人群的保护也很重要，如人类免疫缺陷病毒感染者容易患口腔真菌感染等。在处理住院传染病病例或疑似病例时，对患者进行病房调整时应特别注意，以免导致感染的扩散。

2. 加强医院感染的监测

通过监测及早发现医院感染暴发、流行的发展趋势，判断评估前期实施的控制措施是否有效。如果效果不明显就应考虑措施是否落实，或者措施本身的问题，及时调整和采取控制措施。

3. 加强临床抗生素应用的管理

尤其是某些特殊抗生素的应用，如临床上大量出现超广谱 β - 内酰胺酶的肠杆菌属细菌的流行暴发时，应及时严格控制头孢拉啶的应用。

4. 加强医院诊疗器械清洗、消毒、灭菌的监测

对调查中发现的问题和薄弱环节，立即采取相应的改进措施。

5. 加强医务人员手的清洁与消毒，强化无菌操作

这一点在任何情况下都特别重要，要反复督促和宣传，使医务人员自觉执行。

6. 加强医院生物学监测

及时发现存在的问题，不要只看表面现象。

7. 其 他

加强医院性传播因素的监测与管理；严格探视与陪护制度；加强临床使用一次性

无菌医疗用品的管理；加强重点部门、重点环节、高危人群与主要感染部位的医院感染管理；必要时实施分组护理，将护理感染性患者的护理人员与非护理感染性患者的工作人员分开，并将感染性患者尽量安置在相对集中的病房，避免发生交叉感染；及时总结和反馈临床上分离的病原体及其对抗生素的敏感性；对医务工作人员、住院患者、陪护人员开展医院感染的宣传教育。

上述措施应根据具体情况进行具体分析，有针对性地采取全部或部分措施，并且在采取控制措施后，继续调查感染发生的情况，观察有无继发病例的出现，不断进行效果评估。通过监测结果来评价控制措施的效果，并进一步验证调查所得出的结论是否正确。如果还有继发病例发生，应检查所采取的措施是否真正得到落实，或重新评价调查结果是否正确，或采取的措施是否得当；在尚未确证感染暴发、流行终止前，包括尚未确证无新病例续发，或者罹患率未下降到日常水平之前，调查者不应停止调查，应继续收集有关资料进行分析总结，直到无继发病例发生或医院感染的罹患率降至散在发病的水平。

二、医院感染突发事件的应急预案

医院感染事件一旦达到暴发或流行往往属于突发公共卫生事件，要按照法规要求进行相关信息报告。医院应按事先编制的应急预案进行有序处置，配合有关部门的调查，同时开展自我调查，采取有效措施控制爆发。为有效控制医院感染突发事件的暴发、流行，快速切断传播途径，保护易感人群，防止医院感染的续发和蔓延，各医疗机构应根据本单位的具体情况和医院感染控制的有关法规和技术要求，制定医院感染突发事件应急预案。编制的预案应该包括以下内容：

(一)组织机构

医院感染管理体系由医院感染委员会、感染管理科和各部门(科室)的感染管理小组组成。该体系作为日常管理基本架构，也是暴发、流行事件的应急组织机构。

医院感染委员会主任应由院长担任。医院感染委员会副主任应由副院长及相关部门(科室)主任担任。临床感染管理小组组长由科室主任、护士长及监测医生、监测护士组成。

(二)疫情报告程序

包括制定医院内部报告和外部呈报程序。按规定，医院感染达到一定规模和严重程度符合突发公共卫生相关信息报告标准的，2h内应该进行网络直报，并注意做续报(进程报告和结案报告)，确定为传染病的医院感染事件按《中华人民共和国传染病防治法》的要求和有关报告程序上报疫情。

(三)控制措施

1. 感染源的管理

住院患者一旦确诊为医院感染患者，根据情况，如病种、潜伏期、传染期和患者的病程，判断是否需要单独隔离治疗。如果属于传染病，判断是否需要转送传染病医院或传染病专科继续隔离治疗。

隔离治疗的患者谢绝陪护和探视，以避免交叉感染。隔离治疗的患者活动范围仅限制在病房，呼吸道传染病者必须戴口罩。

2. 医务人员职业暴露的防护

为了维护医护人员的职业安全，有效预防医护人员在工作中发生职业暴露，所有患者的血液、体液及被血液、体液污染的物品均被视为传染源，医护人员接触这些物质时必须采取防护措施。应结合医院的实际情况，制定相应预案。

（1）组织领导

成立医院职业暴露防护措施组织领导小组及医院职业暴露防护措施处理专家小组。

（2）医务人员职业暴露防护措施启动程序

·启动职业暴露防护应急预案。

·医务人员发生职业暴露后立即进行局部处理→报告感染管理科→填写报告卡，根据情况报告相关部门→到传染科就诊、随访和咨询。

·医务人员发生血源传播疾病职业暴露后，应当立即实施以下局部处理措施（在发生科室完成）：①用肥皂液和流动水清洗污染的皮肤，用生理盐水冲洗黏膜；②如有伤口，应当在伤口旁轻轻挤压，尽可能挤出损伤处的血液，再用肥皂液和流动水进行冲洗（禁止进行伤口的局部挤压）；③冲洗受伤部位的伤口后，应当用消毒液，如75%乙醇溶液或者0.5%聚维酮碘溶液进行消毒，并包扎伤口，被暴露的黏膜应当反复用生理盐水冲洗干净。

（3）职业暴露预防护措施

口腔科医务人员个人防护　诊疗、器械清洗、消毒、灭菌工作人员操作时应戴口罩、帽子，必要时戴护目镜。每次操作前后，严格洗手或手消毒（戴手套操作时每治疗1名患者更换1副手套）。

标准预防　所有的患者均被视为具有潜在感染性患者，即认为患者的血液、体液、分泌物、排泄物均具有传染性，必须进行隔离。不论是否有明显的血液传播，是否接触非完整的皮肤与黏膜，只要接触上述物质者，都必须采取防护措施。

标准预防的核心内容　要防止经血传播性疾病的传播，又要防止非经血传播性疾病的传播。既要预防疾病从患者传播至医务人员，又要防止疾病从医务人员传播给患者。

标准预防的具体措施　接触血液、体液、分泌物、排泄物等物质及被其污染的物品时应当戴手套。脱去手套后立即洗手。一旦接触了血液、体液、分泌物、排泄物等物质及被其污染的物品后应当立即洗手。医务人员的工作服、面部及眼睛有可能被血液、体液、分泌物等物质喷溅到时，应当戴一次性外科口罩或者医用防护口罩、防护眼镜或者面罩，穿隔离衣或围裙。处理所有的锐器时应当特别注意，防止被刺伤。对患者用后的医疗器械、器具应当采取正确的消毒措施。

（4）局部处理措施

被乙型肝炎病毒阳性患者血液、体液污染的锐器刺伤时，应当立即实施局部处理措施：①被乙型肝炎病毒阳性患者血液、体液污染的锐器刺伤，应在24h内注射乙肝高价免疫球蛋白，4周加强注射1次；②进行血液乙肝标志物检测，必要时进行血源性传播疾病的检查和随访；③乙型肝炎病毒表面抗体阴性者皮下注射乙肝疫苗。

（5）化学治疗的防护措施

· 化疗科室医护人员要进行上岗前教育，定期进行防护知识讲课，增强化疗病房医护人员的防护意识及防护知识。

· 化疗病房配药室要求配备必要的防护设备。配药室要求能够自然通风。应安装排风扇并有洗手池，有条件的最好安装生物安全柜或由配液室统一配制。

· 护理人员在配制化疗药及为患者进行化疗药物的穿刺注射时，应戴口罩、帽子及双层手套；有条件者应戴护目镜，穿一次性防护服。

· 配制化疗药后的垃圾应按有毒垃圾处理，装入黄色垃圾袋内，盛装垃圾的容器要加盖，防止化疗药物蒸发于空气中污染环境。

· 护理人员在配制化疗药、输入化疗药物时，如污染皮肤或黏膜应立即用大量清水冲洗。

· 化疗患者的排泄物、分泌物、呕吐物应马上处理或应用加盖容器。

· 严格化疗药物的管理，设专人、专柜保管。药瓶有损坏时应及时处理，防止污染环境。

第三节　医疗废物意外事故处理应急预案

一、医疗废物意外事故紧急处理措施

事故发生科室必须立即向医院感染控制科报告，由医院感染控制科向其分管领导报告，并与分管领导到现场勘测，确定流失、泄漏、扩散的医疗废物的类别、数量、发生时间、影响范围及严重程度；酌情于48h内向上级部门报告。组织相关人员对污染现场及区域进行处理并做好安全防护工作，尽可能减少污染扩散及对医院、患者、周围环境的影响。

如为血液、体液污染，立即加入有效含氯消毒剂干粉，使其含有效氯达到1000mg/L，作用30min，然后用拖把拖干净，拖把用500mg/L有效氯消毒剂浸泡30min后，洗净晾干备用。

如为固体污染物（感染性、损伤性、药物性），立即用双层黄色垃圾袋密封包装，暂存在院内垃圾点，用1000mg/L有效氯消毒剂浸泡消毒的拖把，擦拭污染地面，拖把用500mg/L有效氯消毒剂浸泡30min，然后洗净悬挂晾干备用。

如系一次性医疗、卫生器械流失，应查清责任人，按有关规定给予相应处罚。

如发生因医疗废物管理不当导致1人以上死亡或者3人以上健康损害，需要提供医疗救护和现场救援的重大事故时，应当在12h内向上级卫生行政部门报告，并根据医疗废物处理的有关规定，采取相应紧急措施。发生医疗废物导致传染病传播或者有证据证明传染病传播的事故有可能发生时，应当按照《中华人民共和国传染病防治法》及有关规定报告，并采取相应措施。

对污染现场进行无害化处置，必要时封锁现场。

根据污染情况，采取安全有效的处理方法进行消毒，消毒工作应从污染较轻的区域向污染严重的区域进行彻底地清洁与消毒，并对清扫的工具进行消毒。

处理结束后，应及时总结经验教训，采取有效的防范措施，预防再次发生，并写总结报告，将事故起因、调查处理措施及结果向上级卫生行政部门报告。

二、医疗废物管理应急预案

1. 指导思想

为认真贯彻执行《中华人民共和国传染病防治法》《医疗废物管理条例》《医疗卫生机构医疗废物管理办法》，规范医疗废物管理中的特殊操作程序和发生医疗废物流失、泄露、扩散和意外事故时的紧急处理措施，有效预防和控制医疗废物对人体和环境产生危害，制定此应急预案。

2. 应急指挥管理组织及职责

按照《医疗废物管理条例》和《医疗卫生机构医疗废物管理办法》中的有关规定，建立健全医疗废物分级管理体系，明确职责、统一领导、分级负责、依法应对。

领导小组　负责统一领导和指挥，组织、协调突发事件应急处理工作，对突发事件进行评估，根据评估结果督促落实应急处理措施并评估应急处理的效果。办公室设在医院感染控制科，并负责日常管理工作。

信息联络小组　随时更新领导小组成员的通信联络方式，在领导小组的统一领导和指挥下，负责联络领导小组成员，联络内容包括联络原因、事件概况、到岗时间等。

流调小组　负责组织对突发事件进行流行病学调查，内容包括事件名称、初步判定事件的类别和性质、发生地点、发生时间、涉及人数、死亡人数、主要的临床症状和体征、可能的原因、病原学检验等。

诊断救治小组　负责组织对突发事件涉及人员的诊断救治。

消毒、隔离及防护小组　根据突发事件的性质，负责消毒、隔离和防护技术指导和实施消毒工作。

疫情信息组　根据传染病报告有关规定和突发事件信息报告有关规定，负责疫情的报告与院内信息交流工作。组长负责应急处理中的全面指挥领导和决策工作。组员负责组织实施、协调完成各自职责范围内的紧急预防接种、医疗救治、消毒隔离、人员防护、流行病学调查、登记报告、监测、治安保卫、后勤保障等各项应急处理工作。保证应急处理流程通畅。

医疗废物管理应急指挥领导小组下设办公室，办公室设在医院感染控制科，为二级医疗废物管理应急处理组织机构。按照领导小组的决策，具体组织、协调、实施应急处理措施，根据应急处理进程，提出改进建议。及时向领导小组反馈进展情况，保证应急措施顺利、有效地落实。

相关科室设立医疗废物应急处理三级领导小组，由科室主任、护士长担任组长，成员由医务人员组成。在医院应急指挥领导小组及其下设办公室的领导下，完成职责范围内的医疗废物日常管理和应急处理工作。对暴露于医疗废物的人员伤害情况进行初步评估和确定，及时上报登记，并根据情况采取应急措施，如伤口处理、人员隔离、疏散、现场封闭等。

3. 医疗废物管理中的特殊操作程序

·建立医疗废物产生、收集、贮存、运送、交接、处理及人员防护等环节的规章制度，并严格遵照执行。

·在卫生人员的诊疗操作过程中，严格执行标准预防，防止由感染性废物和损伤性废物引起的疾病传播。

·从事医疗废物分类收集、运送、暂时贮存和处置的工作人员，在接触患者血液、体液、呕吐物、排泄物等污染的医疗废物时必须戴手套、口罩等必要的防护用品，操作完毕，脱去手套后立即洗手，必要时进行手消毒。

·工作人员手部皮肤发生破损，在进行医疗废物分类收集、运送、暂时贮存和处置等工作时必须戴双层手套。

·工作人员在接触病原体的培养基、标本和菌种、毒种保存液等高危险废物前必须对其进行严格消毒。

·使用后的锐器应当直接放入专用利器盒，或者利用针头处理设备进行安全处置，也可以使用具有安全性能的注射器、输液器等医用锐器，以防刺伤。

·禁止将使用后的一次性针头重新套上针头套。禁止用手直接接触使用后的针头、刀片等锐器。

一旦发生职业暴露，立即进行局部处理：用肥皂液和流动水清洗污染的皮肤，用生理盐水冲洗黏膜；如有伤口，在伤口旁端轻轻挤压，尽可能挤出损伤的血液，再用肥皂液和流动水进行冲洗；禁止进行伤口局部挤压；伤口冲洗后，用75%乙醇溶液或者0.5%碘伏、安尔碘消毒，并包扎伤口；被暴露的黏膜，应反复用生理盐水冲洗干净。

相关科室应对暴露源的毒力水平进行初步评估和判断，尽早实施预防性用药。当发生人类免疫缺陷病毒职业暴露时，力争在4h内实施预防性用药。根据疾病的潜伏期和临床特点确定随访周期和咨询内容，密切观察和记录疾病感染的早期症状，同时做好登记、汇总和上报。

当医疗卫生人员暴露于能够引发传染病的毒株、菌株时，应根据毒力和人员感染情况，依照《中华人民共和国传染病防治法》和《突发公共卫生事件应急条例》的相应条款进行报告、隔离等应急处理。

第四节　污水处理应急预案

医院污水不同程度地含有多种病菌、病毒、寄生虫及化学污染物和放射性等有毒有害物质，具有极大的危险性，如不经消毒处理，直接排入各种水体，可能导致水源污染和传染病的暴发流行。医院污水消毒处理目的就是通过采用各种水处理的技术，杀灭污水中致病微生物，去除各种水污染物，达到国家医院污水排放标准，防止对环境造成污染，保护人体健康。

一、医院污水成分及危害性

医院污水包括医疗、卫生处置和患者生活用水，其成分比较复杂，特点为污水量大、病原微生物种类多并含有特殊有机和无机污染物。

1. 致病微生物

由于人数众多的各种急慢性传染病及感染患者聚集于医院中，使医院污水中含有大量细菌、病毒、寄生虫卵，包括一定量结核杆菌、肠道病毒、肠道致病菌，其数量因医院类别而异。致病微生物在污水中能存活一段时间，而医院污水在流行病学上的危险性很大程度决定于这些病原体在外界环境中的存活率。

2. 有害物质

在医疗检查、消毒洗涤过程中会使用酚、酸、碱、砷、汞及有机溶剂，在设有同位素治疗室的医院中，同位素诊疗室的污水中含有一定量的放射性核素。

3. 污水可引起的疾病

污水可引起的疾病包括：①细菌性疾病，如伤寒和副伤寒、沙门菌感染、痢疾、霍乱和副霍乱、布鲁菌病、结核病等；②病毒性疾病，如传染性肝炎、脊髓灰质炎等；③蠕虫病，如血吸虫病、钩虫病、蛔虫病等；④原虫病，如阿米巴痢疾；⑤其他，如放射性损害。

二、医院污水来源和种类

医院排放污水的主要部门有病房（包括粪便污水）、手术室、治疗室、各类检验室、病理解剖室、门诊、供应室、放射室、洗衣房、太平间等。行政办公区、职工生活区、雨水不属于医院污水，应分流并按城市生活污水处理。

医院污水大致可分为病原微生物污染的污水、有毒有害物质污染的污水及放射性污染物污染的污水。

三、医院污水预处理工艺流程

医院污水处理流程分为消毒前预处理和消毒两个过程，污水预处理又可分为一级处理（机械处理）和二级处理（生物处理）两种，可根据医院污水性质、水量和污水排向进行选择。当医院污水排放到有集中污水处理厂的城市下水道时，采用一级处理；当医院污水排放到地面水域时，应根据水体的用途和环境保护部门的规定，一般采用二级处理。

1. 一级处理工艺流程

一级处理工艺流程指通过过滤和沉淀的方法去除污水中不溶于水的漂浮物和悬浮物，其处理工艺流程为：经化粪池的粪便污水和其他污水→格栅→沉淀池→接触池（投加消毒剂）→排放入城市下水道。

2. 二级处理工艺流程

二级处理工艺流程指通过微生物自身的生命活动，如氧化、还原、合成等过程，将污水中的有机物转化为无机物。污水二级处理目的在于减少污水中有机物的含量，以降低污水生化需氧量，降低消毒药物的投入量，进一步改善出水水质。其处理工艺流程为：经化粪池的粪便污水和其他污水→隔栅→调节池→初次沉淀池→生物处理→二次沉淀池→接触池（投加消毒剂）→排放。常用的生物处理设备有生物滤池、生物转盘、曝气池等。

3. 特殊污水的处理

对于口腔科和化验室排放的含重金属的废水，含汞、铬等有害污染物的污水可用化学沉淀法或离子交换法处理。对同位素诊疗室的含放射性物质的污水，可采用衰变池储存处理。

四、污水的消毒

国内医院污水的消毒处理方法正处于不断发展和改进之中，目前主要有氯化法（液氯、次氯酸钠、含氯片剂或粉剂），以及臭氧法、紫外线照射法、二氧化氯发生器法等。

1. 液氯消毒

液氯是一种微黄色的透明液体，易挥发为有强烈刺激性和窒息性的气体。对细菌繁殖体、病毒、真菌孢子、细菌芽孢有很好的杀灭作用。氯的毒性极大，对人体鼻腔黏膜、咽喉黏膜有强烈刺激作用。由于液氯腐蚀性大，污水处理站应采用耐腐蚀管道和设备，并配备防爆、防泄露设备。

液氯消毒系统主要有储氯钢瓶、加氯机、水射器、电磁阀等组成。消毒时可采用真空室虹吸定比投氯，污水一级处理，加氯量通常为 30~50mg/L，污水二级处理以 15~25mg/L 计算，并按出口污水中余氯量加以调整。作用时间 1~1.5h。

2. 次氯酸钠发生器

次氯酸钠发生器是现场制取次氯酸钠消毒液的装置，最大优点是随产随用，无外购和储存等众多不安全因素，基本解决了氯气泄露污染空气环境的危害，其缺点为电极表面易腐蚀，管理维修难度大。

其原理是运用电化学原理，通过电解食盐（氯化钠）水的方法，获得主要成分为次氯酸钠及一定量原子氧的碱性溶液。这种溶液为无色透明液体，pH 值为 10~12，有效氯含量 1%~5%，有强烈的杀菌作用。使用时有直接电解和间接电解两种方法，一般按 50~200mg/L 加入，并随水质和余氯量调整加氯量。

3. 含氯片剂

采用含氯量较高的有机氯产品制成缓溶片剂，配合一些简易设备或利用医院原有污水处理设备，按污水流量定比投氯。由于片剂在与污水作用时为缓慢释放，不但简化了流程，降低了处理构筑物的造价，而且还克服了先前漂白粉处理污水含量低、不稳定、残渣多易造成管道堵塞等缺点，是一种操作简便的方法，适用于中小型医疗机构污水处理。

其原理是利用消毒片中含有的有效氯成分随污水流量变化而定量溶出，在污水中保持基本稳定的余氯而达到定比投氯。消毒时应采用氯片消毒器，该消毒器是一种靠水力溶解消毒剂的装置，氯片用量与水流速度、被淹没的深度和水温有关。

4. 臭氧消毒

臭氧是一种极强的氧化剂和高效杀菌剂，具有特殊的刺激性臭味，在浓度很低时呈现新鲜气味，为淡蓝色气体。臭氧的消毒效率高，可杀灭细菌繁殖体、芽孢、病毒等，它还能氧化水中有机物，去除水中色、臭、味，提高出水质量。

臭氧极不稳定，在空气与水中很快自然分解，因此，宜在使用现场产生。目前臭氧发生器制备臭氧的方法主要有化学法、紫外线法、辐照法和电晕放电法。消毒时，采用 15~20mg 臭氧投入量，与污水充分接触 10~15min 后排放。

5. 紫外线消毒

紫外线是一种电磁波，可以杀灭各种微生物，污水消毒使用高压石英灯管制成浸没式紫外线消毒器或水面式消毒器进行水内或水外照射消毒，污水中微生物的杀灭效果随照射剂量的增加而增强。

用紫外线消毒污水的优点是水中不必添加其他消毒剂，但由于紫外线的穿透能力有限，因而要求污水水层小于 2cm，并根据紫外光源的强度确定水流速度。

6. 二氧化氯发生器

传统地使用氯制剂在处理污水时会有大量的有机氯产生，具有致癌或致突变作用。二氧化氯是强氧化物，在水中对有机物的氧化降解不会产生氯化物，除消毒作用外，还可破坏产生味和嗅的化合物、控制藻类生长、消除浑浊、去除颜色等，因而二氧化氯是一种有前途可替代氯的水消毒剂。

二氧化氯具有广谱、高效、快速消毒效果，对细菌繁殖体、细菌芽孢、病毒、真菌均有很强的杀灭效果，其杀菌特点是用量少、作用快、不受 pH 值和氨的影响，且有持久的消毒效果，对人安全无毒。

应用时发生器产生的二氧化氯气体，可直接投加到处理水体中，也可被吸收器吸收成二氧化氯水溶液储存备用或直接注入污水中，投加量按照达到国家污水排放标准计算和调整，由于二氧化氯的氧化能力是氯气的 2.63 倍，二氧化氯的用量可按有效氯投加量的 1/2.5 计算，消毒接触时间≥0.5h。

第9章

医院感染监控的信息化建设

第一节 医院信息系统在医院感染监测中的应用

当今，信息网络化管理已被广泛应用于医学领域，护理质量管理信息系统、护理人力资源管理信息系统、护理综合信息管理系统等的应用，有效地提高了护理管理水平。为了适应信息时代的发展，扩展医院信息管理系统功能，我院自1994年起积极推行医院信息化建设工程，在首次运行医院信息系统（HIS）后不断升级，先后嵌入无纸化办公系统、实验室信息系统（LIS）、门诊（住院）电子病历系统、合理用药监测系统（PASS），与第三方网站合作实施卫星接收的国家继续教育项目等。这些信息网络系统的成功运行，为我院的感染管理工作搭建了一个稳定的平台。依托我院比较完整的系统信息网络，开展医院感染预防、监测、控制、培训教育、信息发布、病历监测（病程记录、医嘱查询）、实验室监测、抗生素使用监测等，大大提高了工作效率，取得了非常好的效果。

一、网络应用的思路

改变传统的经验式管理，实现对医院感染病例的信息采集和分析，做到对医院感染的发生能尽早发现原因，客观分析并提出合理的解决措施，及时控制感染。

提供前瞻性监测的准确性通过网络信息，为质控提供可靠的依据，提高医院感染管理人员的工作效率和综合分析能力。

变终末控制为环节控制加强管理力度，改变以往凭月、季、年度报表事后指导工作的弊端，变粗框型管理为适时具体分析，及时解决，减少工作的盲目性，提高工作效率。

实现网上资源发布、资源共享充分利用网络资源，实现医院感染相关知识交流的互动性、远程性、实时性，使相关人员获取更大的信息量。

实现医院感染监测与临床的紧密结合。医院感染管理涉及面广，可规范各级医务人员、行政科室、临床及医技科室、后勤行政人员的行为，开展医院感染控制的科学研究等。网络的应用，可加强医院感染监测、总结、分析、整改措施落实，实现医院感染监测与临床的紧密结合。

二、方　法

1. 无纸化办公系统

无纸化办公系统的应用能提供一个全院相互交流的平台。借助该系统可将与医院感染有关的法规、制度、文件，如《医院感染诊断标准》《抗菌药物临床应用指导原则》《中华人民共和国传染病防治法》《艾滋病防治条例》《临床合理用药管理办法》，以及由感染管理部和检验科临床检验科主办的医院感染专刊等从网上发布至相关科室。要求各科室利用晨交班时间组织全体人员学习，感染管理部专职人员监督落实并答疑，直至领会其精神，灵活运用于实际工作中。网上内容永久保留，可满足不同部室人员在实际工作中随时查询，随需随用，引导医护人员解决在临床工作中遇到的问题，自由选择学习时间。医院感染专刊将临床监测资料、存在问题、整改措施及临床需要了解的常识、医院感染的新信息利用此系统发送至各部室等。实践证明，通过该系统提供的交流平台，促进了医院感染管理知识的普及，符合人们在信息时代的阅读方式，具有可读性。

2. 患者信息查询系统

患者信息查询系统包含门诊、住院电子病历系统。通过该系统可实时提供内容翔实的所有住院患者的病程记录、医嘱、检验、检查等医疗信息，并可随时查阅、确定、监测医院感染病例病情转归、采样培养情况、抗生素开始执行及结束时间、执行频率、剂量、用药频率、用药途径等，直至患者出院。

HIS 可接收微生物检验室各类培养结果，开展细菌培养阳性结果病例追踪调查，每天查阅、登记各类标本培养阳性结果病例的记录及抗生素使用情况，及早发现医院感染病例及漏报、漏检，将预防和控制工作落实在首位。如发现超级耐药菌等即刻调查、综合分析，在第一时间与病房主管医生、护士长沟通并指导预防控制措施、监测抗生素使用，并且根据药物敏感试验结果、患者病情更换敏感抗生素，及早切断传播途径，防止交叉感染及菌群失调。每月、每季、每半年、每年对耐药菌、分离菌进行1 次汇总分析并于月例会通报，为临床合理应用抗感染药物提供科学依据。通过监测、沟通，提高了临床医生和护士对医院感染重要性的认识，漏报、漏检感染率大幅度降低，药敏率明显提高。

每月初根据 HIS 网上公布的授课内容（我院采用卫星接收与外院、本院专家面授相结合，每次听课划卡的形式）选择有关医院感染的专题知识组织培训。根据听课人数及内容决定是否需要再次培训，每个专题讲座的培训率达 96%。

三、使用效果

网络信息化、数字化在医院感染管理中的应用充分发挥了网络优势，突破了传统工作方法的限制，有效地提高了医护人员对医院感染的认识，提高了医院感染管理人员的工作效率和综合分析能力。我院的医院感染率由 2004 年以前的 4.6%~5.8% 降至 2005 年的 1.2%~2.1%，漏报率由 50% 降至 9%，漏检率由 60%~75% 降至 10% 以下，合理使用抗感染药物也有较大幅度的提高，医院感染知识考核合格率由 40% 上升至 95%，全院的消毒隔离、灭菌工作更为扎实有效。只有扎扎实实地做好医院感染监测，深入落实医院感染管理职责，才能从根本上降低医院感染发病率，提高医疗质量和医院信誉度。

第二节　医院信息系统在医院感染管控中的应用

目前医院感染管理系统软件的开发并应用，对进一步规范工作流程，提高工作效率，完善医院内部管理有一定的实用意义，可以有效地把医院感染管理工作走上法制化、规范化的道路。因此建立并应用医院感染管理系统是医院信息化发展的需要。医院感染管理系统软件应该具有医院感染报告、登记、管理和感染相关因素统计等监测项目所需的各种功能，能够对医院感染相关因素进行主动、连续、系统地监测、统计、分析、评价各项防治措施，以降低医院感染的发生，能有效地进行目标性监测，为控制医院感染提供重要的科学依据，进一步提高医院感染管理水平。

一、医院感染信息管理系统应用特点

医院感染信息管理系统是 HIS 子系统软件。患者所有信息资料来源于 HIS，该程序每一个菜单对应一个功能，实际操作过程简单，获取信息量较大。医院感染信息管理系统具有下列功能特点。

1. 医院感染管理

该软件设置医院感染管理评估标准，医院可以根据实际工作情况确定检查项目和得分。将得分录入后，计算机程序可以自动统计分数。

2. 信息查询

主要查询在院患者的基本信息资料，信息来源于各科室医生工作站。可实时查询在院患者的医院感染情况、抗菌药物应用及侵入性操作信息，还可以查询该患者在院期间的所有病历资料。

3. 医院感染信息统计

医院感染信息是指患者在住院期间与医院感染有关的医疗数据，包括医院感染发生率、漏报率、感染部位分布、各系统疾病感染部位分布、易感人群医院感染监测、高危因素医院感染监测、侵入性操作医院感染监测、侵入性操作与感染的关系、各菌种感染部位分布、各菌种抗菌药物耐药情况、抗菌药物使用监测、外环境及消毒物品

等监测、外科手术愈合等级等。所有信息来源于医嘱单、各项检查、化验报告(血、便、尿常规，微生物培养、药敏试验)、抗菌药物使用、侵入性操作、放疗、化疗、激素治疗、手术、术前禁食及体温变化和病历首页(整个感染登记录入在入院、完成病案编号后自动生成)。可根据患者的病案编号查询患者的所有信息，也可以根据患者的姓名、性别、年龄、出生日期、出院科室、手术名称或出院诊断等进行检索。医院感染管理科可根据本省医院感染管理质控中心医院感染监控管理系统软件的要求，每月通过网络向省级医院感染管理质控中心报告。

4. 医院感染病例报告

全院临床科室各诊疗组每天上班前，在医生工作站将有关医院感染的信息(医院感染病例报告单上的有关内容)填报完毕。如果发现新的医院感染病例可以随时通过医生工作站填报。这样可使医院感染管理科能够及时了解全院的医院感染情况，及时发现和控制医院感染的流行。

入院时诊断为感染性疾病的患者不能统计为医院感染病例。全院各科室医生工作站填报医院感染病例报告卡，到下月底前统计室输入(或医院感染管理科输入)科室出院人数与死亡人数月报表、系统出院患者数及死亡人数月报表，医院感染管理科通过计算机就能够统计出医院感染监测统计汇总表。

5. 对医院感染患者进行监测

对医院感染患者的监测包括医院感染的易感因素、患者的一般情况、抗菌药物的应用、侵入性操作、细菌药敏试验结果、手术感染部位及各种临床检查等。所有信息都来源于医生工作站平常输入的原始资料。医院感染管理科在下月底前就能够通过计算机统计出医院感染监测统计汇总数据。对所有数据进行详细的分析统计，形成图文并茂的动态监测图表。

6. 为医院感染研究提供大量数据

提高对医院感染资料的利用率，形成一个全方位立体的资料分析库，使医院感染控制人员从烦琐的资料汇总统计中解放出来，将精力投入到资料的分析、指导、解决实际问题上，将更有利于医院感染的监测与控制。

7. 医院感染的预测

可进行医院感染的预测和现患率调查，掌握医院感染的流行趋势，提供控制措施。在下月底前医院感染管理科(或细菌室)输入外环境及消毒物品等监测汇总表数据后，计算机能统计出医院感染监测统计汇总表，或不用输入外环境及消毒物品等监测汇总表数据，计算机也能够自动采用检验科的有关信息资料，统计出医院感染监测统计汇总表。

8. 字典维护

基础数据字典用于描述性数据和标准性数据项目，可根据需要对其数据进行维护，以增减数据项目。

9. 项目定义

将医嘱中所涉及的统计项目和医院感染监测数据相关的内容进行定义，定义后计算机能自动采集数据。因此，项目定义是整个系统正常运行的前提。在应用过程中，可根据所需统计项目自行设定，定期根据药剂科提供的药品目录及临床科室侵入性操作种类及时增减。

二、医院感染管理软件功能

整个医院感染管理系统应分为若干个功能模块。医院感染监控管理系统主要制定科室感染检查项目和评分标准，对每一个入院患者进行全流程的监测，监测数据分一般情况、临床诊断、抗菌药物应用、细菌学监测、药敏试验、侵入性操作、常规性检查、手术，以及其他特殊治疗（放疗、化疗、免疫抑制剂）、感染和漏报等。每类数据都有相应的功能查询和录入功能。通过对采集的数据进行统计、分析，指导临床应用药物、治疗。医院感染控制能够实现医院感染患者的预报和反馈。科室医生工作站子系统中的患者管理，主要便于科主任、医生、护士能够及时了解、检查在院患者的病历书写、治疗、化验、检查结果，以便于指导或掌握患者的治疗情况。医院感染评估管理主要使科主任了解科室的医院感染情况。医院感染统计能使科主任了解引起医院感染的主要因素、细菌的耐药、感染的发生与患者年龄、住院时间、术前占床日、抗菌药物使用情况、侵入性操作、原发疾病、放疗、化疗、免疫抑制剂应用等关系。医院感染监控从整个子系统中提取患者的相关信息，完善了对医院感染患者的管理。医院感染管理科依托网上数据，对各科室医院感染管理的有关质量进行分析、评价，不断完善和推进医院感染管理工作，促进医院医疗质量全面提高。

三、应用医院感染管理系统的要求

1. 医院感染管理信息数据统计

录入患者信息必须定期分时段在数据统计栏目中进行统计，医院网络中心服务器端应每天做好医院感染信息后台统计，否则会出现统计数据不准确及数据信息丢失现象。

2. 医院感染发病率统计

医院感染发病率统计的工作要求包括出院首页填写、查阅漏报病例。医院感染发病率统计是按入院后48h发生感染的病例数统计的，每个患者则按感染部位（例次）统计。

3. 抗菌药物使用（天数）统计

抗菌药物使用天数统计是每种药物应用天数的总和，比如两种药物联用5d，抗菌药物使用总天数是 10d。抗菌药物使用例数是按照每个患者使用某种抗菌药物进行统计，而抗菌药物使用人次数则是按照下达医嘱次数统计，比如某种药物下达临时医嘱，而后又下达长期医嘱，那么使用人次为 2 次。还有抗菌药物使用率统计，抗菌药物预防性使用统计，抗菌药物一联、二联、三联使用统计。抗菌药物合理应用统计是将用药品种、用药量、用药持续时间、不良反应、药物相互作用、药物配伍、围手术期用药、药物费用等进行综合性考虑，最好能够实现计算机标准化判断分析。医院感染信息管理系统根据医生工作站每天的医嘱自动统计医院感染监测统计汇总表。

4. 细菌药敏试验统计

医院感染信息管理系统接受检验信息系统资料，并且进行细菌耐药性监测统计。医院感染管理科及时将细菌耐药信息向全院报告。

5. 侵入性操作统计

侵入性操作与医院感染有关，只要是侵入人体的操作均在统计之内。根据医生工作站医嘱和该科室发生医院感染的例次数进行统计（进行侵入性操作与发生医院感染为同一病例）。

6. 医院感染信息管理系统的功能

本系统的所有功能均有菜单提示，主菜单有输入医院感染病例报告单、按科室输入出院人数与死亡人数、统计打印、系统维护、退出系统 5 大功能。

报告单窗口　医院感染病例报告单窗口。

医院感染病例编号　根据住院医院感染发生先后顺序自动产生。

基本信息　科室、病案号、姓名、性别、年龄，住址、入院日期、疾病诊断等基本信息在患者入院时已经输入，只要在医院感染病例报告单中输入病案号，就能自动产生，查对姓名、性别、年龄、病案号无误即可。

出院日期、愈后、与死亡关系　在患者出院时医生工作站已经填写完毕，将会自动产生。

感染日期　感染日期是指出现临床症状或实验室检验阳性的标本的送检日期。用以计算：①入院到发生感染的间隔时间；②手术到发生感染的间隔时间；③用以区别在同一患者同一部位不同时期的感染（感染月份与医院感染编号的月份相同）。

感染部位　感染部位主要分为上呼吸道、下呼吸道、手术创口、泌尿道、胃肠道、血液、皮肤与软组织、其他部位，在菜单中选定。

重症监护病房医院感染　重症监护病房（ICU）医院感染是指患者在 ICU 接受监护、诊断和治疗时发生的感染，计算与 ICU 有关的医院感染分布指患者在进入 ICU 48h 后和出 ICU 48h 内发生的感染。

易感因素　易感因素包括慢性肝病肝硬化、糖尿病、脑血管病、肾炎、白血病、恶性肿瘤、侵袭性诊疗、化疗、放疗、激素治疗、抗菌药物的应用、白细胞计

数 $< 1.5 \times 10^9/L$、药瘾者、安装人工装置、营养不良、手术患者、免疫抑制剂的应用和其他免疫受损性诊疗等。

与感染相关的侵袭性操作　与感染相关的侵袭性操作是指泌尿道插管、动静脉插管、使用呼吸机、气管切开、使用内镜、血液腹膜透析、置管引流、移植物植入术、各类穿刺等。

病原学检查　病原学检查是指标本送检日期、标本名称、检查方法、标本检查结果、病原体药敏试验及试验结果。抗菌药物药敏情况可进入检验信息系统查询，只要输入患者病案号就可以获得药敏试验的相关资料。

医院感染信息管理系统通过准确、科学、完整的数据信息应用，来提高医院感染管理水平和医疗质量，提高医院感染管理专职人员的工作效率。

第10章

常见医院感染的预防控制

第一节 呼吸系统感染与呼吸机相关性肺炎的预防控制

呼吸机相关性肺部感染是指机械通气后出现的肺部感染，属难治性肺炎。目前尚缺乏快速理想的病原学诊断方法，治疗主要依赖于经验用药。

一、呼吸机相关性肺炎诱因

1. 病原菌在上呼吸道和胃内的定植、吸入和黏附

对于接收机械通气的患者，由于吞咽反射和咳嗽反射减弱或消失，加上气管插管过程损伤气道上皮细胞，气道黏膜基底层暴露，口咽部与下呼吸道的屏障直接受到损害，黏性分泌物增多，吸引器的使用等因素，使上呼吸道定植的细菌大大增加，其中革兰氏阴性肠道杆菌成为主要的定植菌。正常情况下，由于胃酸的作用，胃内几乎无菌，但在重症监护病房(ICU)由于经常使用 H 受体阻滞剂或抗酸剂以防止应激性溃疡的发生，可导致胃液 pH 值上升，使某些病原菌得以在胃内寄生，主要是革兰氏阴性杆菌如铜绿假单胞菌等。病原体通过各种方式被吸入后可与气道黏膜上皮细胞发生黏附。

2. 气管插管的直接影响

· 气管插管可为病原菌繁殖提供场所，增加气道细菌的寄殖和感染。

· 气管插管易损伤气道上皮，引起炎症反应，刺激气道分泌，促进细菌繁殖，增加细菌黏附和定植，使病原菌不经过鼻腔和口咽的调温、石化和过滤而直接进入下呼吸道。

· 气管导管的套囊对血管壁的压迫可使气管软骨间的血流被阻断，并导致气管黏膜损伤，影响其清除能力。

· 鼻气管插管易妨碍鼻窦外引流，容易并发鼻窦炎，增加下呼吸道吸入机会。鼻胃插管同样易致鼻咽部炎症，削弱吞咽活动和食管括约肌关闭，导管本身还成为细菌自胃向咽部移行的便利通道。

· 由聚氯乙烯材料制成的气管导管，细菌易在其表面黏附增殖，大量分泌胞外多糖，形成气管导管表面生物膜，即被膜。具有被膜的细菌定植不易被抗生素杀灭或被机体本身的防御机制所清除。

3. 呼吸机及其辅助装置的污染

呼吸设施污染导致呼吸机相关性肺炎通常包括两个途径。首先，呼吸机常作为细菌的储存库。含有液体的装置，如雾化器和湿化器易引起细菌在水中大量繁殖。其次，受污染仪器设备，如直接与患者相连的呼吸机或雾化装置或污染药物，可直接引起微生物在下呼吸道的种植。在呼吸机连接管道中的冷凝水是细菌生存的主要场所，一旦反流至储水罐易造成含菌石化气溶胶被吸入下呼吸道或转动体位时含菌冷凝水直接流入下呼吸道并发呼吸机相关性肺炎。

接收机械通气治疗的患者往往有严重的原发疾病，伴有昏迷、营养不良和免疫力低下、器官功能衰竭等。这本身就是上呼吸道病原菌定植的危险因素。激素、镇静剂、制酸药物、抗生素等大剂量联合使用，常导致菌群失调及耐药菌株的出现。

二、呼吸系统感染主要的病原菌

引起医院内呼吸道感染的病原微生物有多种，包括革兰氏阴性杆菌、革兰氏阳性球菌、厌氧菌、分枝杆菌、军团菌、念珠菌、衣原体、病毒等。呼吸机相关性肺炎病原体90%以上是细菌。致病菌中革兰氏阴性杆菌占50%，其中，铜绿假单胞菌所占比例最高（40%），其次是不动杆菌属（20%），第3位是克雷伯菌属（10%）。呼吸机相关性肺炎病原菌中居第2位的是革兰氏阳性球菌，近几年来呈上升趋势。革兰氏阳性球菌在ICU获得性感染中的比例明显增加，其中占首位的是金黄色葡萄球菌，而耐甲氧西林金黄色葡萄球菌（MRSA）占金黄色葡萄球菌的20%~50%。还有日益增多的真菌感染是由于广谱抗生素的大量使用致菌群失调，加之患者病情危重，免疫力低下，致使条件致病菌大量繁殖。

三、呼吸系统感染诊断标准

呼吸系统感染的诊断标准包括：插管48h后发热、脓性痰或气管、支气管分泌物涂片染色可见细菌；外周血白细胞总数升高 $10 \times 10^9/L$ 以上或较原先增加25%；肺泡动脉氧分压差升高；X线胸片提示肺部出现新的或进展中的浸润病灶；气管吸出物定量培养阳性，菌落计数 >10/mL，若痰培养作为细菌学检验标本，则低倍镜视野下白细胞计数≥25个，鳞状上皮细胞计数<10个。

四、呼吸系统感染预防措施

（一）切断外源性传播途径

近年来各类抗生素，甚至超广谱抗生素的应用使医院内感染发生率（包括呼吸机相关性肺炎）呈上升趋势，并出现了多重耐药菌的感染。除了宿主因素（各种新的诊断和治疗技术而致易患性增加)外，亦与医务人员对消毒隔离、无菌技术的忽视有关。所以医务人员应强化无菌意识，特别注意以下几点。

1. 洗　手

医护人员的手是传播呼吸机相关性肺炎病原菌的重要途径。调查发现不少医护人员的手掌有革兰氏阴性杆菌和金黄色葡萄球菌的定植。医护人员在护理、检查重症感染的患者后手上所带病原菌的量可达 103 ~ 105CFU/cm²，若不洗手就接触另一患者，极有可能导致病原菌在患者之间的传播。

2. 器械的消毒灭菌

污染的器械如呼吸机、纤维支气管镜雾化器等是呼吸机相关性肺炎发生的又一重要传播途径。纤维支气管镜检查后并发肺部感染与纤维支气管镜消毒不彻底有关。呼吸机管道的污染是呼吸机相关性肺炎病原体的重要来源。这主要是医务人员在常规更换呼吸机管道时，污染了管道系统，从而传播来源于其他患者或医务人员的病原体。传统方法是每 24h 更换 1 次管道，目前认为呼吸机管道以 2 ~ 7d 更换 1 次为宜。呼吸机雾化器及氧化湿化瓶的污染也是呼吸机相关性肺炎发病的一个重要感染原。呼吸机湿化器应用热石化原理，温度应在 50℃ 左右。较高的温度可防止几乎所有病原菌在湿化器中的定植和生长。但许多医疗机构使用的湿化器温度常偏低，一般应保持在 45℃~50℃ 为宜。湿化器和波纹管、湿化水每日至少彻底更换 1 次。

3. 患者及病原体携带者的隔离

呼吸道合胞病毒传播可引起暴发流行，易累及患者和医务人员，并较难控制。对该病毒感染患者应采取隔离措施，即便无条件也应给患者戴口罩、帽子、穿无菌隔离衣，此法可有效阻止部分外源性医院内病毒性肺炎的流行。

4. 病室管理

由于患者气管插管或气管切开后，下呼吸道与外界直接相通，丧失了上呼吸道的石化、温化、过滤作用。外界环境中的异常菌群易侵入下呼吸道而进发感染。因此，应将患者安置在单人监护病房，医护人员进入病房应衣帽穿戴整齐。严格控制探视，必要时家属应穿隔离衣，戴口罩、帽子，换拖鞋，避免交叉感染。病房定时开窗通风，每日紫外线消毒 2 次，地面用"84"消毒液拖擦 2 次。潮湿是各种细菌滋生的良好环境，医院环境，特别是 ICU 均应保持干爽，监护室内不应设洗手池、放置鲜花和存放拖把等物。

(二)减少或消除口咽部及胃腔病原菌的定植和吸入

1. 气道管理

上呼吸道是呼吸系统非特异性防御功能的重要组成部分，能保护气管和支气管黏膜，维持支气管上皮细胞的生理功能，促进正常的纤毛运动，清除吸入气中的尘埃颗粒、微生物、有害物质及呼吸道分泌物，在一定程度上起到了预防肺部感染的生理保障作用。正常时鼻腔、呼吸道黏膜对吸入气体有加温和湿化作用。机械通气时，气流通过上呼吸道直接进入气管，加上机械通气使呼吸道的水分蒸发增加。如果湿化不足，呼吸道黏膜干燥，纤毛运动减弱，使分泌物黏稠或形成痰栓、痰痂，不易排出或堵塞气道。呼吸道引流不通畅，肺的防御功能降低，均易发生呼吸机相关性肺炎。

具体措施包括四个方面。第一，应进行痰液观察。观察痰液的量、颜色、气味、性状(稀薄、有无痰痂等)和黏稠度，同时还须观察口腔内有无菌斑形成。第二，充分气道湿化。加强气道湿化是预防呼吸机相关性肺炎发生的主要措施之一，其效果受湿化液种类、数量、间隔时间等影响，可采用 20mL 生理盐水 + 糜蛋白酶(4000 IU)，2~3mL/(1~2)h气道内直接注入，呼吸道干燥、痰液黏稠者酌情增加每次注入液量，并缩短间隔时间。恒温湿化器是呼吸机的重要组成部分，加以温湿净化空气，减少寒冷、干燥的气体对呼吸道黏膜的刺激，使气体进入呼吸道后温度渐升至体温水平，并可使相对湿度达到维持纤毛活动的生理要求，预防气道水分丢失过多所致的分泌物黏稠和排出障碍。雾化器是利用射流的原理，以压缩气源作动力将液滴撞击成微小颗粒，一般低于 5μm，容易沉淀到呼吸道壁，不易进入下肺单位。而湿化器产生的水蒸气以分子结构存在于气体中。雾化器容易让患者吸入过量的水分，而湿化器则不会。恒温湿化器与雾化器配合使用，可以互相弥补湿化的不足。临床试验结果表明，使用恒温湿化器配合间断以压缩气源为动力雾化吸入，其气道分泌物的量适中，且分泌物黏稠发生率、肺部音发生率及呼吸机相关性肺炎的感染率低。第三，正确吸引分泌物。使用一次性吸痰管，为提高分泌物吸引效率，导管应在负压关闭前提下尽可能深地插入气管与支气管内，继后再打开负压，并将导管缓慢、旋转地提出。动作要轻巧，负压适当，避免损伤黏膜。对不能耐受缺氧的患者，吸引前后分别将吸入氧气浓度调至 100%。酌情控制一次吸引时间(≤15s)，并避免连续多次吸引而增加损伤与感染概率，间隔时间根据患者分泌物多寡酌情掌握。第四，正确操作气囊充盈与放气，尤其是放气前应充分吸引，以避免咽喉部分泌物在气囊后误入气道，造成窒息或感染加重。

2. 口咽部管理

由于胃管损伤胃肠括约肌的功能且刺激咽部而引起恶心、呕吐，将胃内的细菌带至咽部，再由咽部进入下呼吸道，即存在胃—咽—下呼吸道逆行感染途径。也有学者提出胃内细菌可沿胃壁逆行上移至咽，再进入下呼吸道。口腔内细菌迅速繁殖，气管导管妨碍会厌关闭、细菌随口咽分泌物由导管周围经声门下漏进入呼吸道等可造成口咽部细菌下移而提高呼吸机相关性肺炎的发生率。因此，在气管插管或气管切开前用 0.02% 呋喃西林、0.02% 氯己定交替漱口或擦洗 2 次；气管插管后口腔内导管周围用呋喃西林纱布填塞，4h 更换 1 次；气管切开者切口周围每日换药，每日口腔护理 2 次，并及时清理口腔分泌物。

3. 控制胃内容物反流

第一，减少或消除口咽部及胃腔病原菌的定植和吸入。第二，控制胃内容物反流。胃腔病原菌是引起气管插管患者发生呼吸机相关性肺炎的病原菌重要来源。在机械通气患者中，胃内容物反流很常见。尤其是患者处于平卧位，放置鼻胃管或胃中含有大量内容物时则更易发生。因此，对接收机械通气患者采取半卧位，可能是减少胃内容物反流进入下呼吸道的简单有效的方法。

加强机体免疫防御功能，合理使用抗生素：全身或局部免疫防御功能受损是住院患者易发生肺炎的原因之一。因此，应加强重症患者的营养支持、积极维持内环境的平衡、合理使用糖皮质激素及细胞毒药物。对建立人工气道患者，创造条件尽早拔除插管的同时，合理使用免疫调节剂可能有助于减少呼吸机相关性肺炎的发生。

(三)肺部医院感染的预防及护理

减少或消除口咽部和胃肠病原菌的定植和吸入：做好声门下分泌物的引流。充分吸引气管内分泌物及口鼻腔分泌物，将简易呼吸器与气管套管相连，在患者的吸气末轻轻挤压简易呼吸器，使肺充分膨胀。在患者开始呼气时，用力挤压呼吸器，同时助手将气囊放气，使气体从气管导管与气管内壁之间的腔隙由下向上冲出，将积储于气囊上方的滞留物吹至咽部，立即充盈气囊防止滞留物反流，迅速用吸痰管将滞留物吸出。操作前后均应吸纯氧3min，此法可重复操作。不断地声门下吸引和预防咽部细菌定植已被证实可成功地降低呼吸机相关性肺炎的发生。

1. 加强口腔护理

根据口腔 pH 值选用清洗液：pH 值高则选用 2%~3% 硼酸液擦洗，pH 值低则选用 2% 碳酸氢钠液擦洗，pH 值中性时则选用 1%~3% 过氧化氢溶液或生理盐水擦洗。

2. 控制胃内容物的反流

仰卧位胃内容物反流可增加病原菌吸入的机会，与肺炎的发生密切相关。为减少胃食管反流和肺吸入的发生，将患者直起45°(半卧位)可预防呼吸机相关性肺炎的发生。采用易弯曲小口径胃管进行有间隔的分次喂食。半卧位虽不能完全避免胃食管反流，但能避免肺误吸。空肠喂养(胃管顶端通过幽门)可减少胃容量，使肠道内细菌的上行迁移减少。胃容量增加及排空延迟、胃肠活动性降低与胃内革兰氏阴性菌过度生长、胃食管反流及呼吸道吸入寄植密切相关，所以机械通气患者应用胃肠道促动力药物及胃黏膜保护药是预防呼吸机相关性肺炎的有效措施之一。

3. 气管导管表面生物膜的清除

尽早拔除导管或改进导管的生物材料可减少或消除导管表面生物膜的形成。亦有使用大环内酯类药物(如阿奇霉素)以减少生物膜的形成，增加生物膜对其他抗生素的通透性，减少细菌在生物膜内定植，降低呼吸机相关性肺炎的发生。

(四)加强呼吸环路管理

呼吸环路是细菌寄居的一个重要部位,通过连续、同步、多部位细菌培养及分型证实,环路的污染源来自患者气道寄植菌的逆行扩散,频繁地更换气道管道(24~48h)不仅无益于减少污染,而且使呼吸机相关性肺炎发生率增加了3倍,目前认为1周更换1次为宜。对于呼吸ICU内机械通气患者,每48h更换1次呼吸机气路管道是危险的,至少应每24h更换消毒1次。因此,机械通气的患者,如果已经发生了下呼吸道感染,同样应该增加更换管道的频率。

环路冷凝液是高污染物质,应避免倒流入肺和定期排空收集瓶,并应按感染性废物处理,严禁随手乱倒,以减少交叉感染。加热式湿化器可有效地消除空气细菌污染,但易产生较多的冷凝液和细菌寄居。有报道呼吸机管道的24~48h细菌污染率分别为56.0%和85.0%。热湿化器的入口、出口也易被污染,建议采用一次性管道,采用密闭消毒过湿化和密闭式加湿化水。热湿交换器可有效防止环路中的污染,但可增加通气阻力及死腔,可能对有些患者(如脱水、低温等)不能提供足够的湿化。

(五)加强气道的管理

合理吸痰和雾化吸入。俞碗如等提出,肺部感染的危险性随吸痰次数的增加而增加。因此,不应频繁吸痰,只有当呼吸道分泌物增多确需吸痰时才可吸痰。如果应用开放性吸痰系统,则应使用消毒的一次性导管;如遇分泌物黏稠,所用导管需再次进入患者下呼吸道时,则需用无菌溶液冲洗导管。冲洗液及盛装容器应及时更换。肺部痰液不易吸出时可在纤维支气管镜指导下吸痰。吸痰时严格进行无菌操作,遵循先气道后口腔的原则。雾化吸入也应适时进行。

(六)增加宿主的廓清机制

传统的清除气道分泌物方法包括廓清技术(体位引流、胸部叩拍、咳嗽训练等)、胸部理疗、应用支气管扩张剂及黏液促动剂等。体位引流、翻身叩背是排除呼吸道分泌物的有效方法,每天能间断脱机的患者,应间断脱机进行呼吸功能锻炼。使用肺内高频叩打仪可有效地清除肺内分泌物,稀释痰液。术后患者要采取适当的镇痛措施,鼓励患者深呼吸和咳嗽。

(七)合理使用抗生素

根据病原学检查结果并结合临床症状,合理应用抗生素,避免无病原学诊断的经验性用药,更忌滥用。有学者提出预防和控制下呼吸道感染最有效的方法在于限制广谱抗生素的应用。医院感染管理科专职人员应定期对使用中的呼吸机管路系统各关键部位进行物体表面染菌监测,掌握管路系统污染状况及病原菌的变化,为临床提供控制感染的可靠资料。

(八)切断外源性传播途径

·医护人员接触患者时应戴口罩,操作前、后正确洗手。洗手是最常用的感染控制措施，也是感染控制的重要环节，应加以重视。

·保持室内空气洁净。

·对呼吸机、雾化器、纤维支气管镜等共用器械进行消毒灭菌。

·对患者及病原体携带者进行隔离。建议对 MRSA、铜绿假单胞菌感染患者及携带者在积极治疗的同时予以隔离(耐万古霉素肠球菌感染者必须隔离)。

·将患者置于层流室或反向隔离室进行保护性隔离，医护人员入室时必须戴口罩、帽子及穿隔离衣(主要用于器官移植、粒细胞减少等免疫功能抑制者)。

(九)提高机体免疫力

加强危重症患者的营养支持，积极维持内环境的平衡，合理使用糖皮质激素及细胞毒药物，建立人工气道的患者早期拔管及采用调节剂等均有助于减少呼吸机相关性肺炎的发生。

第二节　泌尿系统感染与导尿管相关尿路感染的预防控制

泌尿系感染是指由细菌引起的肾盂肾炎、膀胱炎，尿道炎等疾病的总称，属于中医的"淋症"和"癃闭"范畴。一般以腰痛、尿频、尿急、尿痛为主要临床特点。中医认为此病多系由于湿热下注、侵犯肾与膀胱、下焦气化不利所致。患者中小儿比成人多，女性比男性多，且易反复发作。引起泌尿系炎症的致病菌 80% 是肠道的大肠杆菌、变形杆菌、粪链球菌。急性单纯性泌尿系感染多为一种病原菌引起的慢性、反复发作的感染，可能伴有先天性泌尿系异常，1/3~1/2 的患者伴膀胱、输尿管反流，或伴结石、慢性肾功能不全等。

泌尿系感染是由细菌直接侵入尿路而引起的炎症。感染可累及上下泌尿道，因定位困难被统称为"尿路感染"。临床上分为急性及慢性两种。前者起病急，症状较典型易于诊断，但婴儿期症状可不典型，诊断多有困难。慢性及反复感染者可导致肾损害。小儿时期反复感染者，多伴有泌尿系结构异常，应认真查找原因，解除先天性梗阻，防止肾损害及瘢痕形成。泌尿系感染是小儿时期的常见病，主要由大肠杆菌引起，其次可由变形杆菌、产气杆菌、副大肠杆菌等引起感染，少数为金黄色葡萄球菌感染所致。

一、症状体征

肾脏疾病根据病因、病理及发病方式等可以分为急性膀胱炎、慢性膀胱炎、尿道综合征、腺性膀胱炎及不属于感染的间质性膀胱炎和放射性膀胱炎等。而肾盂肾炎也可分为急性肾盂肾炎和慢性肾盂肾炎。除此之外，肾脏本身的感染还有肾乳头坏死、肾皮质脓肿、肾脓肿、肾周围脓肿等。由于它们的临床类型不同，其临床症状也各不相同。现只着重讨论急性膀胱炎和急性肾盂肾炎两种。

1. 急性膀胱炎

多见于女性，常由尿道上行性感染所致，偶有从肾盂肾炎蔓延而来。多于性交、劳累或受凉后犯病。主要临床表现是起病急骤，尿频和尿急非常明显，每小时排尿1~2次，甚至超过5次，尿频严重者犹如尿失禁。排尿时尿道有烧灼感，每次排尿量不多，甚至 <10~20mL，即膀胱刺激征。排尿终末可有下腹部疼痛，尿液浑浊，有时可见到肉眼血尿，临床称之为急性出血性膀胱炎。尿中有大量脓细胞或红细胞，无管型。症状可于数天内消失。全身症状极轻或缺如。男性膀胱炎多继发于前列腺炎及肾感染，或由前列腺肥大伴有残余尿引起。

尿道综合征是常见于女性的一种综合征，患者有尿频、尿急，但中段尿培养阴性或无显著细菌尿，临床难以与膀胱炎鉴别。

急性膀胱炎治疗不彻底，可以转变为慢性膀胱炎，症状为长期存在尿频、尿急症状，但不如急性膀胱炎严重，尿中有中等量或少量脓细胞和红细胞。这些患者多有急性膀胱炎病史，部分患者伴有结石或其他梗阻因素存在。慢性膀胱炎易并发慢性肾盂肾炎。

2. 急性肾盂肾炎

此病多见于女性，致病菌主要为大肠杆菌，病变可累及一侧或双侧肾脏。病理表现为肾盂、肾盏充血水肿，表面附有脓液，肾实质感染多集中于一个或多个楔形区，楔形的尖端在髓质，基底在皮质，但不累及肾小球。典型急性肾盂肾炎具备3组临床表现：①膀胱刺激征。肾盂肾炎多伴有膀胱炎，故患者出现尿频、尿急、尿痛等膀胱刺激征，尿液浑浊，偶有血尿，患者还有不同程度的腰痛或腰酸，重者疼痛可向侧腹、会阴及大腿内侧放射。②全身症状。包括畏寒、发热，体温为38~40℃，全身乏力，食欲缺乏，偶有恶心、呕吐、腹胀及剧烈腹痛，易误诊为急性胆囊炎或急性阑尾炎。③局部体征。肾区或脊肋角处有叩击痛及压痛。

上行性感染所致的急性肾盂肾炎，膀胱刺激征可先于全身症状出现；血源性感染者则先有全身感染症状，后有下尿路症状。本病有自限性，症状持续3~5d后逐渐缓解，但菌尿可持续存在。

急性肾乳头坏死是急性肾盂肾炎的严重并发症，坏死可发生于一个乳头或多个乳头，多为双侧病变。临床表现除有血尿、脓尿外，主要具有败血症样严重的全身症状，往往出现败血休克，并出现少尿或尿闭。肾功能迅速损害，发生急性肾衰竭。肾区有压痛及腹膜刺激征，有时坏死的肾乳头脱落引起绞痛。本病多见于有尿路梗阻或糖尿病的尿路感染患者，病情凶险，应及时诊断，合理治疗。

慢性肾盂肾炎患者近半数有急性肾盂肾炎发作史，起病往往隐匿或不典型，不少患者无尿路感染时，尿液中无细菌生长，亦无尿路梗阻病变。慢性肾盂肾炎的症状可能甚为轻微，仅有轻度腰部不适及膀胱刺激征，低热和贫血有时是唯一的表现。其他一些患者则可表现反复尿路感染、高血压及尿毒症。尿液检查常不稳定，有时有白细胞及白细胞管型，有时则接近正常，类似无症状细菌尿，故应进行细菌计数培养以确定诊断。肾脏的浓缩功能减退为本病特点之一，有别于慢性肾小球肾炎。X线检查可见一侧或双侧肾脏变小，肾盏扩张变形，皮质萎缩。

二、病因病理

任何致病菌均可引起尿路感染，绝大多数为革兰氏阴性杆菌，如大肠杆菌、副大肠杆菌、变形杆菌、铜绿假单胞菌、产气杆菌等。急性泌尿系感染与无并发症的尿路感染，约85%由大肠杆菌引起。球菌感染较少见，如葡萄球菌及粪链球菌等，主要为凝固酶阴性的白色葡萄球菌（腐生葡萄球菌），过去认为这类细菌为非致病菌。

由于广谱抗生素的广泛应用，念珠菌性尿路感染的发病率日益增加，应引起注意。病毒也可能造成泌尿系感染，如腺病毒在男孩中可引起出血性膀胱炎。淋菌性尿道炎是全球广为流行的性传染病，目前在中国有蔓延的趋势。由衣原体引起的非淋菌性尿道炎也是性传染病，20世纪60年代中期以来在欧美各国不断流行，最近在中国也有发现。

三、感染途径

1. 上行感染

致病菌从尿道口上行，进入膀胱而引起感染，然后再由膀胱经输尿管上行至肾脏而引起肾盂肾炎。这是膀胱和肾脏感染最主要的入侵途径。女性尿道短而直，长2～4cm，并接近阴道及直肠，易被污染。性交时更易将细菌带入膀胱，故女性尿路感染远比男性常见。健康男性前尿道3～4cm处和女性尿道远端1cm处都有不同数量的细菌寄居。女性尿路感染绝大多数是由粪便菌丛从会阴部上行至尿道的。在一般情况下，尿道前庭处往往有大量粪便菌丛繁殖，尿道前庭的细菌寄居繁殖为尿路感染创造了条件。

2. 血源性感染

任何部位的细菌形成的感染病灶所产生的菌血症或败血症，如果细菌毒力强而细菌数量多，加之肾组织有缺陷，则易引起肾盂肾炎。其主要致病菌常为金黄色葡萄球菌。

3. 淋巴感染

结肠内细菌可经淋巴管播散到肾脏。盆腔感染时，细菌可经输尿管周围淋巴管播散至膀胱或肾脏，然而通过淋巴途径所致的尿路感染较为少见。

4. 邻近组织感染的直接蔓延

这种感染方式非常少见。如阑尾炎脓肿、盆腔感染等偶可直接蔓延到泌尿系统。但感染机制目前尚不十分清楚，有人认为细菌进入膀胱后，大肠杆菌、变形杆菌可借助其菌伞与膀胱黏膜上的受体相结合，黏附于膀胱壁上滋长繁殖，引起膀胱炎，这种细菌黏附现象是引起尿路感染的一个重要环节。膀胱炎后可影响膀胱壁段输尿管及其管口功能，导致膀胱输尿管回流，使感染尿液逆流而上。细菌的内毒素可显著降低输尿管蠕动，使输尿管内尿液阻滞，压力增高，形成生理性梗阻，这都有助于肾盂肾炎的发生。例如，大肠杆菌具有 O、H、K3 种抗原，具有大量 K 抗原的大肠杆菌，特别是 Kl 抗原者易引起肾盂肾炎，因 K 抗原具有抵制细胞吞噬的作用。

四、易感因素

(一)膀胱易感因素

1. 残余尿量

肾脏生成的尿液不断地由输尿管流入膀胱，起到冲洗和稀释的作用，膀胱能够充盈和排空，使膀胱内细菌不能大量滋长繁殖。另外，膀胱黏膜有灭菌作用，或通过吞噬细胞，或通过循环抗体，也有人认为膀胱黏膜细胞产生或分泌有机酸和免疫球蛋白A（IgA），具有杀菌作用。正常膀胱的残余尿量不超过 10mL，在排尿后膀胱腔能完全闭合，则膀胱黏膜分泌液中的灭菌物质能直接与细菌接触而灭菌。人的尿液是细菌的良好培养基，因此残余尿量增多使膀胱不能闭合，有利于细菌滋长和繁殖。凡是下泌尿系梗阻性疾患，如尿道狭窄、前列腺肥大、神经性膀胱、结石或肿瘤等均可引起残余尿量增加，这些因素是尿路感染多次再发和不易治愈的主要原因。

2. 特殊的生理状态

女性由于尿道解剖结构的特点，其发病率为男性的 8~10 倍，且好发于婴儿、青年及更年期后的妇女，特别是患有慢性妇科疾病，如阴道炎、宫颈炎、盆腔炎和附件炎等，可直接蔓延，或经淋巴途径，或由分泌物污染尿道引起尿路感染。妊娠期菌尿发生率高达 7%，这可能与妊娠期雌激素及孕酮分泌增多，引起输尿管平滑肌张力降低、蠕动减弱，以及后期宫体膨大压迫输尿管及膀胱，导致尿流不畅等因素有关。阴道及子宫创伤、感染、全身抵抗力降低，或产程过长、难产等因素也易引起尿路感染。

3. 膀胱插管

男性尿道远端 2cm 处有细菌寄居者约为 98%，5cm 处为 49%；女性可能更高。因此，导尿或膀胱镜检查时，常把细菌带入膀胱，有可能引起上行性细菌感染。

(二)肾脏易感因素

1. 膀胱输尿管反流

膀胱输尿管反流是引起肾盂肾炎的重要因素，尤其是在婴儿期，在正常情况下，膀胱和输尿管结合处能起活瓣作用，尿液可以顺利地从输尿管进入膀胱，而阻止膀胱尿液尤其在排空时逆流入输尿管或上达肾脏。当此处功能缺陷时，则有利于尿路上行性感染。先天性异常、完全性双输尿管、输尿管开口异常、输尿管囊肿、膀胱炎、神经性膀胱等疾患均容易出现逆行感染。

2. 尿路梗阻

尿流不畅或尿路梗阻是肾盂肾炎的重要诱因。一般认为尿流不畅或停滞有利于细菌生长及在肾内播散。有学者认为尿流不畅可引起肾内组织压力增加，影响组织的血液循环和代谢变化，易引起细菌感染。如先天性肾发育不全、马蹄肾、多囊肾、肾肿瘤、前列腺肥大、结石等均易诱发肾盂肾炎。

3. 肾脏插管

如逆行造影、肾造瘘术、肾穿刺时也易造成肾脏损伤及上行性感染。

（三）全身性因素

糖尿病很易并发感染，尤其是尿路感染的发病率很高，主要是循环损害、糖代谢异常，以及血糖和尿糖浓度增高等因素，使机体抵抗力降低及对细菌的易感性增加。其他一些疾患如高血压，或长期使用肾上腺皮质类固醇等均易引起肾盂肾炎。

五、诊断检查

除一般尿常规检查外，还可进行尿沉渣涂片革兰氏染色细菌检查，必要时作 1h 尿细胞排出率测定。

1. 方　法

排空膀胱，收集 3h 清洁尿，计算出 1h 尿液白细胞计数及非鳞状上皮细胞计数。

2. 判断标准

尿细胞排泄率 $<2 \times 10^5/h$ 者为正常，$(2 \sim 3) \times 10^5/h$ 为可疑，$\geq 3 \times 10^5/h$ 有诊断意义。此法较 12h 尿沉渣计数法准确。

对清洁中段尿行细菌培养、菌落计数及药物敏感度测定，革兰氏阴性杆菌菌落计数 $\geq 100 \times 10^3/mL$ 者有诊断意义，$(10 \sim 100) \times 10^3/mL$ 为可疑，$<10 \times 10^3/mL$ 大多为污染；经导尿或膀胱穿刺行尿培养，如菌落计数 $>10 \times 10^3/mL$ 即有诊断意义。革兰氏阳性球菌菌落计数 100 ~ 10 000CFU/mL 即应考虑感染。

对于常规细菌、真菌培养未能发现致病菌时，可采用高渗培养(0.3mol/L 蔗糖培养基)以除外 L 型细菌感染，采用厌氧培养以除外厌氧菌感染，必要时可行病毒、支原体及腐生寄生菌等检查。

肾功能检查包括肾小球滤过率测定及肾小管浓缩功能、酸化功能检查，慢性病患者尚应进行血液常规，血液生化检查，尿液钾、钠、氯、钙、磷、镁、pH 值检测，动脉血气分析。

反复发作病例常规行双肾 B 超检查，酌情进行静脉肾盂造影或逆行尿路造影，必要时行 CT 检查。女性应行妇科检查，必要时行盆腔静脉造影，排除易感因素的存在。

诊断标准根据泌尿系感染发生部位常分为上、下尿路感染。上尿路感染即指肾盂肾炎，根据临床特征又可分成急、慢性肾盂肾炎。肾盂肾炎可伴下尿路感染，而下尿路感染常单独存在。

六、护　理

按肾脏病常规护理，高热者按要求常规护理。

尿常规、尿沉渣找细菌、真菌培养等均应留晨尿。对女性和包皮过长的男性，应先清洁外阴部尿道口。各种尿标本收集后，均应立即送检。

七、治愈标准

治愈标准分为：①临床治愈。症状消失，停药72h后，每隔2~3d进行尿常规及细菌培养，连续3次阴性。②痊愈。临床治愈后，尿常规及细菌培养每月复查1~2次，连续半年均阴性。

八、预防措施

人体对尿路感染既存在着不少易感因素，也存在着许多防御机制。因此，在日常生活中，要尽量避免各种易感因素，充分利用人体的防御机制。

1. 坚持大量饮水

肾脏排泄的尿液对膀胱和尿道起着冲洗作用，有利于细菌的排出，每天大量饮水，2~3h排尿一次，能避免细菌在尿路的繁殖，可降低尿路感染的发病率，这是预防尿路感染最实用有效的方法。在疾病的发作或缓解阶段，每天大量饮水，亦有利于身体的恢复，饮茶水或淡竹叶代茶饮也有一定的预防作用。

2. 注意个人卫生

女性阴部及尿道口寄居着大量细菌，这是发生尿路感染的先决条件。因此，要经常注意阴部的清洁，要勤洗澡，且不要用池浴或盆浴，要勤换内裤，在新婚、月经、妊娠和产褥期，尤应注意。女婴要勤换尿布。

3. 尽量避免使用尿路器械和插管

尿路器械易把尿道远端的细菌带入膀胱和上尿路，尿路插管后易发生持续性菌尿。因此，应尽量避免使用。在必须使用时，要严格消毒，在尿路器械使用48h后，宜做尿培养，以观察是否发生尿路感染。用尿路器械检查之前，已经有细菌尿的患者，宜先控制感染。有些患者当时虽无细菌尿，但以前曾有反复发作的尿路感染史或有尿路异常，在尿路检查或前后48h宜服用抗生素以预防感染。在留置导尿的前3d，给予抗菌药可预防或延迟尿路感染的发生，但3d后给药则无预防作用。另外，密闭式的引流系统连接尿路留置导尿管，可使尿路感染发生率明显下降。

4. 去除慢性感染因素

糖尿病、慢性肾脏疾病、高血压等慢性疾病患者，全身抵抗力低，易发生尿路感染。因此，对上述合并症给予积极治疗，是平素日常生活中不可缺少的一个措施，也是治疗尿路感染的重要环节。

第三节　血流感染与血管内留置导管相关血流感染的预防控制

一、预防成年和儿童患者的导管相关性血流感染措施

随着医疗技术和环境的变化，预防和控制感染的措施也应该随之改变。感染的危险随着无菌操作的标准化而下降，由不熟练的人员进行置管造成导管发生细菌定植和相关血流感染的危险性增加，组织良好的规划可为医护人员提供预防、监测和评估等管理，以达到预防成年和儿童患者的导管相关性血流感染目标。

1. 置管位置

置管位置会影响发生继发导管相关性感染和静脉炎的危险度。置管位置对导管相关性感染发生率的影响主要与发生血栓性静脉炎的危险率和局部皮肤菌群的密度有关。静脉炎长期以来都被认为是感染的一个危险因素。对成年人来说，下肢穿刺比上肢造成感染的危险度更高。另外，手部血管比腕部和上臂的静脉炎发生率低。

置管部位皮肤菌群的密度是造成血管导管相关性感染的一个主要危险因素。有资料显示在锁骨下静脉置管比在颈静脉和股静脉置管的感染率都低。股静脉置管应用于成人已被证明有较高的细菌定植率，因此应避免使用。可能的原因是：它发生深静脉血栓的危险性比颈静脉和锁骨下置管高。然而，对儿科患者的研究表明股静脉导管发生机械性并发症的可能性低，而感染率与非股静脉置管持平。因此，在成年患者中，锁骨下静脉对控制感染来说是首选的部位。

2. 手卫生和无菌术

对于外周短导管、插管和护理前良好的手卫生结合导管操作中适当的无菌术，可以提供远离感染的保护。良好的手卫生可以使用无水乙醇产品，也可使用抗菌皂和水进行充分的清洗。适当的无菌术不是必须使用无菌手套，可以使用一双新的非无菌手套，并在导管的置入点使用"不接触"的方法。然而，手套作为标准防护的一部分，为了职业安全和健康管理，预防暴露于经血传播的病原体是必须使用的。

与外周静脉导管相比，中心静脉导管显然有更高的感染危险率。因此，在进行中心静脉插管时，为了预防感染而进行的防护屏障就需要更加严格。在置管时最大限度地使用无菌防护屏障（如口罩、帽子、无菌手套、无菌衣和更大的无菌巾），与单纯的

标准防护（如无菌手套和小的无菌巾）相比，可以显著降低导管相关血流感染（CRBSI）的发生率。

3. 皮肤消毒

络合碘曾经一度是最广泛应用于中心静脉和动脉插管部位的消毒剂。有研究显示，含 0.5% 氯己定的酊剂与 10% 的络合碘都具有预防 CRBSI 或中心静脉导管细菌定植的作用。

4. 插管部位固定

使用透明或半透明的聚亚安酯敷料进行置管部位的覆盖已成为一种最为普遍的方法。透明的敷料可以有效地保护器械，允许对置管位置连续观察，允许患者洗澡和淋浴而不会弄湿敷料，并且需要更换的频率比标准纱布和带状敷料的要低，应用这种敷料可以节省工作人员的时间。导管固定方式选用，非缝合式的固定与缝合式的固定相比在预防 CRBSI 方面更有益。

5. 导管过滤器

过滤器可以降低输液相关性静脉炎的发生率。没有数据支持过滤器也可预防血管内导管和输液系统相关性感染。使用过滤器的支持者提出了几点使用滤器的潜在好处。然而，过滤器也可能被阻塞，特别是某些溶剂（如右旋糖酐、脂质和甘露醇）会增加操作管路的数量，降低治疗药物的效果。因而，降低 CRBSI 的危险度不建议使用过滤器。

6. 全身预防性应用抗生素

口服或静脉使用抗生素可以降低成人的 CRBSI 的发生率。在低体重的新生儿中预防性应用万古霉素的研究中，证明了可以降低 CRBSI 的发生率，但不能降低病死率。而预防性应用万古霉素是产生耐万古霉素肠球菌的独立危险因素，耐万古霉素肠球菌的危险超过使用万古霉素带来的益处。曾有研究证实在血液透析导管置管部位使用络合碘药膏可以降低导管相关性感染的发生率。一项对 129 根血液透析导管的随机研究证实，在穿刺部位常规使用络合碘药膏与不常规使用者相比，可以降低出口位置感染、导管尖端定植、血流感染的发生率。有研究评估了应用莫匹罗星软膏在中心静脉导管置管部位作为一种防治 CRBSI 方法的效果，虽然可以降低 CRBSI 的发生率，但也可造成患者对莫匹罗星耐药，并可破坏聚酯导管的完整性。鼻部携带有金黄色葡萄球菌的患者发生 CRBSI 的危险性更高，莫匹罗星软膏曾用于鼻内来减少鼻部携带的金黄色葡萄球菌从而减少 CRBSI 的风险。另外，念珠菌的导管定植比率可能随着有抗菌作用而无抗真菌作用的药膏的使用而有所增加。为了避免对导管完整性的影响，穿刺点部位使用抗生素软膏效果较好。

7. 导管的更换

通过导丝更换导管已成为一种公认的方法。通过导丝插管与在新的位置经皮穿刺插管相比具有不适度低、显著降低机械性并发症的特点。另外，通过导丝插管也是一种可以为某些患者保护有限的静脉通路的方法。在有菌情况下通过导丝更换临时导管并不是一项合适的措施，因为感染原常定植在从穿刺点到血管之间的通道内，对那些植入隧道式血液透析导管并发生菌血症的患者来说，通过导丝更换导管同时配合使用抗生素，可能对那些静脉通路有限的患者来说是一项可用的方法。

血液透析导管对血液透析患者来说，是造成菌血症最普遍的因素。带有血液透析导管的患者发生菌血症的相对危险度是动静脉导管瘘的患者的 7 倍。为了降低感染率，血液透析导管应该避免应于有动静脉瘘和移植物的患者。如果需要暂时使用透析导管，甚至 ICU 中预计置管时间 >3 周的患者，都应首选带鞘的导管。

多剂量注射药瓶静脉药物通常分多次给药，静脉药瓶可以被一个或多个患者长期使用。虽然输液瓶外部的污染率非常低，但污染可能会造成威胁生命的感染。专用的输液瓶通常没有消毒剂，多次穿孔可能造成污染。

二、儿科患者 CRBSI 的特殊考虑

在儿童中预防 CRBSI 需要一些特殊的考虑，儿科的数据主要来自对新生儿或儿科 ICU、儿科肿瘤患者中。

外周静脉导管，儿科患者外周静脉导管可出现静脉炎、输液渗出和导管感染等并发症。插管位置、连续输注的胃肠外营养液的渗出、置管前在 ICU 住院时间长短等都可增加静脉炎的危险度，导管相关性感染的危险因素包括：①动脉系统有血液反流到压力管；②动脉导管留置时间和导管细菌定植间存在关联，导管留置时间在 2~20d 的危险率恒定为 6.2%；③脐静脉与脐动脉导管细菌定植、血流感染的发生率相似。

降低 CRBSI 的置管部位的护理措施：①对插管和护理导管者完成教育程序包括教导和互动两部分；②最大限度地应用无菌屏障，预防导管置入中的感染；③用氯己定进行皮肤消毒；④拔除不再用于治疗的导管。

三、对儿童和成年患者血管内置管的建议

1. 医务人员的教育和培训

教育医务工作者严格遵守使用血管内导管的适应证、血管内导管正确的置管和维护操作、感染控制措施来预防血管内导管相关性感染。定期对插管者的知识掌握程度和执行情况进行评估。确保 ICU 护理人员良好的水平，以减少 CRBSI 的发生率。

2. 监　测

·通过视诊或触诊来监测插管部位敷料的情况，这依赖于每个患者的临床症状。如果患者出现插管局部的疼痛，不明原因的发热，或其他提示发生局部或血流感染的迹象，应该去掉敷料，检查插管部位。

·鼓励患者向主管医生、护士报告导管部位的任何变化或任何新的不适。

· 记录操作者、日期、导管置入和拔除的时间，并按标准更换。

· 不要常规进行导管尖端的培养。

3. 手卫生

· 遵守正确的手卫生程序，除了可以常规使用抗菌皂和流水洗手外，也可使用无水乙醇消毒液。在触摸导管置入部位前后应遵守手卫生原则，同时也应在置管前后，换管前后、使用和修理导管、使用敷料时遵守。使用了消毒措施后不要再进行置管部位的触诊，否则需重新消毒。

· 使用手套不能代替洗手。

4. 插管和护理中的无菌技术

· 在插管和护理过程中坚持无菌技术。

· 插管时戴干净或无菌手套对防止血源性病原体的职业安全防护是必需的。如果进行外周静脉置管时可以保证皮肤消毒后不再被接触，则使用干净的手套比使用无菌手套更为合适。在进行动脉或中心静脉插管时应使用无菌手套。

· 更换血管内导管的敷料时应戴干净或无菌手套。

· 不要把动脉或静脉切开置管作为插管的常规方法。

5. 导管局部护理

皮肤消毒：插管或更换敷料前用适当的消毒剂进行皮肤的清洁和消毒。首选2%的氯己定。碘酊、碘伏或75%的乙醇溶液也可使用。在插管前让消毒剂自然风干。络合碘在皮肤上至少保留2min，如果在置管前还没彻底干燥可以保留的时间更长些。在置管和更换敷料前不要在皮肤使用有机溶剂（如丙酮、乙醚）。

6. 插管部位敷料

使用无菌纱布或无菌透明、半透明的敷料覆盖置管部位。隧道式中心静脉导管如果愈合良好则不需要使用敷料。如果患者出汗较多，或局部有出血或渗出，则纱布比透明或半透明的敷料更为合适。当敷料变潮、松动或出现明显的污染时应更换敷料。对成人和青少年来说至少每周更换一次敷料，根据每个患者的具体情况而定。不要在置管部位局部使用抗生素软膏或乳剂（除了使用透析管以外），因为可能潜在地促进真菌感染和细菌耐药。不要使导管浸泡在水中，如果采取了降低微生物进入导管的防护措施（如导管和连接设备用防水膜包裹），则可进行淋浴。

7. 给药设备、无针系统和静脉液体的更换

给药设备：①更换给药设备，包括二级设备和附加设备，无须少于72h更换1次，除非怀疑或证实发生了导管相关性感染。②用于输入血、血制品、乳剂（与葡萄糖或氨基酸合成三合一的混合物或单独输入）的输液通路应在开始输液后24h内更换。如果输液只包括葡萄糖和氨基酸，则更换的频率≥1次/72 h。③用来输入异丙酚的输液管每6～12h更换1次。

无针血管内设备：①更换无针元件的频率至少与给药设备相同。②更换端帽的频率≤1 次/72h。③确保系统各部分元件互相协调，使漏液和损坏的可能性降到最小。④通过用无菌剂擦拭通路入口使污染的危险度降到最低，只有无菌的设备才从入口连接。

静脉输液液体：①含有脂质的输液应在挂瓶后 24h 内输完。②对于单独输入的乳剂应于挂瓶后 12h 内输完。如果考虑到输液量较大需要更多时间，那么应该在 24h 内输完。③血液和血液制品应在挂瓶后 4h 内输完。

8. 静脉注射端口

在使用通路系统前应用 75% 的乙醇溶液或碘剂对注射端口部位进行消毒。不使用时盖好所有的三通。

9. 静脉输液用混合液的准备和质量控制

所有常规液体的混合都应在有层流通风设备的药房进行，严格遵守无菌原则。任何出现浑浊、泄漏、裂缝、微粒或已过保质期的静脉输液都不能再使用。尽可能使用每次用量单独包装的静脉液体或添加剂。不要把单独包装的输液残留部分收集起来下次使用。如果多次使用剂量包装瓶，则在打开后需冷藏或在输液瓶插针前应该用 75% 的乙醇溶液对瓶口的活塞进行清洁，进入输液瓶内的针具要无菌，避免在刺入瓶口活塞前通过接触而污染，不能保证无菌的多剂量药液瓶应丢掉。

应由经过训练的医护人员进行血管内导管插管和护理；不要为了预防导管相关性细菌定植和血流感染，而在置管前和导管使用过程中常规经鼻腔或全身性预防性给予抗生素。

第四节　手术部位感染的预防控制

一、手术部位医院感染管理应达到的要求

·建立控制手术部位感染的规章制度和技术操作规程并落实。

·手术室环境清洁应符合卫生学标准及预防医院感染的要求。不同类别的手术安置在相应级别的洁净环境下进行，传染病患者手术安置在隔离手术间进行，医务人员应严格执行隔离预防技术的规定。

·出入手术室应当严格遵循手术室管理规定和工作流程，更换手术室专用工作衣、鞋、帽和口罩，认真执行外科手消毒程序，戴无菌手套，必要时戴双层手套；手术过程中手套意外破损，应立即更换。

·手术使用的医疗器械、器具及各种敷料必须达到灭菌水平，接触患者的麻醉用品应当一人一用一消毒。避免在手术者背后传递器械和物品，坠落在手术床边缘以下或者手术器械台平面以下的器械和物品应当视为污染。

·医务人员在手术操作过程中应严格遵守无菌技术操作规程，提高手术技巧。必须进行的伤口引流，应首选闭合式引流。手术过程中手术室的门应当关闭，尽量减少人员出入，避免不必要的走动和交谈。

·严格遵守手术切口护理和引流操作规程，换药操作时应按清洁伤口、感染伤口、隔离伤口依次进行，特殊感染患者如炭疽、气性坏疽、破伤风等严格执行隔离措施。

·对择期手术的患者术前住院日应少于 3d，若无禁忌证，术前应使用抗菌皂洗澡。

·避免不必要的术前备皮。必须备皮时选择不损伤皮肤的脱毛方法，在手术当天或手术室内进行；严格消毒手术部位的皮肤。

·进入手术室洁净区域的物品、药品应当拆除外包装后存放，设施、设备应当进行表面的清洁处理。

·遵循《抗菌药物临床应用指导原则》，严格掌握预防性应用抗菌药物的指征，正确、合理使用抗菌药物。

二、手术前患者的准备

·积极治疗原发疾病，特别是感染性疾病。

·加强营养，纠正贫血与低蛋白血症。

·采用正确的术前皮肤准备方法：①用消毒皂沐浴；②尽可能不除毛发，如果需除毛发尽可能在术前剪毛或用脱毛膏；③严格进行手术区皮肤消毒，注意消毒范围与顺序；④铺无菌巾之前应对手术部位做标记，铺巾后不得移动无菌巾，无菌巾力求干燥，提倡使用防渗透材质的无菌巾。

三、手术组人员准备

进入手术室之前应修剪指甲，除去各类手部饰品，不可涂指甲油；更换鞋、衣、裤，正确戴口罩、帽子，刷手后戴无菌手套，穿手术衣；有感染的人员不得进入手术室。

四、手术中的预防控制措施

·严格控制手术室人员，进入手术室的人员应尽量减少不必要的走动和谈笑。限制参观人数，有条件的医院可进行电视参观。

·注意术中保暖，使用温热盐水、保温垫等。

·严格无菌操作和熟练的手术技巧是减少手术部位感染的有力保证。组织处理不当，止血不彻底，切口冲洗不够，切口缝合张力过高，缝合部位缺血引流管放置不当或局部存在死腔等，均可增加术后手术部位感染的机会。

·认真及时收集术中污染物品，严格区分放置清洁物品与污染物品，保持手术室的清洁干燥。

·正确消毒手术部位的皮肤。

·感染性和非感染性患者应该在不同的手术室内进行。如果选择同一手术室，应该先安排非感染性患者，后安排感染性患者；火灾感染性患者，手术后彻底清洁消毒手术房间才可进行非感染患者手术，特殊感染患者（如气性坏疽等）手术应安置在隔离手术间进行，医务人员应严格执行隔离预防技术的规定，手术后彻底清洁消毒手术房间。

·手术过程中手套意外破损应立即更换。

·尽量缩短手术时间。

五、手术后预防控制措施

切口缝合后覆盖吸附能力较好的敷料，渗湿后立即更换。对无敷料的开放性伤口不可用水冲洗。

手术后 24～48h 内须用敷料覆盖封闭的伤口，应严密监视切口变化情况，并及时报告给主管医生，不提倡覆盖时间超过 48h。

换药时严格无菌操作，先换清洁伤口，再换污染伤口。每次换药后洗手。做好术后护理，强调正确的咳嗽方法和引流管的处理。

严格执行手卫生规范。

第五节　消化系统感染的预防控制

消化系统是医院感染中较常见的感染部位。消化系统作为机体的开放系统，与呼吸系统、泌尿系统一样，很容易遭受感染性因子的侵袭。在医院感染中，消化系统感染涉及范围缺少明确界定。中国医院感染诊断中，将其与腹部感染一并罗列，范围甚广。根据诊断标准，本系统感染包括感染性腹泻、胃肠道感染、抗菌药物相关性腹泻、病毒性肝炎、腹（盆）腔内组织感染、腹水感染。本章主要讨论感染性腹泻、抗菌药物相关性腹泻和病毒性肝炎。

一、感染性腹泻

医院获得性感染性腹泻指住院患者在医院发生的急性感染性胃肠炎。潜伏期是区分感染是医院内获得抑或是社区获得的决定性条件。在流行病学上感染性腹泻属散发性发病，除细菌外尚有其他众多病原体；细菌性食物中毒发病集中，常以暴发和集体发作形式出现，具有共同的传染源。

感染原主要是携带病原体或发病的患者。医护人员不严格洗手，医疗器械消毒灭菌不严以及医院内食物污染是重要感染来源。接触传播是主要传播途径。

易感宿主包括新生儿、老年人和胃酸缺乏患者。危险因素包括：①内在性。免疫防御机制损害（如骨髓移植）患者、获得性免疫缺陷综合征患者发生医院感染性腹泻亦很常见。②外在性。凡改变和导致病原体避开宿主防御机制或增加细菌定植的外界因素，如 ICU 患者更多地接受插管、抗酸药和抗生素等，其获得感染性腹泻的危险性显著增高。

（一）病原体

1. 细　菌

细菌为最常见的病原体，主要有志贺菌、沙门菌、弯曲杆菌、霍乱弧菌、副溶血弧菌、致病性大肠埃希菌、金黄色葡萄球菌及耶尔森菌等。其中，B 群沙门菌鼠伤寒杆菌常引起暴发性严重医院感染，占沙门菌医院感染的 40%～80%。近年来，肠出血性大肠埃希菌 O157：H7 血清型引起社区感染性腹泻，或为流行或为散发，已引起特别关注。尽管在护理院有发生 O157：H7 大肠埃希菌暴发感染的报道，但真正意义上的医院感染尚未发现。另一新的血清型 O104：H4 可引起社区的溶血性尿毒综合征暴发，它主要是通过污染牛肉而导致人类感染，需要充分警惕。

2. 病　毒

许多病毒可以引起感染性腹泻。常见的有轮状病毒、诺沃克病毒、类诺沃克病毒、腺病毒、杯状病毒、星状病毒、肠道冠状病毒、细小病毒等。轮状病毒和肠道腺病毒最多见，诺沃克类病毒、星状病毒和杯状病毒可以污染贝类，引起暴发性发病。

3. 真　菌

白色念珠菌最常见，多发生在免疫抑制和接受广谱抗生素治疗的患者中。

4. 原　虫

有溶组织阿米巴、蓝氏贾第鞭毛虫、结肠纤毛虫、隐孢子虫和贝氏等孢球虫等。免疫抑制患者最易发生隐孢子虫或贝氏等孢球虫性腹泻。

（二）发病机制

1. 毒素介导性腹泻

毒素介导性腹泻又称分泌性腹泻。细菌不入侵肠黏膜组织，仅是毒素与黏膜表面受体结合而致病。霍乱弧菌和产肠毒素性大肠埃希菌等致病方式属于此类。它们附着于肠黏膜上大量繁殖并产生肠毒素。肠毒素迅速与小肠上皮细胞上的受体结合，促进细胞内一系列酶反应，导致小肠细胞的分泌和吸收功能障碍，肠腔内 Na^+、CI 和水大量增加导致水样腹泻。

2. 侵袭性腹泻

侵袭性腹泻又称渗出性腹泻。细菌侵及黏膜固有层，外毒素使宿主肠黏膜细胞蛋白质合成障碍，黏膜坏死，溃疡形成，出现大量炎性渗出。侵袭性大肠埃希菌、志贺菌、弯曲杆菌、耶尔森菌、霍乱弧菌、金黄色葡萄球菌等可侵入黏膜，使之出现广泛炎症反应。初期大便为水样，随即可以黏液或黏液血便为主。轮状病毒侵入小肠上部的上皮细胞，使小肠绒毛缩短，上皮细胞肿胀，肠腔内渗透压增加，导致水和电解质从肠壁返流入肠腔，并且有吸收障碍，从而出现水样腹泻。

（三）临床特征

潜伏期数小时至 12d，多数为 1~2d。腹泻轻重不等，轻者自限，重者出现脱水、电解质紊乱、毒血症及肠外并发症。

1. 细菌性痢疾

院内感染多为散发。痢疾杆菌致病力强，吞下几个活菌即可使健康人致病，且菌型多，无交叉免疫，在发展中国家及隔离条件差的医院内为常见的腹泻原因。潜伏期数小时至 8d，大多为 2~3d。其临床表现分为普通型、轻型、重型、中毒型。轻者可不发热或微热，无中毒症状，仅有轻度腹泻。粪便内有少量脓血，或只有黏液并无脓血。1~2 周内即可痊愈。因其症状类似一般肠炎，易被忽略，患者常为痢疾的传染源。重者肠道症状明显，大便次数可多于 30 次以上，脓血便、有腹痛及里急后重，并出现脱水、酸中毒。中毒型患者病初肠道症状不明显，可突起高热、抽搐、意识障碍或休克，以后再出现脓血便。

2. 产肠毒素型大肠埃希菌

产肠毒素型大肠埃希菌只黏附在肠黏膜上繁殖并产生肠毒素，不会造成肠黏膜组织学损伤。潜伏期 1~2d，起病多急骤，病情轻重不一。重者腹泻频繁，大便呈蛋花样或水样，镜检无白细胞，可发生脱水、酸中毒。本病为自限性，病程 5~10d。

3. 鼠伤寒沙门菌小肠结肠炎

鼠伤寒沙门菌已成为医院内肠道感染的重要病原体。本细菌的主要宿主是家禽、家畜，人们食入该菌污染的食品可致感染并成为传染源。人体对此菌普遍易感，最易累及 2 岁以下婴幼儿，感染高峰为 4 个月以内的婴儿。儿童常呈现显性感染，成人则以隐性感染者居多。感染后排菌时间也与年龄有关。小于 5 岁者平均排菌时间为 7 周，大于 5 岁者平均排菌时间为 4 周。鼠伤寒沙门菌为胞内菌，细胞免疫对此起关键作用。凡是先天性或获得性细胞免疫功能缺陷者易患本病。鼠伤寒沙门菌小肠结肠炎全年均可发病，以夏秋季常见。潜伏期 2~3d，急性发热起病，伴恶心、呕吐、腹泻，每日 10~20 次不等，便秘或带黏液，可有脓血便，有腥臭味。成人持续高热者很少，腹痛、里急后重者多见。而婴幼儿病程较长，呕吐、腹泻明显，可有不同程度的脱水、电解质紊乱。绝大多数患者病程呈自限性，5~7d 内恢复，预后多数良好。但是，菌株的多重耐药性可导致医院内暴发流行性感染，且常被误诊为细菌性痢疾。

4. 轮状病毒肠炎

本病是小儿胃肠炎中最常见的一种病毒性肠炎，传染性强，在托幼机构及医院内易引起流行。发病最多者为 6 个月至 2 岁婴幼儿，大于 4 岁者少见。轮状病毒肠炎有明显的季节性，大多数在秋冬寒冷季节流行。传染源主要是患者，医护人员污染的手及医疗用具是传播轮状病毒的重要途径之一。感染后 24~72h，大便中即有大量病毒排出，排毒 4~8d。典型病例发病初期有咳嗽、继之呕吐、腹泻。大便多达十余次甚至数十次，呈水样或蛋花样，无腥臭味，少数可带黏液及脓血，镜检偶有少量白细胞。本病为自限性疾病，病程 3~8d。

（四）预防与控制

严格执行洗手和无菌操作制度。因为所有肠道病原体都可以经粪—口—手途径引起人与人间的传播。洗手是控制胃肠道医院感染最简单和最重要措施。鼻饲等操作应严格遵守无菌原则。

器械消毒和保管要严格，按规定要求和程序办理。

医院用食物的采购、保存、烹调，以及向病房运输和分发的整个过程都应按卫生学标准建立完整的规章制度，严格管理和监督。

发病患者要根据病原体和传染性确定是否需要隔离，取消隔离至少需要粪培养 3 次为阴性。物件处理、消毒、转院（科）等均应按《中华人民共和国传染病防治法》执行。

二、抗生素相关性腹泻

抗生素相关性腹泻多由艰难梭菌引起，表现为假膜性肠炎和腹泻。过去曾认为本病是由于应用抗生素导致菌群紊乱，金黄色葡萄球菌是其病原体，现已被多数学者否定。艰难梭菌在抗生素相关性腹泻中的作用在婴儿和学龄前儿童中难以确定，因为有 2%~30% 的健康孩子粪便中有能分离到该菌，以后随年龄增长带菌率降低。但是，在成人有大量研究证据表明艰难梭菌是抗生素相关性腹泻的病原体，金黄色葡萄球菌的出现仅是一种伴随现象。

本病传染源是粪便中有艰难梭菌，最初认为是接受抗生素治疗的患者消化道中内源性艰难梭菌所致。但其后报道暴发性流行病学特征表明是艰难梭菌在医院内的传播和交叉感染所致。医院内食物、墙壁、床垫、医务人员手和粪便均可分离到艰难梭菌。传播方式大多属于人与人之间的接触传播。艰难梭菌芽孢可以在环境中长期存活，被食入人体后在胃酸中亦能存活，而且存在多克隆菌株，这就增加了流行病学研究的困难。该菌亦在健康动物中分离到，但未能证明动物与人之间的传播。

1. 病原体

艰难梭菌是产芽孢革兰氏阳性厌氧菌。常规培养很难分离到，需要含选择性介质头霉甲氧吩环丝氨酸果糖卵黄琼脂培养基，乙醇加热可以促进该菌的分离。它主要产生细胞毒素（B毒素）和肠毒素（A毒素），前者对多种细胞产生病理效应，是假膜性肠炎的标志物，后者对疾病的临床表现可能更有意义。这两种毒素攻击宿主细胞膜或微丝，从而使其收缩、出血及坏死。其他毒素可引起肠液和电解质分泌增加。有人还发现一种能改变胃肠道运动功能的运动改变因子刺激平滑肌收缩引起激发性腹泻。在新生儿，毒素不能很好地与肠黏膜结合，因而尽管在其粪便中可以分离到产A和B毒素的艰难梭菌，但并不致病。

2. 临床特征

患者接受抗生素治疗过程中出现腹泻、发热、腹痛、白细胞增高等，特别是尚有危险因素存在时，应高度警惕本病。

结肠镜检查观察到结肠炎症或假膜性损害，活检有助于显示较小的假膜。CT或上腹部X线及钡灌肠X线造影检查均有助于诊断。

艰难梭菌毒素检测和培养是确诊本病的最重要依据。研究表明，所有含艰难梭菌毒素的标本均能获得阳性病原菌培养结果，但少数病原菌培养阳性标本却检测不出毒素。

3. 预防和控制

合理应用抗生素，加强用药过程中的监测　除万古毒素外，几乎所有抗生素均可能引起抗生素相关性腹泻，而以氨苄西林、林可霉素、克林霉素发生率较高。因此，临床上选择抗生素应从感染的病原学诊断，抗生素的抗菌谱和活性、不良反应等多方面综合考虑。切忌乱用、滥用。用药过程中密切观察，一旦出现腹泻即当警惕，及早诊断和治疗。

控制传染源和切断传播途径　确诊为本病的患者特别是细菌学阳性患者应当隔离，积极治疗，消灭传染源。对于可能导致传播和污染的各种途径均应采取措施，加以防范。如患者粪便、衣物、被褥和床垫都应采取消毒灭菌措施。医务人员洗手是防止传播的重要环节。

消除相关危险因素　如前所述，免疫抑制和严重基础病患者及老年人等属易感人群，而胃肠道操作和不合理用药改变了胃肠张力和内环境，会增加发病的危险性。因此，在处理这些患者时，应尽量减少和避免相关危险因素，改善患者基础状况。

积极、有效治疗患者，停用一切相关的抗生素　如果基础感染性疾病必须继续使用抗生素，则应加用针对艰难梭菌的抗生素万古霉素。一般地说，轻中症患者停用相关抗生素后症状会改善和逐渐痊愈。若患者有高热、白细胞显著增加、上腹剧痛或并发腹膜炎时，应使用特异性抗生素。艰难梭菌对万古霉素、甲硝唑和杆菌肽甚为敏感。口服万古霉素不易被吸收，结肠内浓度高，临床疗效好，是最主要的治疗药物。此外，支持治疗和对症治疗亦很重要。双歧杆菌和乳杆菌对艰难梭菌有抑制作用，可恢复消化道菌群平衡，亦有一定的辅助治疗功效。

三、急性病毒性肝炎

急性病毒性肝炎是多种肝炎病毒引起的传染性疾病，以肝脏炎症和坏死为基本病理特征。临床主要表现为乏力、食欲减退，肝肿大及肝功能异常。病情严重程度从无症状到重症肝炎，个体差异很大。少数演变成慢性肝炎、肝硬化，尚可转变为原发性肝癌。除肝炎病毒外，其他许多病毒如黄热病毒，EB病毒、巨细胞病毒、单纯疱疹病毒、麻疹病毒、柯萨奇病毒和腺病毒等均可伴肝脏炎症和肝功能损害，被称为病毒性肝炎样综合征。它与真正意义上的急性病毒性肝炎不同。医院内急性病毒性肝炎主要源于亚临床感染及病毒携带者（包括患者和医务人员）造成的污染和接触传播，以及经输血或血制品传播，后者尤其常见并且很重要。偶尔可以由医院食品污染引起感染。患病和带病毒产妇引起的母婴垂直传染不属于医院感染。

（一）病原体

目前已发现7种肝炎病毒，人们对甲、乙、丙、丁、戊5型研究比较深入。己型和庚型肝炎病毒分别于1994年和1995年被发现，人们对其了解尚少。

甲型肝炎病毒只有一个血清型，耐干燥和低温，相对耐热，在60℃时可存活1d，在98～100℃ 1min，对人的传染性可被破坏。乙型肝炎病毒对环境的抵抗力甚强，丁型肝炎病毒是一种缺陷性负链RNA病毒，必须有HBsAg的存在方能复制，因其外壳为HBsAg，内含两个基因组。戊型肝炎病毒在世界各地发现均属同一型，但株间存在一定差异。

（二）临床特征

急性病毒性肝炎临床症状和体征变化很大，轻者无症状（亚临床型），重者可发生急性肝坏死和肝功能衰竭，病死率很高。病程大体可分为以下4期。

1. 潜伏期

甲型肝炎平均潜伏期为21d（15～45d）；乙型肝炎为70d（3～180d）；丙型肝炎为50d（15～150d）；戊型肝炎为40d（15～60d）；丁型肝炎的潜伏期不详，由于其常与乙型肝炎相伴随，潜伏期可能与乙型肝炎相仿。

2. 黄疸前期

患者有乏力、倦怠、食欲减退。部分患者出现类似流感样症状，有寒战、发热、肌痛，亦可有咽痛、咳嗽。少数患者会出现血清病样综合征（发热、皮疹和关节炎）。症状为一过性，发热时间较短，很少持续到黄疸期。此期通常为3～10d。肝功能在此期已出现异常。

3. 黄疸期

尿色加深和巩膜黄染是主要特征，前者更易被察觉，而后者常呈一过性。黄疸严重者常伴皮肤瘙痒。消化道症状轻重不一，多数患者症状好转，黄疸一般持续2～6

周。半数以上患者并不出现黄疸，被称为无黄疸型肝炎。少数患者可发展为急性重症肝炎（暴发性肝炎）或亚急性重症肝炎。前者指黄疸出现后 8 周内产生急性肝功能衰竭伴肝性脑病，后者指 8～12 周内出现的肝功能衰竭。大多见于乙型肝炎，甲型肝炎引起肝功能衰竭的发生率＜0.1%。

4. 恢复期

症状和肝功能逐渐恢复正常。甲型肝炎大多数于 3 个月内完全恢复健康。但是，急性乙型肝炎有 10%，丙型肝炎有 50% 可转变为慢性肝炎。戊型肝炎病情较重，病死率 12%，合并妊娠者病死率最高可达 39%。重症肝炎病死率高达 70% 以上。

症状和肝功能逐渐恢复正常。甲型肝炎大多数于 3 个月内完全恢复健康。但是，急性乙型肝炎约 10%，丙型肝炎约 50% 可转变为慢性肝炎。戊型肝炎病情较重，病死率 12%，合并妊娠者病死率最高可达 39%。重症肝炎病死率高达 70% 以上。

（三）预防与控制

1. 加强传染源管理和清除

对患者进行隔离，甲型、戊型肝炎患者自发病之日起隔离 3 周，乙型、丙型、丁型肝炎患者隔离治疗至症状改善、病情稳定即可出院，时间不限，但对出院患者应定期随访。对集体机构的密切接触者应予医学观察，甲、戊型肝炎接触者观察 45d，其他类型观察 60d。献血员每次献血前均需进行肝炎标志物检测。对无症状的病毒携带者加强管理，不允许其从事饮食和托幼工作，此类带病毒者若因其他原因住院观察，应注意器械和日常用品分开使用，并做好使用后的灭菌消毒，若发生医院内急性肝炎暴发流行，应全力找出传染源，加以清除和阻断。积极治疗患者也是控制传染源的重要步骤。

2. 切断传播途径

甲型肝炎和戊型肝炎重在建立健全的卫生措施，养成良好的卫生习惯，饭前便后洗手。提倡分食制和公筷制。公用餐具要严格消毒。做好水源保护、粪便无害化处理。加强饮水和食品卫生的管理监督与检查。在医院内应重点加强对营养室的卫生管理、食品采购、烹调、供应均应严格卫生管理制度，炊事员和配餐员必须定期各类肝炎标志物检测。

其他类型肝炎关键在于防止经血液和体液传播。

3. 保护易感人群

甲型肝炎流行期间接触者早期（不超过接触 7～14d）注射丙种球蛋白，可防止其发病，尤其是儿童。易感人群注射甲型肝炎病毒灭活疫苗或减毒活疫苗，具有一定保护作用。乙型肝炎疫苗主要用于阻断母婴、新生儿及其他高危人群（接受肾透析治疗者，血库和传染病区工作人员、与其密切接触者）的预防，保护疗效比较肯定，一般认为有效免疫力可维持 3～5 年。

第六节　皮肤软组织感染的预防控制

皮肤软组织覆盖人体体表，直接与外界相接触，健康完整的皮肤软组织可有效地抵抗外界有害物质和微生物的入侵，具有重要的免疫屏障作用。人体皮肤上有正常菌群，对外来微生物有一定的抵抗作用。医院中患者由于各种患病因素，局部或全身抵抗力下降，皮肤的免疫屏障作用减弱，微生物容易侵入引起感染，如水痘患者，烧伤患者，糖尿病患者。某些应用于患者的诊断和治疗方法是侵袭性的，如注射、穿刺、切开等，不仅破坏了皮肤的屏障作用，而且操作时也可能将外界微生物带入皮肤软组织内部，从而引起感染。患者在治疗、住院过程中皮肤表面菌群也可发生变化，医院中一些致病力强、耐药的微生物可定植在皮肤和其他部位，易引起感染。皮肤软组织感染是重要的医院感染类型，常见的感染临床表现包括皮肤感染、软组织感染、褥疮感染、烧伤感染、乳腺炎和乳腺脓肿、新生儿脐炎、婴儿脓疱病等多种形式。

一、皮肤、软组织感染

医院中引起皮肤、软组织感染的微生物包括细菌、真菌、病毒等，细菌中以革兰氏阳性菌多见，主要是球菌，包括金黄色葡萄球菌、表皮葡萄球菌和其他凝固酶阴性葡萄球菌、链球菌、肠球菌等，革兰氏阴性菌有大肠埃希菌、肠杆菌、克雷伯菌、假单胞菌等，其他还有非结核分枝杆菌，厌氧菌主要以类杆菌为主，真菌以念珠菌为主。其中革兰氏阳性菌可占48.1%，革兰氏阴性菌占40.3%，真菌占11.6%，常见的细菌有金黄色葡萄球菌(23.2%)、表皮葡萄球菌(9%)、铜绿假单胞菌(15.8%)，大肠埃希菌(12.2%)，在葡萄球菌中约50%是耐甲氧西林葡萄球菌。

引起皮肤软组织感染的细菌可以是患者自身皮肤上寄生或携带的一些菌群，也可来源于周围环境中或其他人员携带的细菌。表皮葡萄球菌是人体皮肤的正常菌群，是条件致病菌，有些人体表及鼻咽部携带金黄色葡萄球菌，特别是医院的工作人员携带率更高，是重要的感染来源。人体来源的细菌还包括肠道内的细菌和厌氧菌，如大肠埃希菌、类杆菌等。医院环境中也存在各种微生物，分布于空气、地面、各种物品和器械表面等，常见的微生物有芽孢菌、假单胞菌、不动杆菌及真菌等。

这些微生物可在条件适合时在皮肤局部繁殖引起感染，更多是在手术、注射、穿刺、导管使用等侵袭性操作时侵入皮肤及皮下组织引起感染。婴幼儿皮肤防护能力较差，易受到微生物的侵袭，感染也较常见，如脓疱疮。微生物感染时可先局限于皮肤局部表面，然后向周围和深部组织侵袭扩散，引起相应的临床感染。皮肤表面感染多由于葡萄球菌、链球菌、铜绿假单胞菌、真菌引起，皮下组织和深部多为厌氧菌和碱性厌氧菌混合感染。

皮肤、软组织感染可位于全身各部位，感染的形式有疖、痈、脓肿、淋巴管炎、筋膜炎、蜂窝组织炎及水痘、疱疹、皮痒等，表现有红肿、脓性分泌物、水疱、疼痛、发热等。皮肤、软组织感染的诊断可从临床和病原学两方面进行。

预防皮肤、软组织感染的措施包括皮肤清洁、消毒，进行注射、穿刺、切开、插管等侵袭性操作时严格消毒灭菌、无菌操作。皮肤有感染发生时注意局部清创消毒，并合理应用抗生素治疗。

二、压疮感染

压疮是临床最常见的并发症之一，见于长期卧床、不能或不宜翻身的患者，如昏迷患者、截瘫患者、骨折及大手术后患者、年老体弱和大小便失禁患者等。由于局部组织长期受压、牵扯或摩擦造成持续缺血、缺氧、营养不良而导致组织损伤、溃烂坏死，如果不及时采取有效措施，压疮易继发细菌感染，严重者可引起败血症、脓毒血症造成死亡。

压疮在住院患者中的发生率为3%～14%，在脑卒中和脊髓损伤瘫痪患者中发生率高达24%～48%，发生的部位常见于骶尾部、髋部、肘部、肩胛部、足部等。压疮在病理上分红斑期、水疱期和溃疡期三期，根据溃疡的深浅分为Ⅰ～Ⅳ度。红斑期主要表现为身体某一部位初期受压后，局部血液供应不良，组织缺氧，小动脉反应性扩张，局部充血，皮肤呈现红斑。压力解除后可以恢复，此期若能及时处理，短时间内尚能自愈。水疱期表现为毛细血管通透性增加，表皮水疱形成或脱落，真皮及皮下组织肿胀，颜色加深，硬结明显，若及时解除受压，改善血运，清洁创面，仍可防止病变进一步发展。溃疡期包括浅度溃疡和深度溃疡，浅度溃疡表现为溃疡表浅，仅局部限于皮肤全层。若及时处理得当，创面仍能愈合，若继发感染，组织破坏，则向深部侵犯。溃疡长期存在，边缘可形成硬厚的瘢痕组织，阻止了创口的收缩，而无法愈合。深度溃疡表现为感染继续侵入筋膜和肌肉，肌肉内部血栓形成，呈现黑色，坏死组织脱落形成深度溃疡，如侵犯滑膜、关节、骨组织，可引起滑膜炎、骨髓炎、败血症。

压疮感染常见于溃疡期，感染的微生物以细菌、真菌为主，细菌多见金黄色葡萄球菌、表皮葡萄球菌、铜绿假单胞菌、大肠埃希菌、肠杆菌、变形杆菌等，在较深部位常合并厌氧菌感染，真菌感染有念珠菌、霉菌等，这些微生物可来源于患者自身，也可来源于周围环境、医疗用品等。

压疮感染可表现为局部红肿、压痛或溃疡坏死，有脓性分泌物，伴发热等。

预防压疮感染应尽量避免局部长时间受压，定时翻身并检查受压部位情况，交换卧位姿势，使用特殊的床垫。保持患者皮肤的干燥清洁，及时清除污物。压疮一旦发生要积极治疗、防止进一步发展，根据压疮的不同分期采取相应措施，防止感染的发生和发展。

三、烧伤感染

烧伤在日常生活中是比较常见的一种损伤，烧伤的原因有多种，最常见的是热力因素烧伤，其他还有电烧伤、辐射烧伤、化学物烧伤等。烧伤的严重程度主要与烧伤面积大小和深度有关系，烧伤面积越大、越深，损伤越严重，而烧伤感染又与烧伤严重程度密切相关。一般医院烧伤感染率差别较大。刘晓虹报道了 1187 例烧伤患者，烧伤感染率为 22.3%，其中特重烧伤感染率 100%，重度烧伤感染率 61.9%，中度烧伤感染率 11.1%，轻度烧伤感染率 1.3%。烧伤后机体易受到微生物的污染和侵袭而造成感染，感染是烧伤后最常见的并发症，也是多器官功能不全综合征的诱导因素，烧伤感染引起的死亡占 50% 以上。救治烧伤患者，防止感染是非常重要的一个方面。

引起烧伤感染的微生物有很多，主要是细菌和真菌，少数为病毒。虽然细菌感染仍占很大比率，但真菌感染率较以前有所增加，一般为 4.62%~14%，主要为念珠菌，还有曲霉菌、毛霉菌等。

细菌中以革兰氏阳性球菌和革兰氏阴性杆菌为主，革兰氏阴性杆菌占多数。革兰氏阳性球菌中包括金黄色葡萄球菌、表皮葡萄球菌及其他凝固酶阴性葡萄球菌、肠球菌、微球菌等，常见的革兰氏阴性杆菌为铜绿假单胞菌、克雷伯菌、大肠埃希菌、肠杆菌、变形杆菌、沙雷菌等，金黄色葡萄球菌和铜绿假单胞菌是其中两种主要的代表菌。

金黄色葡萄球菌在烧伤感染的病原体中占 10%~30%，其中约 70% 以上是耐甲氧西林金黄色葡萄球菌(MRSA)；表皮葡萄球菌等凝固酶阴性菌引起烧伤感染也很常见，其中多数亦为耐甲氧西林细菌。铜绿假单胞菌在感染的病原体中可占到 20%~40%。厌氧菌也可引起烧伤感染，无芽孢厌氧菌中脆弱类杆菌、产黑色素类杆菌等在结痂创面深部、会阴、腹部感染多见，通常与需氧菌和兼性厌氧菌混合感染。细菌感染耐药现象很明显，感染的细菌都有较高的耐药率。

烧伤感染的微生物来源主要有以下两个方面：①内源性感染。微生物来自患者自身，患者体表皮肤、呼吸道、消化道都存在细菌。被烧伤后，这些微生物可引起烧伤创面、呼吸道、消化道等部位的感染。②外源性感染。微生物来源于患者以外的环境、物品和人员，如烧伤时患者创面接触到泥土、灰尘、物品表面中的微生物，空气中微生物及工作人员手、体表微生物也可污染创面，治疗过程中各种医疗仪器如导管等，可能带有微生物并易导致微生物扩散。

这些来源的微生物可通过多种途径引起创面、呼吸道、消化道、血液感染。创面感染是烧伤感染的主要方式，烧伤后机体皮肤受损，屏障功能、免疫功能下降，微生物容易在烧伤创面黏附、繁殖和侵入。在感染最初阶段，细菌局限于烧伤部位，未向正常组织扩散，细菌数量较少，为非侵袭性感染，若细菌繁殖并向周围正常组织及全身扩散，则形成侵袭性感染。微生物还可通过呼吸道引起感染，尤其多见于吸入性损伤患者，感染可在呼吸道，也可扩散至周围组织及全身。

烧伤后微生物还能通过消化道引起感染，即肠源性感染。肠道是人体正常菌群聚集的部位，数量、种类庞大，在机体免疫力正常的情况下，这些微生物局限于肠腔内，烧伤后机体各方面受到不同程度影响，烧伤越严重，影响越大。严重烧伤后，可造成人体肠道机械屏障、免疫屏障和生物屏障的损伤，肠腔内微生物及其毒素等产物可穿过肠黏膜进入周围组织以及血液循环系统，引起局部和全身感染。肠源性感染现在越来越受到重视，是烧伤感染的重要方面。

烧伤感染的预防控制措施包括：①烧伤创面清创、用药。及时正确的创面处理对控制感染有重要的意义，根据烧伤情况，采取不同的治疗措施，如清除污物和坏死组织，手术切痂、植皮，并使用外用药物，减少渗出，保护创面，防止感染，有利于愈合。②合理应用抗菌药物。抗菌治疗是治疗烧伤感染的一个重要方法，但不能完全依赖抗菌药物，使用时选择敏感抗生素，掌握用药的时间、剂量及联合用药等方面因素。③实行屏障护理。在治疗和护理烧伤患者时，采取各种方法避免可能产生的微生物污染，如戴口罩、帽子，穿隔离衣，换药时戴手套。④严格执行消毒灭菌、隔离措施。消毒灭菌和隔离措施是去除和杀灭微生物、防止微生物污染和传播的重要手段，措施执行的质量好坏直接关系到感染是否发生，其中涉及的环节很多，如病房空气消毒、生活用品消毒、医疗器械消毒、皮肤和手消毒、隔离室设置等。⑤其他支持疗法及肠源性感染预防。及时输液，补充血容量和电解质，补充营养成分，防止休克。进行早期肠道喂养，增加胃肠道蠕动，进行选择性肠道去污染疗法。

第11章

隔离预防技术与感染控制

正确的隔离技术对控制感染源、切断感染链中的传播途径、保护易感宿主和预防感染性疾病在医院内的传播起着重要作用。

第一节　隔离预防的基本原则

一、隔离预防的基本原则

医院感染的传播包括感染源、微生物的感染和易感宿主，阻断其中任何一个环节都可以防止和控制医院感染的发生与暴发流行。

1. 感染原隔离原则

传染病患者与普通患者应严格分室安置，感染患者与非感染患者应分区或分室安置；感染患者与高度易感患者应分室安置，同种病原体感染患者可同住一室，可疑感染患者必须单间隔离，根据疾病种类、患者病情、传染病病期分室安置患者，成人与婴幼儿感染患者应分室安置。

2. 切断医院感染的途径

不同种类的病原体感染性不同，传播方式各异。具有传染性的微生物可通过空气、接触、粪－口、媒介物等多种途径传播疾病，采取适宜和特定的隔离措施可阻断感染途径。

在标准预防的基础上，根据不同的传染性疾病采取不同的阻隔传染途径的措施。在接触患者的血液、体液、分泌物、排泄物等物质及被传染性物质污染的物品时要采取屏障隔离。医务人员要严格执行洗手规范，以切断经手传播的途径。传染病房和隔离室患者的所有废弃物均被视为感染性废物，应严格按照国家颁布的《医疗废物管理条例》及有关规定进行处理。

3. 保护易感宿主

对易感宿主实施特殊保护性隔离措施，必要时对易感宿主实施预防性免疫接种；

危重患者与感染患者分开安置；必要时根据不同的感染患者进行分组护理。

二、传染病隔离消毒原则

将传染病患者与普通患者严格分区域安置；根据隔离种类挂隔离标识，配置隔离设施；工作人员进入隔离室按规定戴口罩、帽子，穿隔离衣，备齐用物，集中护理；污染物、排泄物经消毒处理后方可离开隔离室或排放；传染性分泌物3次培养结果均为阴性或已度过隔离期，在医生开出医嘱后方可解除隔离；对出院、转科或死亡患者的物品、所住病室和医疗器械进行彻底的终末消毒处理。

三、建筑区域隔离预防卫生学原则

医院建筑结构和布局直接影响到隔离预防的效果。因此，其建筑设计和服务流程要满足"防止医院内交叉感染、防止污染环境"的要求，应进行区域性功能划分，并进行严格的区域性管理，防止病原微生物的传播和扩散。

1. 医院建筑分区隔离方法

医院建筑功能分区：①低危险区（清洁区），包括行政管理区、教学区、图书馆、生活服务区等；②中危险区（半污染区），包括普通门诊、普通病房等；③高危险区（污染区），如感染管理科（传染科）门诊、感染管理科病房等；④极高危险区（重点保护区），如手术室、ICU等。

医院建筑分区的隔离要求：①要明确医院的各项服务流程，保证洁、污分开，防止因人流、物流交叉导致的污染；②各个区域要分开，隔离病区相对独立，并远离普通病房和生活区，各区域所属科室相对集中；③通风系统按区域化设置，防止区域间空气交叉污染；④尽量采用感应式自控门。

2. 传染病区域隔离方法

传染病区域隔离是把传染源如患者或带菌（毒）者，安置在指定的地点或特殊环境中，使其与普通患者分开，并对患者所污染的环境及时消毒处理，防止疾病的传播和不同病种的交叉感染。

传染病区域与普通病区应分开设置，远离食堂、水源和其他公共场所，相邻间隔不小于30m，侧面相距10m；病区各个出入口配置必要的卫生、消毒设备。

传染病病房的整个区域分为：①清洁区。未被患者直接接触或被病原体污染的区域，工作人员在未被病原体污染的情况下可进入清洁区，包括医护人员办公室、值班室、卫生间、男女更衣室、浴室以及储物间、配餐间等。②半污染区。有可能被病原微生物污染的区域，主要有治疗室、护士站、消毒室、内走廊等。③污染区。患者直接或间接接触或被病原微生物污染的区域，工作人员要严格执行隔离技术和要求；物品未被消毒处理不得带到他处，包括病室、处置室、污物间等。传染病病房应设置两个通道和两个缓冲区。两个通道为医务人员通道（出入口设在清洁区一端）和患者通道

（出入口设在污染区一端）。两个缓冲区为清洁区与半污染区之间、半污染区与污染区之间专门设立的区域，是一个两侧均有门的通道。

传染病区域的隔离要求：①严格制定服务流程和区域管理，各区界线清楚，有明显标识，区域间有隔离屏障，在缓冲间，一侧门关闭以后，方能开启另一侧门，以减少区域之间的空气流通。②不同传染患者分室安置；同种疾病患者可同住一室，两床之间距离不得少于1.1m；疑似患者单独安置；隔离病室要设单独通往室外的通道或阳台。③保证病室内通风设施良好，通风不好的要安装功率合适的排风扇，加强通风。④各区要安装合适数量的非手触式开关的洗手池。

3. 病室隔离方法

病室隔离适用于保护性隔离及防感染扩散的隔离。一般在普通病房的尽端设一个或多个隔离病室。

隔离要求：①单人隔离室。主要用于具有高度传染性或毒力强的菌株所致的感染患者隔离，或未确诊或发生混合感染及危重传染病患者。②同室隔离。相同疾病、同种病原体感染者可同住一室，但应与其他病种的传染病患者隔离。③独立空调设备。保护性隔离室可采用正压通风，呼吸道隔离室要采用负压通风。④隔离标识与设备。隔离病室门外及病床的一端要有隔离标识，门口置消毒液浸湿的脚垫，备消毒手的物品、避污纸，并设挂衣架及隔离衣，随时关门。

第二节　隔离预防技术

一、常规隔离预防技术

做好医院感染预防工作的关键是医务人员。因此，医务人员必须掌握和熟练应用各项隔离技术。

隔离预防技术主要包括卫生洗手、手部消毒、戴口罩、戴手套、穿隔离衣、使用污物袋、设立隔离室、对患者化验标本及污物进行正确的处理、管理探视者、隔离患者及病原携带者、分组护理、正确处理医用器械、随时进行终末消毒等。

1. 隔离室的设立

适于隔离的人群具有高度传染性的患者；无法坚持个人卫生习惯的患者，如婴幼儿、智力低下者；细菌培养分离出流行感染菌株或感染多重性耐药微生物的患者；需要保护性隔离的患者。

隔离室的必备设施　隔离室除设置一般病房应有的设施外，还必须设置以下特殊设施：①入口处必须设有小房间或放有隔离车，车上放置有口罩、帽子、手套、隔离衣和隔离围裙等隔离防护用品；②设有专用的洗手设备和单独的淋浴设备；③有条件的医院可在感染患者隔离室采用负压空调装置，防止室内污染空气扩散到室外；在易感宿主隔离室要采用正压空调；④设有室内通风设备，室内空气的交换次数要保持每小时至少6次，以降低病原菌通过空气传播的可能。

2. 隔离标识

在隔离室和患者床头或墙壁上设有明显的隔离标识，以提醒医护人员、患者和探视者必须遵守隔离制度，主动采取隔离预防措施。隔离室内的用具也要有隔离标识，用来区分普通病区室的用具，防止混用。

3. 手的消毒

洗手是预防感染最简单、最有效也是最重要的隔离技术，是做好任何一类隔离的前提条件。医护人员必须坚持洗手制度，掌握正确的洗手方法。洗手的具体方法参见第七章。

4. 口罩和护目镜的使用

口罩可以防止吸入气溶胶，与护目镜同时使用可以防止患者的血液、体液等传染性物质溅入医护人员的眼睛、口腔及鼻腔黏膜。微生物气溶胶散播距离在1m以内，医务人员在近距离接触患者时必须戴口罩。

戴口罩要盖住口鼻，不能挂在颈上反复使用。常用的有一次性口罩、棉纱口罩和防护口罩。一次性口罩通透性较差，隔离效果不如棉纱口罩。防护口罩配有鼻夹，具有良好的表面抗湿性，对皮肤无刺激，如"非典"时期广泛使用的N95、N98口罩。口罩一旦潮湿或污染要立即更换。常用的护目镜是由塑料制成的，用后要进行清洗和消毒，可以重复使用。

5. 手套的使用

手套可以防止医护人员将自己身上的菌群传给患者，也可以防止患者或环境中污染的病原体传播给医护人员，还可防止医护人员成为传播微生物的媒介。

在接触患者的血液、体液、分泌物、渗出液和排泄物等感染物质时必须戴手套。在医疗操作时，一旦触及患者的分泌物、渗出液等，无论医疗工作是否结束都要更换手套。接触一个患者后再接触另一个患者时必须更换手套。戴手套不能代替洗手。应使用一次性乳胶清洁手套或无菌手套。如果进行污染性较大的操作或医护人员手部有伤口时，需戴两层手套。用过的手套应放在指定的污物袋内。

6. 鞋套的使用

进入隔离病房时要穿鞋套，出病房时立即脱去。常用的有一次性鞋套和乳胶鞋套，原则是应用防水、防污染的材料。

7. 隔离衣（防护服）的使用

在护理有可能被患者的传染性分泌物、渗出物污染的衣服时才使用隔离衣。进入隔离室的所有人都必须穿隔离衣。进入严重疾病患者的隔离室，一般穿洗净的隔离衣；护理大面积烧伤和大创面换药时要穿无菌隔离衣。

隔离衣的样式同手术衣，不能用前面对襟的工作服代替。隔离衣只穿一次，提倡使用一次性隔离衣或塑胶围裙，潮湿、污染或破损后要立即更换。隔离衣只能在隔离区使用，离开隔离区必须脱掉。穿脱隔离衣要求操作正确，衣服的前身、背后、腰下和袖口部均属污染区。脱掉的隔离衣要放在污衣袋中，做上隔离标记，运送洗衣房做消毒、清洁处理。

穿戴清洁隔离衣的步骤：洗手→穿隔离衣并系好颈后带子及腰带→戴口罩→戴手套。

脱掉污染隔离衣的步骤：解开腰带→脱手套→洗手→脱口罩→解开颈后带子，并将污染面向内脱下→放入污衣袋内→再次洗手。

8. 针管和针头的处理

在医疗技术操作中，为防止医护人员被乙型肝炎病毒、丙型肝炎病毒，人类免疫缺陷病毒等病毒微生物污染的针头刺伤而造成感染，使用后的针头不可再套回原针帽内。针头、注射器和尖锐的物品用后要投入指定的防水、防刺的容器内。针头不可折断和弯曲，以防止刺伤和血液溅到各处。提倡使用一次性注射器，有传染性疾病的患者应用一次性注射器，其注射器、针头、手术刀片、缝针一定要装入防刺、防水容器内或经消毒液浸泡后，再进行焚烧或专业处理；对可重复使用的注射器，使用后要将其装在特定的容器内或消毒液浸泡后送供应室统一清洗、灭菌。

9. 血压计和听诊器的消毒

血压计和听诊器受到致病微生物污染或已有传染性物质污染时，用相应的方法做消毒处理。

10. 体温表的使用和消毒

体温表以专人专用为原则，用后要用消毒液浸泡。隔离患者用过的体温表要用高效消毒剂消毒后才能用于其他患者。

11. 敷料的处理

用后的敷料要装入污物袋内，做好标记，再运出病房。污染的敷料在送消毒前应遵循"少接触、不搅动、不清点"的原则，以防止污染空气与环境。对特殊传染病患者的敷料应装袋、标记或用规定的特殊颜色的专用袋进去焚烧。

12. 患者用品的处理

餐饮用具及其他用具的处理　传染病患者用过的碗筷等餐具和饮水用具要遵照"先消毒、再清洗、再灭菌"的原则处理，若被血、脓、分泌物等污染，也可按此方法特殊处理。便盆和尿壶原则上固定专用，用过的便盆和尿壶必须清洗、消毒后才可转给其他患者使用。书籍、玩具等个人用品一旦被传染性物质污染，一定要消毒、灭菌或焚烧处理。进行上述处理时要戴手套，处理完脱去手套后必须立即洗手。

被服和衣裤的处理　用过的被服、衣裤要装入污物袋中，有明显血、尿、便、排泄物、分泌物污染者应标记。一般用过的被服、衣裤不可在病房内清点，而要在洗衣房指定地点清点，以防止污染空气环境；有传染性的被服、衣裤要装袋，做标记，再送洗衣房，用专用洗衣机消毒、清洗。洗后再做清点。清点者要穿专用衣，戴口罩、帽子，洗衣房要保持通风。

13. 排泄物与分泌物的处理

如果医院具备较为完善的污水处理系统，隔离患者的粪便、尿液和分泌物可以直接从厕所冲走；若没有污水处理系统，需先用漂白粉混合静放 2h 后再倒入公用排放系统。重复使用的尿布要装入特殊标记的防水污衣袋内，送洗衣房消毒、清洗干净后方可给其他患者使用。若使用一次性尿布，使用后要装在特殊标记的污物袋内送去焚烧。

14. 检验标本的处理

患者或隔离患者的检验标本要放在有盖的盒内，必须防止漏出。送检中要小心，如盒外被污染，必须做盒外消毒或盒外再用一袋包好。传染病患者的标本送检时要外套一个袋子，并做好标记。所有检验标本及微生物、生化实验室用过的培养基、吸管等均要在压力蒸汽灭菌后再按医疗废弃物处理。

15. 患者记录单（病历）的隔离

记录单（病历）不可接触污染物及可能被污染的物品，不可带进隔离室内。否则，应经过消毒灭菌后再使用。

16. 探视者的防护

原则上隔离室或隔离病房不接待探视者。必要时，探视者在进入隔离室前必须经医护人员指导，按规定进行隔离防护，包括使用隔离衣、口罩、手套等防护用具及了解必要的隔离知识。

17. 传染性或带菌患者的运送

尽量避免或减少隔离患者的转移，只有在十分必要时才可离开病室。在必须转移或做检查、治疗或手术时，患者及运送人员都要采取隔离措施，戴口罩、帽子，穿隔离衣等，以防传染和扩散。接收者必须预先知道患者到达的时间及隔离预防要求，做好准备工作。

18. 医院感染性废弃物的处理

与外科有关的废弃物　包括手术截除肢体、脏器、胎盘、脐带、死产、组织、病理标本、实验动物尸体及其脏器等。要用红色或特定颜色，并印有"感染性废弃物"标记的塑料袋盛装。袋内只能装物 80%，留有封紧袋口的余地。封好后的袋子进去焚烧或火葬场焚化处理。

消耗性医疗废弃物　使用过的纱布，棉花、绷带等均采用上述方法处理。微生物室、生化室、病毒检验室等所产生的标本、培养基、吸管等要先在实验室经压力蒸汽灭菌处理后再作为医疗废弃物处理。

塑料类医疗废弃物　包括一次性注射器、输液器、各类导管等。使用后不可故意折断或弯曲，要弃于指定的防水、耐刺的容器内，封闭容器后或送去焚烧，或采取压力蒸汽灭菌，或浸泡在含氯消毒剂内充分消毒，之后再作为医疗废弃物处理。

传染性患者的废弃物　包括排泄物、分泌物、血液、体液、输注后废血、废水、手术失血、引流物及接触过的一次性器物等。或将固体部分装袋、密封并标记送去焚烧，液体部分用含氯消毒剂充分消毒后排放；或经压力蒸汽灭菌法灭菌后，再作为医疗废弃物处理。

污物袋的使用　用过的物品从隔离病房运出时，要装在专用的污物袋内，以防止与其他患者接触或污染环境。污物袋要结实、防渗漏，若容易破损必须使用双层袋。具有传染性的物品，要按不同的种类分别装入污物袋中并扎紧袋口。袋上要标明内容物、产生的部门或用颜色标记，以便于识别袋中内容物的危险性，并按医疗垃圾处理规范进行处置。

19. 尸体的处理

处理和解剖隔离患者尸体的工作人员要采取与患者生前相同类型的隔离措施，以防止感染。处理完毕后在尸体外表作隔离患者尸体标记。

20. 隔离病房的终末消毒

终末消毒是指对患者解除隔离或已不再排出感染物或患者死亡以后的病室所做的环境消毒。消毒的对象是与患者接触过的床、床上用品、家具、地面、墙壁、空气等设施、器物和患者的分泌物、血、体液等。终末消毒必须采用有效、新鲜配制的消毒液。清洗、消毒时必须注意以下事项：①实施终末消毒的人员根据需要使用口罩、帽子、手套、隔离衣等防护屏障。②所有非一次性容器（如引流瓶、便盆、温度计盒等）都要进行洗消处理。被污染的、特殊感染的敷料要装袋，标记后送去焚烧。③所有一次性物品都要统一回收，进行无害化处理后再弃去或焚烧。④家具和床垫要用消毒剂清洗。⑤地面要打湿、吸尘，用清洗消毒剂或优氯净等含氯消毒剂拖擦。⑥墙、窗帘有明显污染时必须清洗消毒。⑦房间要用臭氧空气消毒机、空气净化机或紫外线照射，充分消毒后通风。

二、传染病区分类隔离预防技术

目前，无论是综合医院还是传染病医院的科室设置多采取按病种分类设置区域的原则，同类疾病在相对集中的病房中安置，有利于隔离预防技术的应用，可防止疾病的传播和不同病种的交叉感染。传染病区疾病被分为肠道传染病、呼吸道传染病、经血传播传染病、动物源性传染病和昆虫媒介传染病5大类，有针对性采取相应的隔离预防措施，既方便操作，又便于医护人员掌握。

（一）基本原则

1. 隔离门诊和病区

要明确划分清洁区、半污染区与污染区，人流与物流分别进出；安装纱窗纱门与防虫防鼠设施；各个区域内配备紫外线杀菌灯、消毒箱和非手触式洗手消毒装置；区域间放有浸湿消毒液的擦脚垫。

2. 隔离门诊与病区空调系统

隔离门诊与病区空调系统要独立设置，新风量与换气次数不得低于设计规范要求。严禁使用下列空调系统：①有循环回风的全空气空调系统；既不设新风，又不能开窗通风换气的水—空气空调系统；②既不能开启外窗，又不设新风、排风系统的空调机；③采用绝热加湿装置的空调系统。

3. 医务人员进入污染区

医务人员进入污染区要穿戴符合相应要求的个人防护用品。诊治每个患者前后、接触污染物品后、离开污染区时必须进行手的清洗消毒。

4. 隔离门诊与病区内所有物品

隔离门诊与病区内所有物品必须经消毒处理后才能拿出，排泄物与污水必须消毒后排放。

5. 呼吸道传染病隔离

按不同病种分室收治或采取床边隔离。工作人员进行诊疗护理时要戴口罩，按不同病种穿戴隔离用品，消毒双手。

6. 经血传播传染病隔离

严格执行一人一针，防止血液与体液污染，避免针伤事故。可能接触血液、体液与感染性材料时，要穿防水隔离衣和隔离鞋，戴防水隔离帽和手套，必要时戴防护眼镜、防水围裙和袖套。

7. 动物源性传染病的隔离

狂犬病患者要置于单独病室。医务人员进行诊疗护理时，必须穿隔离衣裤和鞋，戴隔离手套和防护镜。患者分泌物、污染物一律焚毁，医疗器械严格消毒。对流行性出血热患者进行护理时须穿隔离衣。

8. 昆虫媒介传染病的隔离

病室安纱窗、纱门，灭蚊蝇，不需穿隔离衣。

9. 其他传染病的隔离

破伤风无需穿隔离衣，患者使用后的换药器械煮沸消毒30min以上，压力蒸汽121℃作用30min，伤口敷料焚毁。

10. 接触传染病患者的防护

可预防接种相应的疫苗，如甲肝疫苗、乙肝疫苗、流感疫苗等。

(二)肠道传染病隔离技术

1. 床边隔离

隔离床相距 1m 以上，围有屏风，病床前悬挂隔离标识；床旁设洗手消毒设施、挂衣架、避污纸等；患者物品要专用，并由专人消毒。

2. 穿脱隔离衣、戴隔离手套

穿隔离衣、戴口罩和帽子前先要洗手，取下手表，卷袖过肘。

穿隔离衣的方法：①手持衣领取下隔离衣，两手将衣领的两端向外折，使清洁面向门己，并露出袖子内口；②伸一手臂入袖，举起手臂，再用另一手持衣领，依上法穿好另一袖；③两手由领前沿领边至领后扣上领口，放下手臂使衣袖落下扣好抽口；④两手在背后将隔离衣两边交叉，并将里面的衣服完全覆盖，在后侧部系好腰带。

戴手套的方法：①手捏住手套翻折部分内面对准五指戴上；②已戴手套的手插入另一手套翻边外面，同法戴好手套；③手套翻边扣套在衣袖外面。

脱隔离衣的方法：①解开腰带，将腰带在前面松松打成活结；②解开袖口，在外面肘部处将衣袖向上拉 5cm 左右；③然后将双手握在胸前，到近处洗手；④用清洁的手沿领边至领后解开领扣；⑤一手伸入另一手袖口内拉下衣袖过手，再用衣袖遮住的手在外面拉下另一衣袖过手；⑥两手在袖内使袖子对齐。双臂逐渐推出；⑦以右手撑起衣肩，使领子直立，再以退出的左手提起衣领；⑧将衣服内面朝外卷起，放入污物袋内，待消毒。

脱手套的方法：①解开后缘扣子、腰带，将手套与衣服一同脱下；②将衣服与手套内表面朝外，放入污物袋内，待消毒。

注意事项：①穿衣时袖口不可触及面部、衣领和帽子，隔离衣领要全部遮盖工作服，手不要触及隔离衣前部与袖口；②脱下隔离衣时，不要使衣袖露出或衣边污染面盖过清洁面；③未戴手套的手不可触及手套外面，戴手套的手不能触及未戴手套的手和手套的里面；④手套破裂要立即更换。

(三)经血液传播传染病的隔离技术

正确操作，减少受伤与污染：①污染的针头与其他锐器不要故意用手弯折或拔除；②重复使用的锐器要直接放入安全处置盒内，不可使用需用手进入的容器；③打碎的可能被污染的玻璃不要用手取，要用钳等机械方法清除；④血液与感染性材料的操作要采用能使溅出物与液滴产生最少的方法进行；⑤重复使用的污染锐器，要放置在有标准色标的防刺、防漏、防渗透容器内，如果容器外有污染，要再套一外有标准色标能防漏液的容器，在搬动前要关闭容器，以防运输时溢出；⑥重复使用的污染容器不可用手或其他易使皮肤损伤的方法打开、倒空或清洗；⑦血液与感染性材料检样要放置在外有标准色标能防漏液的容器内收集、运输、储存，如容器外有污染，要再套一外有标准色标能防漏液的容器；⑧被血液或其他潜在感染物污染的仪器设备要贴上污染标签，以提醒其他医务人员，在操作前要保证仪器已经清洁消毒；⑨污染的衣物要在原地打包，不要在原地清点、分类或冲洗，包外或容器外按规定贴上色标，如衣物是湿的，要放入防漏的包内或容器内，接触污物的工作人员要戴手套与其他合适的个人防护用品。

个人防护技术：①个人防护用品包括手套、隔离衣、面罩、眼罩、口罩等，这些物品在正常情况下使用能阻挡血液与其他潜在感染物透到内衣、皮肤、眼睛、口腔或其他黏膜；②如隔离衣破损或被感染物穿透，要及时更换；③个人防护用品脱去后要放在合适的区域或容器内储存、洗涤、消毒或丢弃；④当手接触血液或其他潜在感染物、黏膜、破损的皮肤、污物或进行动静脉操作时要戴手套，如手套不能起到屏障作用时，要及时更换或丢弃，一次性手套不能重复使用；⑤当血或其他潜在感染物可能产生溅出、喷雾、液滴时，要戴口罩、眼罩或面罩；⑥接触血液或其他潜在感染物后或脱去手套与其他个人防护用品时要立即洗手。

环境控制，减少污染：①所有仪器、环境、工作表面在完成操作或工作结束后或污染后要立即用合适的消毒剂去除污染；②用于覆盖仪器和环境的保护性覆盖物，如塑料单、铝箔或吸收纸等，在工作结束或污染后要立即更换或作为医疗废弃物处理；③容器一旦污染要立即更换，正常情况下定期清洁和消毒；④食物、饮用水不可放在血液或其他潜在感染性材料可能存在的冰箱、冷柜、物架或其他区域。

安全医疗用品与安全操作：①手术衣、手术巾、隔离衣等屏障设施要能防渗水、渗血和渗病毒；②实行一人一针一管安全注射，预防交叉感染，禁止使用喷射式注射器；③建立废物安全处理系统与感染性废物安全焚烧场，配置锐器安全处置盒、感染性废物压缩机等。

乙型肝炎病毒、人类免疫缺陷病毒实验室的特殊要求：①工作区与其他区域分割，有两个出入口，门能自动关闭；②配备压力蒸汽灭菌器，每个工作区设有洗手与洗眼设备；③人类免疫缺陷病毒实验室要求配备生物安全柜，排出的气体符合生物安全规范要求，通风系统排出的气体未经处理不得进入其他区域；④工作区门、墙体表面、天花板等表面材料要能防水，并易于清洁消毒；⑤配备特殊防护用品，如特殊防血液渗透保护衣、呼吸机、离心安全杯、密闭离心旋转器、防污染罩等；⑥备有当地疾病预防控制中心应急电话，一旦发生职业暴露事件紧急求助；⑦注射针要直接放入硬质安全储盒内，固体废物要双层包装，使用后要封口焚毁或压力蒸汽灭菌。

（四）呼吸道传染病隔离技术

1. 基本要求

医院要在易于隔离的地方设立相对独立的发热门诊、隔离留观室，收治呼吸道传染病临床诊断病例与疑似病例的定点医院要设立专门的隔离病区。室内与室外要自然通风、对流，自然通风不良必须安装足够的机械通风设施（如排气扇等），进行强制排风。有条件的医院要采取措施形成从清洁区到污染区的室内压力梯度。

使用空调系统者要设全新风空调系统，并调整气流方向，保持气流从清洁区到半污染区再到污染区流动，污染区域内要保持负压。每周对空调系统清洗消毒1~2次，对空调冷凝水集中收集，消毒后排放。

加强预检，由有一定工作经验并熟练掌握呼吸道传染病诊断标准的医护人员在挂号前认真做好预检，发现可疑患者要引导其到发热门诊诊治。

坚持首诊负责制，一旦发现呼吸道传染病可疑患者要让患者戴上口罩，以传播危险最小的方式立即收入专门的留观室。呼吸道传染病患者或疑似患者要转到定点医院治疗。

发热门诊、留观室、隔离病区内所有的物品要专用，并经严格的消毒后方可送出（包括化验单、病历卡、钱币和患者物品等）。医护人员在接触不同的患者前要进行手的消毒，并更换个人防护用品。

注意防止化验与放射检查过程中病原传播。呼吸道传染病患者的血样要放入外表面无污染的密闭袋内，并做好标记直接送到指定的化验室检测，拍片要在患者床边进行。及时做好污染场所、运输工具和废弃物的消毒及医务人员的防护。

2. 发热门诊的隔离要求

·发热门诊设立在相对独立的区域，与其他门诊分开，要有明显标识，设单独的出入口，与其他部门的空调系统或气流不相通。诊室消毒期间要有备用诊室。

·在出入口、病房门口与区域交叉处要放置浸有2000mg/L有效氯的脚垫，并不定时补充消毒液，保持脚垫湿润。

·近距离内有隔离卫生间。有条件的可以设专门的检验室和放射检查室。

·室内保持空气流通，患者进入发热门诊要戴口罩。

3. 留观室的隔离要求

·设立在相对独立的区域，与其他留观室分开，有明显标识，设单独的出入口，与其他部门的空调系统或气流不相通。

·分设清洁区、半污染区和污染区，各区之间无交叉。在出入口、病房门口与区域交叉处要放置浸有2000mg/L有效氯的脚垫，并不定时补充消毒液，保持脚垫湿润。

·留院观察患者要一人一室，患者戴口罩，不得离开留观室，严禁患者间相互接触。

·留观室内要配备必要的盥洗设施，患者的排泄物经消毒后方可排放。

·医务人员办公室要与留观室分隔且无交叉，并尽可能保持一定距离。

·如确需使用空调，要采用单机空调，并开窗通风。每周对空调系统清洗消毒1~2次。对空调冷凝水集中收集，消毒后排放。

4. 隔离病区的隔离要求

·呼吸道传染病临床诊断患者与疑似患者必须收治在专门的隔离病区，隔离病区要与其他区域隔离（包括通风系统），要有明显的标识。

·专门病区内要分设清洁区、半污染区和污染区，各区之间无交叉；工作人员出入口处设强制性卫生通过室，区域交界处设通过型更衣场所；病区出入口、病房门口和区域交叉处要放置浸有 2000mg/L 有效氯的脚垫，并不定时补充消毒液，保持脚垫湿润。病房的门要保持关闭。

·呼吸道传染病临床诊断患者与疑似患者的病区要相互隔离。患者要一人一室，病房内的用品要分别消毒或使用。

·病房内设单独的盥洗室；每间病房与其他区域间设缓冲室，室内要放置用于放污物的容器及非手触式洗手与手消毒装置。患者要戴口罩，不得离开病区，严禁患者间相互接触。

·设置患者出院卫生处置室，患者及其物品离开病区前要进行卫生处置和消毒。

·采用全新风直流式空调系统，室内保持负压。新风要设初、中效过滤器，空气要由清洁区流向半污染区，流向缓冲室，再流向污染区。排风要经高效过滤消毒后排放。受条件限制者，在应急情况下可采用单机空调，合理开启部分外窗，使室内外空气流通。过滤器与过滤网要一次性使用，并一人一换，更换前要先消毒。空调冷凝水要集中收集在密闭容器内，待消毒后排放。

·呼吸道传染病重症患者要收治在 ICU 或具备监护和抢救条件的病室。该病室不得收治其他常规患者。

·医务人员办公室要通风良好，与病房分隔无交叉（包括通风系统），并尽可能保持一定距离。

·严格探视制度，不设陪护，患者家属不得进入隔离病区。

·在隔离病区附近设置密切接触患者的医务人员生活区域，与隔离病区完全分隔。生活区域与隔离病区要间隔一定距离，隔离病区要实行全封闭管理。

5. ICU 隔离与操作要求

·ICU 要设在隔离病区内，出入口设强制性卫生通过室。室内不设护士值班室，医护人员工作室与监护室之间设大面积玻璃观察窗远程监护设备。ICU 旁要设专用通过式污物消毒间，一端以门与 ICU 分隔，另一端直接通向污染通道。

·医务人员要使用防护等级为 N95 级的医用防护口罩、防护手套和防护眼镜，工作时不得触摸鼻子或眼睛。接触患者后、脱手套后、进出 ICU 及使用键盘和电话等设备之后要洗手并更换手套。离开 ICU 前及防护服被污染时，要更换防护服。

·个人随身电子终端设备、手机等要放在透明的一次性密封袋中，离开 ICU 前要将密封袋丢弃在指定的污物袋内。笔不能带出 ICU。

·患者进行通气时，在呼气口要安装高效防水细菌过滤装置，以过滤呼出的气体，关闭吸气管的抽吸器。

·在为患者做气管插管或气管切开时，医护人员必须进行三级防护，即佩戴全面呼吸防护器，穿隔离服、防水连体的防护服和防护鞋套，戴防护手套等，注意呼吸道及黏膜的防护，防止溅到患者的分泌物和排泄物。一旦污染要立即采取消毒措施。每次接触患者后要立即进行手的清洗和消毒。

6. 患者转运过程中的隔离要求

·急救中心或定点医疗机构要配备专门医务人员、司机和急救车辆。负责呼吸道传染病临床诊断病例或疑似病例的转运工作。急救车辆的车载医疗设备要专车专用。患者在转运时车内要保证最大新风量，并开窗通风。

·驾驶室与医疗室要严格密闭并隔离。医疗室的下部还要安装具有高效空气过滤消毒的排风装置。其冷气和暖风要独立控制。

·车内要设专门的清洁区放置防护用品和清洁消毒用品，并设专门的污染区域放置密闭的污物存放容器。

·配备通讯设备及手的消毒装置、紫外线消毒灯、消毒剂和喷雾器等必需的消毒设备。

·医务人员、司机做好二级防护。接触患者后，要及时将全套防护物品、污染物品放入密闭的污物存放容器内送至规定的地点消毒。同时对车内空气、物体表面及设备进行消毒处理，消毒后打开门窗通风。

7. 化验室与放射检查室的隔离和操作要求

·设置相对独立的化验室和放射检查室，出入口设强制性卫生通过室，办公区与检查区分开。

·明确划分清洁区、半污染区和污染区，三区不得交叉，在出入口与区域交叉处放置浸有 2000mg/L 有效氯的脚垫，并不定时补充消毒液，保持脚垫湿润。

·化验室和放射检查室内所有物品要专用，并需经严格消毒后方可带出。

·进入化验室和放射检查室要穿戴相应级别的个人防护用品。在操作中注意自身保护，减少液体溅出和气溶胶的产生，并防止操作过程中的交叉污染。

·化验室仅限于进行血清样品检测，在不具备生物安全的情况下不得进行病原学检测。

·要使用密闭的离心杯进行样品离心，以防溅出。

·使用后的医疗器具要立即放入消毒液内处理。

·实验完毕，先消毒物体表面，再按规定程序脱下个人防护用品，将其放入相应的包装袋内立即进行消毒，并开启紫外线杀菌灯做空气消毒。

·离开化验室或放射检查室前必须消毒双手。

·化验室和放射检查室的物体表面与空气消毒完毕后，开窗通风，并取出被消毒物品。

8. 医务人员的防护

工作人员分级防护原则　①一级防护。适用于进入发热门诊的医务人员，凡进入发热门诊的医务人员均要穿工作服、隔离衣，戴工作帽和防护口罩，每次接触患者后要立即进行手的清洗和消毒。②二级防护。适用于进入留观室与隔离病房的医务人员，转运呼吸道传染病病例或疑似病例的医护人员与司机，接触呼吸道传染病病例与疑似病例及其标本、分泌物、排泄物、污染物品和患者尸体的工作人员，对留观室、隔离病房、疫点及其污水污物实施消毒的人员，更换空调过滤器的工作人员等，上述人员必须戴防护口罩和防护手套，穿隔离服、防水连体防护服和防护鞋套，并戴防护眼镜，每次接触患者后要立即进行手的清洗和消毒，注意呼吸道及黏膜的防护。③三级防护。适用于对患者实施吸痰、气管切开和气管插管的医护人员，采集呼吸道传染病病例与疑似病例咽拭子等标本的工作人员，上述人员除按二级防护要求外，还应将口罩、防护眼镜换为全面呼吸防护器。

口罩的正确使用　①口罩要与脸始终保持紧贴，如有胡须要刮去。②每次与患者接触前要检查口罩与脸的吻合情况，方法为双手放在口罩上方并做深呼吸，如果鼻子周围有空气泄漏，要调整鼻夹，如果口罩边缘漏气，要重新调整口罩带子。③口罩在连续使用4h或感潮湿时要丢弃，不能储存在包中，不能与他人共用。④如果口罩被分泌物污染或弄湿，要严格洗手，并戴上手套后进行更换。

个人防护用品的穿戴程序　①一级防护时穿隔离衣，二级防护要加穿防水连体防护服。②穿戴顺序为穿上防护鞋套，并将裤脚塞进鞋内(接触污水、污物、尸体或实施消毒的人员，要先穿长筒胶鞋)，戴手套，并将外衣的袖子塞进手套内。③然后戴口罩和防护眼镜，最后穿连体防护服，注意将头部包严。

个人防护用品脱去程序　①消毒戴手套的手。②用经消毒的戴手套的手脱下鞋套和防护衣，将污染面朝里，放入专用丢弃袋内(操作时注意只能接触衣物的外部，不要污染里面的衣服)。③脱下手套，将污染面朝里放入专用丢弃袋内。④再用消毒液洗手。⑤用经消毒的手脱下防护眼镜和口罩，放入专用丢弃袋内。⑥用消毒剂彻底洗手至肘，然后用皂液与流动水冲洗。

手的消毒　用有效碘含量为3000~5000mg/L的碘伏溶液或75%的乙醇溶液揉搓手部1~3min。

第 12 章

医院感染预防中疫苗的应用

医护人员是许多传染病的易感群体，医院的门诊、检查科室及病房等存在着很大风险。体内相应抗体水平低下的儿科、传染病科的医护人员如接触麻疹等病例，即有发病的风险。

在患者聚集的区域，发生肺炎暴发的可能性远远大于一般社区。为此，医护人员应常规接种麻腮风、水痘、肺炎和流感等疫苗。

第一节　麻疹的疫苗预防

人类对麻疹病毒普遍易感。在麻疹疫苗推广使用前，几乎每个人一生中都得一次麻疹，其发病率在传染病谱中常居首位。在麻疹流行时期，隐性感染的机会不断增多，故通过隐性感染可以获得免疫，所以很少有第2次患麻疹者。进入疫苗时代以来，麻疹与易感者是通过接种疫苗获得免疫力的，麻疹作为典型的儿童传染病的情形有所改变。国外有不少学者认为，当人工自动免疫获得的免疫力降至较低水平而未消失之前，若能获得麻疹野病毒感染，而且往往是隐性感染，则免疫力可迅速提高而且持久，相当于病后免疫。因通过疫苗人工自动免疫获得的免疫力控制了麻疹的发病，使得隐性感染的机会越来越少，麻疹免疫持久性因此而改变。由于儿童麻疹发病率得到控制，传染源减少，相应人群缺乏隐性感染的机会，麻疹的免疫水平大幅下降甚至消失，使得许多人一生可能得2次以上麻疹。

需接种麻疹疫苗的医务人员包括：①未患过麻疹；②仅接种过一针麻疹疫苗；③其他对麻疹无免疫力的情况。

接种要求：①按瓶签标示加灭菌注射用水，待完全溶解摇匀后使用；②上臂外侧三角肌附着处皮肤用75%乙醇溶液消毒，待干后皮下注射麻疹疫苗0.5mL。患严重疾病、急性或慢性感染、发热或对鸡蛋过敏者不得接种。

第二节　流感的疫苗预防

流行性感冒（简称流感）是由流行性感冒病毒引起的急性呼吸道传染病。流行性感冒在全世界均有发生，历史上有3次著名的大疫情。流感流行往往会导致死亡率增加，增加的死亡率不仅仅由流感和肺炎引起，也与流感引起的心肺疾病和其他慢性病恶化有关。中国人口密度大，边界线漫长，国内外人口流动频繁，境内有数条野禽的国际迁徙路线，无论流感大流行从哪个国家开始，都很容易传入中国，并加速流行。此外，中国的家禽饲养数目大，存在人、旱禽（鸡）、水禽（鸭、鹅）猪一起饲养的条件，以及人与家（野）禽接触的生态环境，有利于人和不同动物体内的流感病毒实现杂交重组，从而产生对人类有威胁的病毒变种。

流感疫苗分为灭活裂解、亚单位和灭活全病毒3种，主要针对3种病毒：两种A型（H3N2和H1N1）流感病毒和一种B型流感病毒。每剂0.5mL含有15个血凝素抗原亚单位，还含有用于防腐的消毒剂和少量的鸡蛋蛋白。由于流感病毒的表面抗原不断地发生变异，世界卫生组织（WHO）每年召开一次年会，推荐流感疫苗株，以适应变异了的流感病毒。因此，当用疫苗进行流感预防时，就需要每年注射新的流感疫苗。

第三节 乙肝的疫苗预防

暴露于血液及体液危险中的医务人员都应接种乙肝疫苗。基因工程疫苗（酵母基因工程乙肝疫苗和CHO细胞基因工程乙肝疫苗）自1992年开始应用，接种后安全可靠，血清学效果优于血源疫苗。乙肝疫苗全程免疫后，约80%~95%的人群可产生免疫能力。疫苗诱导的抗体水平随时间的推移而下降，疫苗免疫后残存免疫记忆可保持10年以上。

如果乙肝疫苗全程免疫失败，可以采用如下方法增强免疫应答：①加强免疫次数，进行第2个疫苗全程接种；②提高大龄儿童和成人的接种剂量；③变更接种途径，可改为皮内多次接种；④与免疫增强剂联用，如胸腺五肽。

第13章

医院感染管理组织机构及其职责

第一节　卫生行政部门的医院感染管理组织及其职责

2006年，我国卫生部（现为国家卫生健康委员会）颁布的《医院感染管理办法》明确规定了卫生行政部门的医院感染管理组织及其职责。《医院感染管理办法》规定卫生行政部门的医院感染管理组织包括国家和省级人民政府卫生行政部门分别成立的医院感染预防与控制专家组。

医院感染预防与控制专家组的成立十分必要，因为医院感染管理学作为医院管理学的一个重要分支，涉及多个学科和多个领域，包括医院感染管理、疾病控制、传染病学、临床检验、流行病学、消毒学、临床药学、护理学等学科，同时与医学统计学、预防医学、心理学等有着密切的联系，需要不同学科、不同专业的专家来共同对医院感染预防与控制的有关问题进行研究与探讨，为全国的医院感染预防、控制与管理工作提供专业和技术指导。

《医院感染管理办法》明确要求，国家医院感染预防与控制专家组由医院感染管理、疾病控制、传染病学、临床检验、流行病学、消毒学、临床药学、护理学等专业的专家组成。国家医院感染预防与控制专家组主要从国家层面协助国家卫生行政部门医院感染管理的主管部门研究与制定我国医院感染预防、控制与管理的法规与技术规范，对全国医院感染管理工作进行业务指导，其具体职责主要包括：①研究起草有关医院感染预防与控制、医院感染诊断等的技术性标准和规范；②对全国医院感染预防与控制工作进行业务指导；③对全国医院感染发生状况及危险因素进行调查、分析；④对全国重大医院感染事件进行调查和业务指导；⑤完成国家卫生行政部门交办的其他工作。

《医院感染管理办法释义及适用指南》对上述职责做出了进一步明确的解释：

一是研究起草有关医院感染预防与控制、医院感染诊断等的技术性标准和规范。中国的医院感染管理工作起步较晚，到目前为止仅有20多年的历史，比发达国家晚了几十年，很多有关医院感染预防、控制与管理的法规、技术规范与标准有待制定或进一步修订与完善。近年来，中国虽然加快了相关法规、规范及技术标准的制定速度，相继颁布了近 20 部医院感染管理相关法规，2006 年卫生部成立了医院感染控制标准委员会，一系列有关医院感染管理的标准相继颁布，其他相关规范也进一步制定。随着医疗技术的发展，已颁布的规范或技术标准需要进行修订与完善。这些都将逐步地被纳入医院感染管理的工作计划和长远规划中。国家卫生标准委员会医院感染控制标准专业委员会正在组织相关专业的专家组分别承担相应技术性标准和规范的研究起草工作，这些规范、技术标准等的制定与颁布实施，必将对全国医院感染的预防与控制工作起到重要的指导作用。

二是对全国医院感染预防与控制工作进行业务指导。医院感染的预防与控制是一项技术性很强的工作。医院感染的监测、抗菌药物的合理应用、消毒隔离、呼吸机相关性肺炎的控制等都涉及很多专业性和技术性的问题，同时包括一些政策和法规性的问题，一次性使用的物品能否复用，哪些物品用后应归为医疗废物，医疗废物如何处置等，针对这些情况，国家卫生健康委员会专家组均应提供专业化的指导，以协助医院感染管理工作的顺利开展。

三是对全国医院感染发生状况及危险因素进行调查、分析。国家卫生健康委员会参考全国医院感染监控中心对不同级别的综合医院医院感染监测资料的分析，以及国家卫生健康委员会多次组织的医院感染管理的现场调查与医院感染管理督查，总结、分析中国医院感染管理工作的现状、存在的问题、医院感染发生的危险因素、高危人群、主要病原体及其耐药性等，为卫生行政部门制定医院感染管理的宏观决策提供科学的依据。

四是对全国重大医院感染事件进行调查和业务指导。虽然医院感染的发生多为散发性的，可一旦发生医院感染的暴发，则会对医院、社会和患者造成巨大的损失和影响。近年来发生的医院感染事件说明在医院感染的预防、控制与管理方面还存在较多的问题，这些都需要国家卫生行政部门的医院感染管理专家组到现场进行调查，分析存在的问题，寻找引起感染的可能原因，提出切实可行的控制措施，包括从技术上和管理上提出建议，为事件的控制起到重要的作用，同时应积极总结经验，提交卫生行政主管部门，为今后在全国范围内预防类似事件的发生起到积极的指导作用。

五是完成国家卫生行政部门交办的其他工作。医院感染管理工作的发展是随着医疗技术的发展而发展的，除了计划与规划中的工作外，有些事件是不可预料的。对于一些突发事件，医院感染的控制及医院感染管理专家组就可发挥重要的作用。专家组作为技术支持，还应完成国家卫生行政部门交办的其他工作，如医院感染管理专项检查、医疗废物管理现状的调查、医务人员职业暴露的调查、医院感染预防和控制相关的调研与督查、学术交流等。

第二节　医疗机构的医院感染管理组织及其职责

一、医院感染管理委员会职责

·认真贯彻医院感染管理方面的法律法规及技术规范、标准，制定本医院预防和控制医院感染的规章制度、医院感染诊断标准并监督实施。

·根据预防医院感染和卫生学要求，对医院的建筑设计、重点科室建设的基本标准、基本设施和工作流程进行审查并提出意见。

·研究并确定医院的感染管理工作计划，并对计划的实施情况进行考核和评价。

·研究并确定医院感染的重点部门、重点环节、重点流程、危险因素及采取的干预措施，明确各有关部门、人员在预防和控制医院感染工作中的责任。

·研究并制定发生医院感染暴发及出现不明原因的传染性疾病或者特殊病原体感染病例等事件时的控制预案。

·建立会议制度，至少每年召开两次工作会议，有会议记录，研究、协调和解决有关医院感染管理方面的问题。

·根据本院病原体特点和耐药现状，配合药事管理委员会提出合理使用抗菌药物的指导意见。

二、医院感染管理科职责

·对有关预防和控制医院感染管理规章制度的落实情况进行检查和指导。

·对医院感染及其相关危险因素进行监测、分析和反馈，针对问题提出控制措施并指导实施。

·对医院感染发生状况进行调查、统计分析，并向医院感染管理委员会或者医疗机构负责人报告。

·对医院的清洁、消毒灭菌与隔离、无菌操作技术，医疗废物管理，传染病的医院感染控制等工作提供指导。

·对医务人员有关预防医院感染的职业卫生安全防护工作提供指导。

·对医院感染暴发事件进行报告和调查分析，提出控制措施并协调、组织有关部门进行处理。

·对医务人员进行预防和控制医院感染工作进行培训。

·参与抗菌药物临床应用的管理工作。

·对消毒药械和一次性使用是医疗器械、器具的相关证明进行审核。

三、医院感染管理科主任职责

·在医院感染管理委员会领导下，全面负责医院感染预防控制工作。

· 制定全院医院感染预防工作计划，并组织实施。

· 负责协调全院有关部门的医院感染管理，对全院医院感染管理工作进行监督指导，若发现医院感染暴发流行应及时调查，制定控制方案并组织实施。

· 负责全院医院感染的监测、分析、总结和反馈，对存在的问题提出改进措施。

· 加强对抗菌药物应用的管理，对合理使用抗生素提出指导性意见。

· 负责对医院的新建、改建设施，从医院感染控制角度提出建设性建议。

· 负责对医疗废物进行的收集、存放、运输、处理，并进行监督管理。

· 负责制定医院感染管理学习培训计划，并组织实施或落实。

四、医院感染管理科医生职责

· 在科主任的领导下，负责医院感染管理的相关制度、措施的制定。

· 掌握本院的医院感染情况，组织设计流行病学调查，熟悉并监测医院感染常见病原菌的菌谱及变迁。负责医院感染管理工作中有关监控、流行病学调查、抗菌药物使用情况调查等资料的总结汇总。

· 熟悉各种抗菌药物的特点和使用方法，严格执行抗菌药物的管理规范，监督、指导临床医生对抗菌药物的合理使用。

· 每周定期下到病房、重点科室进行抗菌药物使用的检查及医院感染管理有关技术的指导，每月对门诊处方抗菌药物使用进行抽查，并将以上资料做记录。

· 总结汇总每季度抗菌药物使用情况，并向全院公示。

· 负责对全院医务人员进行有关医院感染知识的培训、教育工作。

· 参加有关科室医院感染危重患者的会诊。

五、医院感染管理科护士职责

· 在科主任领导及医师指导下，负责全院各科室医院感染病例的查询、收集、整理、汇总及登记。

· 参与对各科室、部门有关消毒灭菌、隔离制度、职责、措施的制定，并定期检查、督促具体落实情况，进行质量控制和意见反馈。

· 每年对本院消毒药械和一次性使用的医疗器械、器具的相关证明进行 2 次审核，对临时购入的上述有关药械、器具随时进行审核，并提供意见及备案。

· 每月按计划进行空气、物品表面和工作人员手等的采样并送检，月末进行总结并提交报告。

· 负责向全院医务人员进行消毒隔离、职业安全及环境卫生知识的培训及指导工作。

· 发现有医院感染暴发流行时，及时进行流行病学调查并协助相关科室建立控制方案的实施。

·及时掌握和推广各种新的消毒、灭菌方法和监测方法，参加科研工作。

六、科室医院感染管理小组职责

·在医院感染管理科的指导下，开展本科室有关医院感染的管理工作。

·负责监督医院感染病例的上报工作，法定传染病要根据《中华人民共和国传染病防治法》要求报告，并采取有效措施，降低本科室医院感染发病率。

·遵照《抗菌药物临床应用指导原则》，监督检查本科室抗菌药物使用情况。

·完成各种医院感染卫生学监测（空气、物体表面、医务人员手的细菌学监测）、紫外线强度监测、使用中消毒剂污染情况监测等。

·组织本科室人员参加医院感染知识培训和学习。

七、科室医院感染管理小组主任职责

·检查督导科室对院内感染管理制度的落实，负责科室抗菌药物的应用与管理。

·督促住院医生填写"医院感染病例调查表"，并及时送检标本。

·指导医生对医院感染病例进行病原学诊断及药敏试验。

·负责对本科室新进工作人员进行感染控制知识培训。

·全面了解科室内医院感染动态，如果发生院内感染病例，督促相关工作人员及时上报医院感染管理科，并提出意见和建议。

八、科室医院感染管理小组护士长职责

·检查督导本科室院内感染管理制度落实情况及技术操作规范的执行情况。

·指导本科室人员正确、合理使用消毒剂、消毒器械。

·督促本科室人员做好医疗废物的分类、归类放置与管理工作。

·负责对本科室新进护理人员进行感染控制知识培训。

·做好卫生工作人员、陪伴人员、探视者的卫生学管理。

·做好院内感染自我防护知识的宣传和教育工作。

九、科室医院感染管理小组医生职责

·若发现医院感染病例，认真填写"医院感染病调查表"，并及时上报感染管理科室。

·对医院感染病例尽可能做出病原学诊断，并做药敏试验。

·针对病原菌的不同，做好抗生素的选择应用。

·分析感染危险因素，认真执行控制措施。

·严格执行医院感染管理制度，做好医院感染预防控制工作。

十、科室医院感染管理小组护士职责

· 负责本科室消毒隔离和环境卫生学效果监测工作。

· 严格无菌观念，认真执行技术操作规程，尽量避免医源性感染。

· 遵照医嘱及时采集和送检化验标本。

· 做好医疗废物的分类放置与管理工作。

· 做好本科室医院感染的管理和自我防护，降低院内感染发生率。

十一、医院感染管理微生物室人员职责

· 负责医院感染常规微生物学检测。

· 开展医院感染病原微生物的培养、药敏试验及特殊病原体的耐药性监测，定期总结、分析，向有关部门反馈，并向全院公布。

· 严格无菌观念，认真执行技术操作规程，及时采取或收集化验标本。

· 做好医疗废物的分类放置与管理工作。

· 发生医院感染流行或暴发时，承担相关检测工作，并及时报告检测结果。

十二、医院感染管理防保科人员职责

· 负责制定全院职工免疫接种计划并组织实施。

· 负责职工在院期间遭受锐器伤后的治疗及血清学调查。

· 负责医院感染高危科室职工的定期体检工作。

十三、医院感染管理医务人员职责

· 严格执行医院感染管理的各项制度和无菌技术操作规程。

· 掌握抗菌药物临床应用原则，做到合理使用。

· 掌握医院感染诊断标准，正确判断院内感染病例并积极治疗，控制蔓延扩散。

· 如实填写"院内感染调查表"，及时上报医院感染管理科。

· 参加预防、控制医院感染知识培训，掌握自我防护知识，做好自身防护。

· 负责消毒病室与医疗废物的管理工作。

十四、医务部医院感染管理职责

· 协助组织医生和医技人员预防、控制医院感染知识的培训。

· 监督指导医生和医技人员，严格执行无菌技术操作规程，合理应用抗菌药物。

· 发生医院感染流行或暴发趋势时，配合医院感染管理科统筹协调有关科室进行调查、控制和人力调配，组织好对患者的治疗和善后处理。

· 督导临床科室及时上报院内感染病例，降低漏报率。

十五、护理部医院感染管理职责

· 协助组织全院护理人员预防、控制医院感染知识的培训。

· 监督指导护理人员严格执行无菌技术操作、消毒灭菌与隔离制度。

· 发生医院感染流行或暴发趋势时，根据要求进行护理人员人力调配。

· 督导临床科室每周自查院内感染管理工作，及时上报自查汇总各种表格。

十六、检验科医院感染管理职责

· 在院长的领导下，负责本科的检验、教学、科研、医院感染微生物的常规监测和管理工作。

· 督促本科室各级人员认真执行规章制度和技术操作规程，做好登记、统计和消毒隔离工作。正确使用各种器材和医疗用毒性药品和，审签药品器材的请领、报销，经常检查安全措施，严防差错事故发生。

· 经常与临床科室联系，征求对医院感染监测方面的意见和建议，以便改进工作。

· 负责指导开展病原微生物的培养、分离鉴定、药敏试验及特殊病原体的耐药性监测，每季度进行总结分析，向有关部门报告，并向全院公布主要致病菌及其药敏试验结果。

· 监督指导本科室员工正确、安全地处置病原体的培养基、标本和菌种、毒种保存液等高危险性医疗废物。

· 按时完成全省细菌耐药监测中心布置的监测任务；发生医院感染流行或暴发时，承担相关检测工作。

十七、药剂科医院感染管理职责

· 负责本院抗菌药物的应用管理，定期总结、分析和通报应用情况。

· 及时为临床科室提供抗菌药物的新信息。

· 根据药敏试验，及时与临床医生做好沟通。

· 监督临床人员严格执行抗菌药物管理制度和应用原则。

· 对购进的医疗用药及一次性卫生医疗用品，实行严格的质量验收和登记建账制度，放置、保管应符合上级相关文件要求。

十八、器械科医院感染管理职责

· 做好医疗仪器及消毒器械的定期监测，对不符合要求的仪器应及时向院领导汇报，并予以更换。

· 对新购进的医疗仪器及一次性医疗卫生用品应认真质量验收，严格实行建账制度，放置保管应符合上级文件要求。

- ·根据临床需要及时采购医疗仪器设备，并做好登记、验收工作。
- ·负责全院医疗仪器设备维修联系，并做好记录。

十九、后勤服务中心医院感染管理职责

- ·对医院新建、改建的房屋设施，从院内感染控制角度进行合理布局。
- ·负责组织污水处理，排放工作符合国家污水排放标准的要求。
- ·监督医院食堂卫生管理工作，符合《中华人民共和国食品安全法》要求。
- ·医院环境的管理也属于后勤服务中心的管理范畴。

第三节　医院感染管理相关部门的职责

一、医院感染组织机构

《医院感染管理办法》对中国医院感染管理的组织模式和机构作出明确规定，即住院总床位数100张以上的医院应当设立医院感染管理委员会和独立的医院感染管理部门，住院总床位数100张以下的医院应当指定分管医院感染管理的部门。目前，中国医院感染管理组织模式为宏观和微观的三级组织体系。

1. 宏观的医院感染管理三级体系

宏观的医院感染管理三级组织机构为：国家卫健委医疗机构感染防控专家委员会，省、自治区、直辖市医院感染预防与控制专家组，医院感染管理委员会。各级专家组成员由医院感染管理、疾病控制、传染病学、临床检验、流行病学、消毒学、临床药学、护理学等专业的专家组成。

2. 微观的医院感染管理三级体系

从微观角度讲，医院感染管理分三级组织机构。一级是医院感染监控系统的领导机构，即医院感染委员会，由医院院长或业务院长担任主任委员，由医院感染管理科、医教部、护理部、临床科室、消毒供应中心、手术室临床检验部门、药事管理部门、设备科、院务部及其他有关部门的主要负责人组成；二级机构是负责具体工作的职能机构即感染管理科，100张床位以下的医院指定分管医院感染管理工作的部门，其他基层医疗机构应有医院感染管理专（兼）职人员负责医院感染管理工作；三级机构即各科室的医院感染管理小组，由科室主任、护士长及本科室兼职监控医生、监控护生组成。

二、感染管理组织体系人员资质

医院感染管理委员会主任委员由院长担任，副主任委员由两名业务副院长担任。

医院感染管理委员会成员由医院感染办公室主任和医务科、护理部、门诊部临床相关科室的主要负责人及临床抗菌药物学专家组成。医院感染管理委员会内设抗菌药物使用管理小组、消毒隔离管理小组，医院感染管理科为其办事机构，各临床科室设有医院感染管理小组。

抗菌药物使用管理小组 组长为业务副院长，组员由临床各科、药剂科、检验科、医院感染管理办公室等主任和专家组成。

消毒隔离管理小组组长为业务副院长。组员由各临床科室的护士长，药剂科、检验科、医院感染管理科等主任组成。

医院感染管理科科室主任由经过系统培训、具有多年医院感染管理经验的专业技术人员担任，科室成员由受过系统培训、取得医院感染管理专业资格证书的专业人员组成。

各临床科室临床医院感染管理小组组长由各科主任担任。小组成员由各病区护士长、住院医生和监控护士组成，并经过医院感染专业知识培训。

三、医院感染管理委员会职责

·认真贯彻医院感染管理方面的法律法规及技术规范、标准。制定本医院预防和控制医院感染的规章制度、医院感染诊断标准并监督实施。

·根据预防医院感染和卫生学要求，对本医院的建筑设计、重点科室建设的基本标准、基本设施和工作流程进行审查并提出意见。

·研究并确定本医院的医院感染管理工作计划，并对计划的实施进行考核和评价。

·研究并确定本医院的医院感染重点部门、重点环节、重点流程危险因素及采取的干预措施，明确各有关部门、人员在预防和控制医院感染工作中的责任。

·研究并制定本医院发生医院感染暴发及出现不明原因传染性疾病或者特殊病原体感染病例等事件时的控制预案。

·建立会议制度，定期研究、协调和解决有关医院感染管理方面的问题。

·根据本医院病原体特点和耐药现状，配合药事管理委员会提出合理使用抗菌药物的指导意见。

·其他有关医院感染管理的重要事宜。

四、医院感染管理委员会会议制度

·每年至少召开两次会议，讨论研究医院感染管理存在的问题，并着重落实解决2~3项重点或难点问题，遇到紧急情况随时组织召开。

·会议由感染管理委员会主任主持。

·每位参加会议的委员必须签到，如有特殊情况不能参加，必须提前向委员会主任或秘书请假。

- 出席人员不得少于委员会总人数的3/4。
- 委员会秘书负责进行会议记录，会后由感染管理科负责编写会议纪要，并向有关部门通报。

五、医院感染管理科职责

- 医院感染管理科是由医院院长或主管感染管理的业务副院长直接领导，赋予一定管理职能的业务科室，属于一级临床科室，主要负责医院感染控制的日常工作。
- 医院感染管理专职人员1000张床位配备不少于5人，医生、护士、公共卫生专业（流行病学）、检验、药剂等人员合理配置，专职人员除应具备本专业的执业资格外，还要参加卫生行政部门组织的专业培训。经考核合格，取得专业证书和上岗证才可上岗。
- 根据国家和卫生行政部门有关医院感染管理的法律、法规及部门规章，拟订本医院感染管理控制和持续改进方案、工作计划，组织制定医院及各科室医院感染管理规章制度，经医院感染管理委员会批准后，具体组织实施、监督和效果评价。
- 负责全院各级各类人员预防、控制感染知识与技能的培训。
- 负责医院感染的流行病学监测，及时发现问题并采取相应措施，防止医院感染的暴发流行。
- 每月对各项监测资料进行汇总，每季度将汇总分析结果以"医院感染管理通讯"的形式，书面向院长、医院感染管理委员会及全院医务人员反馈。每年对监测资料进行汇总分析评估。监测资料妥善保存。特殊情况及时汇报和反馈。
- 对传染病的医院感染控制工作提供指导。
- 已被确定发生医院感染流行、暴发时，应及时报告主管院长和医院医务科并进行调查分析，针对感染源、感染途径和感染人群提供专业控制建议，发挥组织和技术指导作用，同时监督控制措施的实施并进行效果评价，写出调查控制报告。
- 监督检查医院消毒、灭菌效果，并对环境卫生学进行监测，分析监测结果，及时反馈临床。
- 参与抗菌药物临床应用管理，协助医院感染管理委员会制定合理使用抗菌药物的规章制度并组织检查，督促相关科室落实。及时掌握本院耐药菌株的发展动态，发现特殊感染菌株及时向主管领导和医务科报告并积极采取消毒隔离措施。
- 对医院购入的消毒器械和一次性使用的医疗、卫生用品的资质进行审核，对其储存、使用和用后处理进行监督。
- 结合医院感染管理工作的实际，开展医院感染管理专题研究。
- 制定医务人员受到意外伤害与感染的紧急处理程序。对职工发生意外针刺伤害与医院感染伤害进行监测，并及时查找原因，避免类似事件发生。

·积极参加国家和国际召开的学术交流活动，使本院的感染控制工作与国际接轨，为临床各科和其他医疗机构提供最新、最有效的感染控制信息。

六、临床科室医院感染管理小组职责

临床科室医院感染管理小组由科主任、护士长及本科兼职监控医生、护士组成，在科主任的领导和医院感染办公室的技术指导下开展工作。主要职责如下：

·负责本科室医院感染管理的各项工作，根据本科室医院感染的特点，制定管理制度，并组织实施。

·对医院感染病例及感染环节进行监测，采取有效措施，降低本科室医院感染发病率，发现医院感染有流行趋势时，应及时报告医院感染管理科，并积极协助调查。

·监督检查本科室抗感染药物使用情况。

·组织本科室预防、控制医院感染知识的培训。

·督促本科室人员执行无菌操作技术、消毒隔离制度。

·做好对保洁员、配膳员、陪住、探视者的卫生学管理。

七、医院感染监控医生职责

·负责本科室医院感染病例的监测、资料收集报告工作。

·发现有医院感染疑似病例时，督促经治医生及时进行有关项目和病原学检查，按照医院感染诊断标准，明确诊断，合理使用抗感染药物。

·及时督促经治医生填报医院感染病例，科室漏报率控制在20%以内。

·发现医院感染暴发流行趋势时，及时报告科主任，12h内报告医务科和医院感染管理科，积极协助专职人员进行流行病学调查，采取有效措施，迅速控制感染流行。

·定期分析科室医院感染监控情况，并向科主任汇报。

·负责督促本科室无菌技术操作的实施和消毒隔离制度的落实。

·积极参与医院感染现患率调查。

·开展医院感染预防控制的研究工作。

八、临床感染管理监控护士职责

·按要求进行各项医院感染监测及微生物学监测、登记工作，按时填写并上交感染监测报表。

·督促本科室医护人员严格执行无菌技术操作和预防医院感染规章制度的落实。

·疑有医院感染病例时，督促医护人员准确留取各种相应标本，及时送检。

·熟练掌握消毒隔离知识和技术，指导各类人员正确实施各项消毒隔离措施。

·发生医院感染暴发流行时，协助专职人员进行流行病学调查，提出有效控制措施并积极投入控制工作。

·配合科室护士长监督保洁人员、护理员、卫勤人员执行消毒隔离制度及环境、食品、卫生制度。

·负责本科室医院感染知识和预防保健知识的宣传教育，积极开展医院感染管理科研工作。

九、临床医务人员医院感染管理职责

·严格执行消毒、灭菌、隔离、无菌操作(包括洗手)技术和规程等医院感染管理的各项规章制度。

·掌握抗菌药物临床合理应用原则，做到合理、安全、经济、实用。

·掌握医院感染诊断标准。

·发现医院感染病例，及时送检病原学检验及药敏检测，查找感染源和感染途径，控制蔓延，积极治疗，并于24h内填报医院感染病历报告卡。发现有医院感染流行趋势时，及时报告医院感染管理办公室，并协助调查，发现法定传染病，按《中华人民共和国传染病防治法》的规定报告。

·参加预防、控制医院感染知识培训。

·掌握自我防护知识，正确进行各项技术操作，预防锐器刺伤。

·宣传教育指导患者、探视者和其他工作人员应用预防感染传播的技术。

·工作人员自身感染时应接受必要的治疗，采取有效控制措施，防止将自身感染传播给他人。

·医疗废物应严格分类收集，减少污染及损伤。

十、医务管理部门医院感染管理职责

·协助并组织医生和医技部门人员进行预防、控制医院感染知识的培训。

·监督、指导医生和医技人员严格执行无菌技术操作规程、抗菌药物临床应用指导原则、一次性使用医疗用品的管理等有关医院感染管理的制度。

·发生医院感染流行或暴发趋势时，统筹协调组织相关科室、部门开展感染调查与控制工作，根据需要进行医生人力调配，组织对患者进行治疗和善后处理。

十一、护理管理部门医院感染管理职责

·协助组织全院护理人员预防、控制医院感染知识的培训。

·监督、指导护理人员严格执行无菌技术操作，消毒、灭菌与隔离，一次性使用医疗用品的管理及医疗废物的分类收集等有关医院感染管理的规章制度。

·发生医院感染流行或暴发趋势时，根据需要进行护士人力调配。

十二、总务后勤部门医院感染管理职责

· 负责组织医院废弃物的收集、运送及无害化处理工作。

· 监督医院营养科的卫生管理工作，符合《中华人民共和国食品安全法》要求。

· 负责监管污水处理排放（符合国家规范要求）。

· 对洗衣房的工作进行监管，符合医院感染管理要求。

十三、药剂科医院感染管理职责

· 负责本院抗感染药物的应用管理，通过"医院感染管理通讯"定期总结、分析和通报应用情况。

· 及时为临床提供抗感染药物信息。

· 督促临床医生严格执行抗感染药物应用的管理制度和应用原则。

十四、临床检验科医院感染管理职责

· 制定正确的收集、运送和处理标本的准则并指导应用于临床。

· 及时处理送检标本，严格质量控制，提高微生物学阳性检出率。

· 保证实验室操作的准确性及安全性。

· 负责医院感染常规微生物学监测及报告。

· 开展医院感染病原微生物的培养、分离鉴定、药敏试验及特殊病原体的耐药性监测。

· 定期统计、总结、分析本院微生物的种类和体外药敏试验数据，及时向医院感染办公室反馈，利用医院感染管理通讯向全院公布。

· 发生医院感染流行或暴发趋势时，承担相关检测工作。

· 监测消毒、灭菌效果，必要时进行环境卫生学监测。

· 负责医院感染控制微生物学知识的继续教育和培训。

十五、抗菌药临床应用管理小组职责

为促进临床合理使用抗菌药物，控制医院感染发病率，根据《医院感染管理规范》的要求成立抗菌药物临床应用管理小组。

每季度搜集、汇总临床抗菌药物的使用情况，结合医院感染、细菌培养、药敏等检测情况，讨论医院抗菌药物在临床应用上存在的问题，为临床医生合理使用抗菌药物提供建设性意见。

每季度末召开会议，并写出书面报告，经有关专家阅改后，利用医院感染管理通讯向全院反馈。

十六、消毒隔离感染管理小组职责

制定消毒隔离指南，并组织学习，推广有效的消毒灭菌和隔离措施，定期监测环境卫生，无菌物品消毒灭菌效果监测，一次性物品管理和证件审核，负责全院安全注射的宣传、培训和管理工作，并对全院各科安全注射进行监督检查。

第四节　医务人员在医院感染管理中的职责

医务人员在医院感染的预防与控制工作中的作用举足轻重，因为医院感染可能发生于诊疗活动的任一环节，例如，一个外科患者医院感染的预防包括患者入院到术前准备、手术技巧、无菌技术操作、术中各种医疗用品的无菌状态、麻醉、术后的医疗护理、围手术期抗菌药物的合理使用、手卫生等，以及患者的营养状况、体位、手术前后的住院时间、医疗环境的洁净度等，而这些医疗活动和因素涉及每一位医务人员，需要医务人员在诊疗过程中把好每一关。只有这样才能预防和控制医院感染，把医院感染的发生率降至最低。

医务人员在医院感染管理工作中的主要职责包括以下几方面。

·严格执行无菌技术操作规程、消毒隔离、一次性使用无菌医疗用品的管理等与医院感染管理有关的各项规章制度。

·掌握抗菌药物临床合理应用原则，做到合理使用。

·掌握医院感染的诊断标准。

·发现医院感染病例，及时送病原学检验及药敏试验，查找感染源、感染途径，控制蔓延，积极治疗患者，如实填表报告；发现有医院感染流行趋势时，及时报告医院感染管理部门，并协助调查；发现法定传染病，按《中华人民共和国传染病防治法》的规定进行报告与控制。

·参加医院感染预防与控制知识的培训。

·协助医院感染管理部门做好医院感染的预防、控制与管理工作。

·掌握自我防护知识，正确进行各项技术操作，预防锐器刺伤。

第 14 章

重点科室的医院感染管理

第一节　门急诊和病房医院感染管理

一、门急诊医院感染管理应达到的要求

·急诊科、儿科门诊应与普通门诊分开，自成体系，设单独出入口。

·根据本院实际制定门急诊医院感染管理制度。

·建立预检分诊制度，发现传染病患者或疑似传染病患者，应指定到隔离诊室就诊，已被污染的区域应及时进行消毒处理。

·保持各室空气清新，定时开窗通风；地面湿式清扫，每天 2 次；诊桌、诊椅、诊查床、平车、轮椅等应每日湿抹 1 次，被血液、体液污染后及时擦洗和消毒；各种急诊监护仪器的表面应每日清洁，遇污染后及时清洁和消毒。

·严格遵守无菌技术操作原则，凡侵入性诊疗用物，均做到一人一用一灭菌；与患者皮肤黏膜直接接触的物品应一人一用一消毒，干燥保存。

·一次性使用医疗用品必须在消毒灭菌有效期内使用，不得重复使用。

·使用中消毒液保持有效浓度，根据其性能定期监测并有记录；根据规定定期对各类无菌物品的消毒灭菌效果进行监测，符合要求。

·诊室、治疗室、观察室、厕所等使用的清洁工具(抹布、拖把等)定点放置，拖把标志明显，分别清洗消毒，不得交叉使用。

·各诊室应配置适合的流动水洗手设施和手消毒剂，医务人员操作前后均应认真洗手或进行手消毒。

·严格执行《医疗废物管理条例》，认真做好医疗废物的分类收集、密闭转运、无害化处理和交接登记等工作。

二、病房医院感染管理应达到的要求

·根据本科室(病房)医院感染的特点，制定管理制度并组织实施。

·在医院感染管理科的指导下开展预防医院感染的各项监测，对住院患者实施监

控，监控率达100%。发现医院感染病例及时上报，医院感染漏报率二级医院≤20%、三级医院≤10%，一类切口手术部位感染率二、三级医院≤0.5%，一级医院≤1%；对监测发现的各种感染因素及时采取有效控制措施。

·患者的安置原则是感染患者与非感染患者分开，同类感染患者相对集中，特殊感染患者单独安置。

·病室内应定时通风换气，发生污染时进行空气消毒，地面湿式清扫，每日2次，遇污染时即刻清扫和消毒。

·患者被服应保持清洁，每周更换不少于1次，污染后及时更换；被褥、枕芯、床垫定期清洁、消毒，污染后及时更换消毒，禁止在病房、走廊清点污染被服。

·病床湿式清扫，每天1次，一床一套（巾），床头柜等物体表面每日湿布或巾擦拭1次，一桌一布，用后消毒，遇有污染的物体表面及时消毒；患者出院、转科或死亡后，床单元必须进行终末消毒处理。

·严格遵守无菌技术操作原则，凡侵入性诊疗用物，均做到一人一用一灭菌；与患者皮肤黏膜直接接触物品应一人一用一消毒，干燥保存；餐具、便器、痰缸等一人一用一消毒，不得交叉使用。

·治疗室、配餐间、办公室、病室、厕所等应分别设置专用拖把、抹布，拖把标记明确，分开清洗，悬挂晾干，使用后消毒，不得交叉使用。

·配备流动水洗手设施，医护人员每诊疗、护理一个患者、接触污染物品后，应严格按照手卫生规范及时进行手的清洗或消毒。

·严格执行《医疗废物管理条例》，认真做好医疗废物的分类收集、密闭转运、无害化处理和交接登记等工作。

三、治疗室、处置室、换药室、注射室的医院感染管理应达到的要求

·室内布局合理，清洁区、污染区分区明确，标志清楚。无菌物品与非无菌物品分开存放，物品定位放置。灭菌物品包外标识清楚、准确，按灭菌日期依次放入专柜，过期重新清洗、灭菌。

·医护人员进入室内，应衣帽整洁，严格执行无菌技术操作规程。

·一次性使用无菌物品存放时应去除中包装，分类码放在防尘良好的柜内，使用前应检查小包装有无破损、失效，产品有无不洁净等，使用后按规定分类处置，不得重复使用。

·消毒液应保持有效浓度，根据其性能定期监测并有记录（如过氧乙酸消毒液、次氯酸钠消毒液等每日监测，戊二醛消毒液每周不少于1次）；定期对消毒灭菌效果进行监测。

·碘酊、乙醇溶液应密闭保存，每周更换2次，更换时容器必须同时灭菌。常用无菌敷料罐应每天更换并灭菌；置于无菌储槽中的灭菌物品（棉球、纱布等）应注明开

启时间，一经打开，使用时间最长不得超过 24h，提倡使用小包装；使用无菌干燥持物钳及容器应每 4~8h 更换 1 次。

·抽出的药液、开启的静脉输入无菌液体超过 2h 后不得使用，各种启封抽吸的瓶装溶媒超过 24h 不得使用。提倡使用小包装。

·凡侵入性诊疗用物必须一人一用一灭菌；与患者皮肤黏膜直接接触物品必须一人一用一消毒，干燥保存。

·治疗车上物品应排放有序，上层为清洁区，下层为污染区，进入病室的治疗车，换药车应配有速干手消毒剂。

·各种治疗、护理及换药操作应按清洁伤口，感染伤口，隔离伤口依次进行，操作前操作者必须洗手、戴口罩、帽子；特殊感染患者如炭疽、气性坏疽、破伤风等应按严格隔离类别进行操作，使用过的污染敷料密闭运送焚烧，所用器械应单独高水平消毒后再清洗、灭菌。

·配备流动水洗手设施和速干手消毒剂。医务人员每治疗、处置一名患者，接触污染物品后，应及时洗手或手消毒。

·严格执行《医疗废物管理条例》，认真做好医疗废物的分类、收集、转运、交接、登记等工作。

·坚持每日清洁和消毒制度(含空气、地面、物体表面等)，地面湿式清扫，发生污染时应及时消毒。

第二节　手术室医院感染管理

一、制度与培训

制定并落实各项规章制度，建立消毒管理责任制并纳入医院质量管理；参与手术及器械消毒的工作人员应掌握器械消毒及个人防护知识；每年组织或接受相关感染管理知识培训至少 1 次。

二、布局与环境

布局合理，建筑应符合功能流程和洁污分开的要求，分污染区、清洁区、无菌区，区域间有实际屏障，标志明确。天花板、墙壁、地面无裂隙，表面光滑、无积灰，墙角等交界处宜处理成弧形。手术室设无菌、一般、隔离手术间，每间限设置一张手术床。感染手术用品单独处理，用后进行双消毒。严格执行消毒隔离制度和卫生制度，坚持湿式清扫，每周有固定卫生日；有空气消毒设施并每日消毒。

三、个人防护

医务人员进入手术室时，严格更衣、换鞋、戴帽子和口罩；离开手术室必须更换外出衣。进行清洗、消毒或者灭菌的工作人员，在操作过程中应当做好个人防护工作；严格执行洗手与手的消毒操作。

四、手术麻醉器具的消毒灭菌及管理

手术器械清洗程序、清洗质量，追踪系统应符合规范要求。手术器械、植入物等全部用压力蒸汽灭菌；麻醉用器具应定期清洁、消毒，接触患者的器具应做到一用一消毒；洗手刷应一用一灭菌；采用快速灭菌器裸露灭菌的器械，存放于无菌容器中，一经打开使用，有效期不得超过4h；棉球、纱布采用小包装。

五、消毒隔离管理

严格限制手术室内人员，尽量避免非手术人员进入，有皮肤感染者不得参加手术室工作。隔离患者手术通知单上应注明感染情况，严格进行隔离管理。术后器械物品进行"双消毒"，标本隔离处理。手术间严格进行终末消毒，拖鞋应每日清洗消毒。接送患者的平车定期消毒，车上物品保持清洁。

六、消毒与灭菌效果监测

手术器械清洗有清洗质量追踪系统，护士长为总责任人，定期检查清洗质量，并进行生物学监测；对使用中的化学消毒剂、灭菌剂按规定进行浓度监测；每月进行环境卫生学、工作人员手指、物表等微生物污染的监测。

七、医疗废弃物管理

手术废弃物品须装入标有明显医疗废物警示标识的黄色塑料袋内，封闭挂标运送，进行无害化处理。

八、手术室医院感染管理应达到的要求

·手术室的管理人员、工作人员和实施手术的医生，应当具备手术室医院感染预防与控制及环境卫生学管理方面的知识，严格执行有关规章制度、工作流程、操作规范，认真履行岗位职责。

·手术室建筑布局应当符合功能流程合理和洁污区域分开的原则，周围环境清洁，无污染源。功能分区应当包括工作人员生活办公区、无菌物品储存区、医护人员刷手区、患者手术区、污物处理区域。各区标志明确，设专用通道，区域之间有实际屏障，避免交叉污染。

·手术室内应设无菌手术间、一般手术间、隔离手术间，每一手术间限设一张手术台；隔离手术间应靠近手术室入口处。

·手术室环境的卫生学管理应当达到以下基本要求：①配备流动水等洗手设施，

严格手卫生管理；②洗手刷与海绵块、擦手毛巾应做到一人一用一灭菌，戴手套前后应洗手及手消毒；③手术室的墙壁和地面光滑、无裂隙，排水系统良好；④手术室用房的墙体表面、地面和各种设施、仪器设备的表面，应当在每日开始手术前和手术结束后采用湿式擦拭方法清洁、消毒，墙体表面的擦拭高度为 2~2.5m；⑤未经清洁、消毒的手术间不得连续使用；⑥不同区域及不同手术用房的清洁、消毒物品应当分开使用；⑦用于清洁、消毒的拖布、抹布应当是不易掉纤维的织物材料；⑧手术室应当选用环保型中、高效化学消毒剂，根据消毒灭菌效果监测资料选择有效的消毒剂，周期性更换，避免长期使用一种消毒剂导致微生物的耐药性；⑨接送手术患者平车应用交换车，并保持清洁，平车上的铺单一人一换。

· 医务人员在手术操作过程中应当遵循以下基本要求：①进入手术室的人员应当严格按照规定更换手术室专用的工作衣、鞋、帽、口罩；②穿好无菌手术衣的医务人员限制在无菌区域活动，手术结束后脱下的手术衣、手套、口罩等物品，应当放入指定位置后方可离开手术室；③实施手术刷手的人员，刷手后只能触及无菌物品和无菌区域；④在手术室的工作人员和实施手术的医务人员应当严格遵守无菌技术操作规程，在无菌区内只允许使用无菌物品，若对物品的无菌性有怀疑，应当视其为污染；⑤不得在手术者背后传递器械、用物，坠落在手术床边缘以下或者手术器械台平面以下的器械、物品应当视为污染；⑥严格限制进入手术间的人员数，手术室的门在手术过程中应当关闭，尽量减少人员的出入；⑦患有上呼吸道感染或者其他传染病的工作人员应暂时限制进入手术室工作。

· 手术使用的无菌医疗器械和敷料等用品应当达到以下基本要求：①手术使用的医疗器械、器具及各种敷料必须达到无菌，无菌物品应当存放于无菌物品储存区域；②一次性使用的无菌医疗器械、器具不得重复使用；③医务人员使用无菌物品和器械时，应当检查外包装的完整性和灭菌的有效日期，包装不合格或者超过灭菌有效期限的物品或肉眼可见污垢的器械、敷料和物品不得使用；④获准进入手术部的新设备或者因手术需要外带的仪器、设备，使用前必须对其进行检查，应按手术器械的性能、用途做好清洗、消毒、灭菌工作后方可使用；⑤进入手术部无菌区和清洁区域的物品、药品，应当拆除其外包装后进行存放，设施、设备应当进行表面的清洁处理；⑥患者吸氧装置、雾化吸入器、氧气湿化瓶、麻醉导管及面罩等器具应当一人一用一消毒或者灭菌，干燥或无菌保存；⑦手术室工作人员应掌握器械清洗、消毒相关知识，对可重复使用的医疗器械应按正确的器械清洗、保养以及灭菌的方法进行；⑧耐热、耐湿物品首选压力蒸汽灭菌，备用刀、剪刀等器具可采用小包装进行压力蒸汽灭菌，避免使用化学灭菌剂浸泡灭菌；⑨特殊污染(炭疽、破伤风、气性坏疽等)器械按高水平消毒—清洗—灭菌程序进行。

· 手术后的废弃物管理应当严格按照《医疗废物管理条例》及有关规定进行分类、处理。

·患者手术前应进行有关传染病的筛查，其手术通知单上应注明感染情况。传染病患者或者其他需要隔离患者的手术应当在隔离手术间进行。实施手术时，应当按照《中华人民共和国传染病防治法》有关规定，严格按照标准进行预防并根据致病微生物的传播途径采取相应的隔离措施，应加强医务人员的防护，手术结束后应当对手术间环境及物品、仪器等进行终末消毒。

第三节　消毒供应中心医院感染管理

消毒供应中心是医院内各种无菌物品的供应单位，它担负着医疗器材的清洗、包装、消毒和供应工作。现代医院供应品种繁多，涉及科室广，使用周转快，每项工作均关系到医疗、教学、科研的质量。如果消毒不彻底，直接影响到患者安全，会引起全院性的感染，供应物品不完善可影响诊断与治疗，因此做好供应室工作是十分重要的，也是医院工作不可缺少的组成部分。布局合理，供应流程规范，职责分明，制度完善是确保供应质量的前提。

一、消毒供应中心布局

·消毒供应中心应建在相对独立，四周环境清洁，无污染源，接近临床科室、方便供应的区域。

·消毒供应中心应光线充足，通风良好。工作区域温度、相对湿度、机械通风换气次数及照明应符合相关要求。

·严格划分辅助区域和工作区域。工作区域包括去污区，检查、包装及灭菌区和无菌物品存放区，并有实际的屏障，标识明确。工作区物品应由污到洁，不交叉、不逆流，空气流向应由洁到污。去污区保持相对负压，检查、包装及灭菌区保持相对正压。去污区与检查、包装及灭菌区之间应设洁、污物品传递通道，并分别设人员出入缓冲间。缓冲间应设洗手设施，采用非手触式水龙头。无菌物品存放区内不应设洗手池。检查、包装及灭菌区的专用洁具间应采用封闭设计。工作区域的天花板、墙壁应无裂隙，不落尘，便于清洗和消毒；地面与墙面踢脚及所有阴角均应为弧形设计；电源插座应采用防水安全型；地面应防滑，易清洗，耐腐蚀；地漏应采用防返溢式；污水应集中至医院污水处理系统。辅助区域包括工作人员更衣室、值班室、办公室、休息室、卫生间等，其功能应满足工作要求。

·应设无菌、清洁、污染物品通道或窗口。

二、消毒供应中心人员编制

·设护士长1名，护士长具有实际临床工作经历，具备大专以上学历或主管护师以上职称。护士必须持有执业证书，所有人员要经过系统培训，消毒员必须持有效的压力容器操作证。

· 消毒供应中心人员要求具有专业技术职称的护士应占 1/2 以上，并以中青年为主，消毒员须培训后方可上岗，并持有上岗证。

· 通常 80 张床位设 1 名供应室护士。

· 工作人员应身体健康，定期进行体检，患有活动期传染病者不得从事此工作。

三、消毒供应中心基本设施

· 有自来水、热水供应装置和净化装置（过滤系统具有自制新鲜蒸馏水的能力和设备）。

· 有电动真空灭菌锅、干烤箱、手套烘干机、各种冲洗工具，包括去污、除热源、洗涤剂、洗涤池，储存设备、洗涤设备等。

· 有各种劳保用品，有条件可设热源监测室。

四、消毒供应中心工作人员管理要求

· 在护士长的领导下进行工作，负责医疗器械、敷料的制备、包装、消毒、保养、登记和分发、回收工作，定时下收下送。

· 经常检查医疗器械质量，如有损坏及时修理、登记，并向护士长报告。

· 协助护士长申领各种医疗器械、敷料和药品，经常与临床各科联系，征求意见，改进工作。

· 认真执行各项规章制度和技术操作规程，并预防差错事故。

· 做好物品清点工作，定期交换班次。

· 各班明确分工，互相协作，共同完成本室各项任务，并认真做好统计工作。

· 物品发放、领取、使用等应有严格的手续，供应室有统一账目，各科室有分户账，每周清点 1 次，每月总计 1 次。

· 发扬自力更生、艰苦奋斗、勤俭节约的精神，对各种物品做到物尽其用，自己动手制作。

· 严格执行器械物品破损报销工作制度。

· 认真做好清洁卫生工作，每日二小扫，每周一大扫，以保持室内清洁、整齐、干燥、无尘。

五、消毒供应中心的医院感染管理应达到的要求

· 消毒供应中心的各类人员必须经相应的岗位培训，掌握各类诊疗器械清洗、消毒及个人防护等医院感染预防与控制方面的知识；应遵循标准预防的原则，严格遵守有关规章制度、工作流程、操作规范，认真履行岗位职责。

· 消毒供应中心布局合理，相对独立，邻近手术室和临床科室，便于收、送；周

围环境清洁、无污染源；不得建在地下或半地下室，通风采光良好。

·医院应按照集中管理的方式，所有重复使用并需要清洗、消毒、灭菌的诊疗器械、器具、物品集中由消毒供应中心处理和供应。

·根据本医院规模、任务、消毒供应种类及工作量，合理配备清洗消毒设备及配套设施。清洗消毒设备及设施包括污物回收车及分类台、机械清洗消毒设备、手工清洗槽及相应清洗用品、压力水枪、压力气枪、超声清洗机、烘干机、车辆清洗装置等。

·内部布局合理，分办公区域和工作区域。工作区域分去污区、检查、包装及灭菌区、无菌物品存放区，各区划分明确、标志清楚，区域间应设实际屏障和物品通道，严格管理，实行由污到洁的工作流程，不得洁污交叉或物品回流。

·天花板、墙壁应光滑无缝隙，便于清洗和消毒；墙角宜采用弧形设计以减少死角。地面应防滑、易清洗、耐腐蚀。电源插座应采用嵌墙式防水安全型。包装间、无菌物品存放间安装空气消毒装置，每天对空气、物体表面等消毒 2 次，空气应达Ⅱ类环境标准。

·严格区分灭菌与未灭菌物品，定点放置。对各类无菌包应认真执行检查制度，包括包装规范及包外标注等，发放前必须认真检查，过期重新灭菌。下收下送车辆洁、污分开，每日清洗消毒，分区存放，保持车辆清洁、干燥。

·凡需要消毒、灭菌的诊疗器械、器具和物品必须先清洗，再消毒灭菌。特殊感染性疾病(炭疽、破伤风、气性坏疽等)污染的器械应单独包装，明显标记，先经高水平消毒后再清洗，朊毒体感染患者用后的器械按照《医疗机构消毒技术规范》有关要求处置。

·器械的清洗消毒、灭菌应遵循回收、分类、清洗、消毒、检查、包装、灭菌、储存与发放等基本工作流程。污染器械的回收应遵循如下原则：消毒供应中心工作人员定时到使用科室收集使用后的器械、物品，回收应使用封闭式回收车或收集箱，按照规定的路线封闭运送；收回的污染器械、物品，应及时进行清点、核查和记录，尽快进行去污处理；避免在使用科室清点、核查污染的器械物品，减少交叉污染概率；使用后的一次性污染物品不得进入消毒供应中心进行回收和装运处理；回收车或收集箱每次用后应清洗或消毒，干燥存放。

·器械、物品的清洗应根据其不同材质和性质、形状，精密程度与污染状况进行分类，选择正确的清洗方法。耐热、耐湿的器械与物品宜采用机械清洗方法；精密复杂的器械应先手工清洗，再采用机械清洗方法。

·经过清洗、消毒、干燥处理的器械、物品，必须进行清洗质量检查和器械功能检查，符合要求后再包装灭菌。灭菌包必须包装严密、正确，捆扎松紧适度，包外标注物品名称、灭菌日期、失效日期、操作人员代号、灭菌锅号、锅次等，使用化学指示胶带贴封。

·根据器械、物品的用途、性质等选择适宜的灭菌方式,灭菌物品的装载、卸载、存放与发放正确、适合,严格遵守消毒供应技术操作程序,确保供应物品的质量。

·消毒供应中心应进行质量控制过程的记录与追踪,建立清洗、消毒设备和操作的过程记录,记录应易于识别和追溯。灭菌质量记录保留期限应不少于3年。对消毒剂的浓度、使用中的消毒液、常水和精洗用水的质量进行监测;对自身工作环境的洁净程度和清洗、组装、灭菌等环节的工作质量有监控措施;对灭菌后成品的包装、外观及内在质量有检测措施。

·消毒供应中心所使用的各种材料包括清洁剂、洗涤用水、润滑剂、消毒剂,包装材料(含硬质容器、特殊包装材料)、监测材料等,应符合国家的有关要求。对购进的原材料、消毒洗涤剂、试剂、一次性使用无菌医疗用品等进行质量监督,杜绝不合格产品进入供应室。一次性使用无菌医疗用品,应拆除外包装后,方可移入无菌物品存放间。

·压力蒸汽灭菌器操作人员还必须取得质量监督部门颁发的《中华人民共和国特种设备作业人员证》,持证上岗,遵章守制。

第四节 重症监护病房医院感染管理

一、工作人员管理

1. 工作服

可穿着普通工作服进入重症监护病房(ICU),但应保持服装的清洁。不建议常规穿隔离衣,但接触特殊患者,如耐甲氧西林金黄色葡萄球菌(MRSA)感染者或携带者,或处置可能有血液、体液、分泌物、排泄物喷溅时的患者,应穿隔离衣或防护围裙。

2. 口罩

接触有或可能有传染性的呼吸道感染患者时,或有体液喷溅的可能时,应戴一次性外科口罩;接触疑似为高传染性的感染如禽流感、严重急性呼吸综合征(SARS)等患者,应戴N95口罩。当口罩潮湿或有污染时应立即更换。

3. 鞋套或更鞋

进入病室可以不换鞋。但如果所穿鞋子较脏,或ICU室外尘埃明显时,应穿鞋套或更换不裸露脚背的ICU内专用鞋。

4. 工作帽

一般性接触患者时,不必戴帽子。无菌操作或可能会有体液喷溅时,须戴帽子。

5. 手套

接触黏膜和非完整皮肤，或进行无菌操作时，须戴无菌手套；接触血液、体液、分泌物、排泄物，或处理被它们污染的物品时，建议戴清洁手套。护理患者后要摘手套，护理不同患者或医护操作在同一患者的污染部位移位到清洁部位时要更换手套。特殊情况下，如手部有伤口、为感染人类免疫缺陷病毒的患者进行高危操作，应戴双层手套。

6. 手卫生

应严格执行手卫生标准。下列情况应进行手卫生：接触患者前、接触患者后、进行清洁或侵入性操作前、接触患者体液或分泌物后、接触患者使用过的物品后。建议将酒精擦手液消毒法作为 ICU 内主要的手卫生方法。当手上有血迹或分泌物等明显污染时，必须洗手。摘掉手套之后、医护操作在同一患者的污染部位移位到清洁部位时，也必须进行手卫生。有耐药菌流行或暴发的 ICU，建议使用抗菌皂液洗手。

7. 人员数量

必须保证有足够的医护人员。医生和护士人数与 ICU 床位数之比应分别为(0.8 ~ 1)∶1 和(2.5 ~ 3)∶1 以上。

8. 预防接种

工作人员上岗前应注射乙肝疫苗(乙肝表面抗体阴性者)，每年注射流感疫苗。

9. 其他

患有感冒、腹泻等可能会传播的感染性疾病时，应避免接触患者；每年应接受医院感染控制相关知识的培训，尤其要关注卫生保洁人员的消毒隔离知识和技能的培训、监督。

二、患者管理

·应将感染与非感染患者分开安置。

·对于疑似有传染性的特殊感染或重症感染患者，应隔离于单独房间。对于空气传播的感染，如开放性肺结核，应隔离于负压病房。

·对于 MRSA、泛耐药鲍曼不动杆菌等感染者或携带者，尽量隔离于单独房间，并有醒目的标识。如房间不足，可以将同类耐药菌感染者或携带者集中安置。

·对于重症感染、多重耐药菌感染或携带者和其他特殊感染患者，建议分组护理，固定医务人员。

·接受器官移植等免疫功能明显受损患者，应安置于正压病房。

·医务人员不可同时照顾正、负压隔离室内的患者。

·如无禁忌证，应将床头抬高30°。

·重视患者的口腔护理。对存在医院内肺炎高危因素的患者，建议使用氯己定含漱液漱口或口腔冲洗，每 2~6h 1 次。

三、建筑布局和相关设施的管理

· 放置病床的医疗区域、医疗辅助用房区域、污物处理区域和医务人员生活辅助用房区域等应相对独立。

· 每个 ICU 管理单元至少配置 2 个单人房间，用于隔离患者。设正压病室和负压病室各 1 个。病床数量不宜过多，以 8~12 张床位为宜。尽量多设为单间或分隔式病房。

· ICU 每病床使用面积不得少于 9.5m²，建议 15~18m²，床间距应在 1m 以上；单人房间的每床使用面积建议为 18~25m²。

· 配备足够的手卫生设施。医疗区域包括单人房间，必须设置洗手池。采用脚踏式、肘式或感应式等非手接触式水龙开关，并配备擦手纸和手套。每张病床旁须放置手部消毒装置 1 套。

· 不主张在入口处设置风淋。

四、医疗操作流程管理

1. 留置深静脉导管

置管时最大限度地遵守无菌操作要求，包括戴口罩、帽子、铺设大无菌单、无菌手术衣、戴无菌手套前洗手或酒精擦手。权衡利弊后选择合适的穿刺点，成人尽可能选择锁骨下静脉。建议使用 2% 氯己定消毒穿刺点皮肤。更换穿刺点敷料的间隔时间，建议无菌纱布为 2d，专用贴膜可达 7d，但敷料出现潮湿、松动、污染时应更换。对无菌操作不严的紧急置管，应在 48h 内更换导管，选择另一穿刺点。怀疑导管相关性感染时，应考虑拔除导管，但不要为预防感染而定期更换导管。由经过培训且经验丰富的人员负责留置导管的日常护理。每天评估能否拔除导管。

2. 留置导尿

尽量避免不必要的留置导尿。插管时应严格无菌操作，动作轻柔，减少黏膜损伤。对留置导尿患者，采用密闭式引流系统。不主张使用含消毒剂或抗菌药物的生理盐水进行膀胱冲洗或灌注来预防泌尿道感染。悬垂集尿袋，不可高于膀胱水平。保持尿液引流系统的完整性，不要轻易打开导尿管与集尿袋的接口。保持尿道口清洁，日常用肥皂和水保持清洁即可，但大便失禁的患者清洁以后还需消毒。每天评估能否拔除导尿管。

3. 气管插管/机械通气

严格掌握气管插管或切开适应证。使用呼吸机辅助呼吸的患者应优先考虑无创通气。对气管插管者，吸痰时应严格执行无菌操作。呼吸机螺纹管每周更换 2 次，有明显分泌物污染时应及时更换。湿化器添加水须使用无菌水，每日更换。螺纹管冷凝水应及时清除，不可直接倾倒在室内地面，不可使冷凝水流向患者气道。每天评估是否可以撤机和拔管。

4. 放置引流管

应严格执行无菌操作，保持整个引流系统的密闭性，减少因频繁更换而导致的污染机会。对于胸腔引流管留置时间较长的患者，水封瓶可以每周更换1次，更换时应严格执行无菌操作。必须保持水封瓶在引流部位以下、直立，并告知患者协助及时报告发生的问题。

5. 气管切开、大伤口的清创术等

除非紧急状况或生命体征不稳定，应尽量在手术室中进行。更换伤口敷料时遵守外科无菌技术。

五、物品管理

1. 呼吸机及附属物品

使用500mg/L含氯消毒剂擦拭呼吸机外壳，按钮、面板则用75%乙醇溶液擦拭，每天1次。耐高热的物品如金属接头，湿化罐等，首选压力蒸汽灭菌。不耐高热的物品如一些种类的呼吸机螺纹管、雾化器，首选洗净消毒装置进行洗净、80~93℃消毒、烘干自动完成，清洁干燥封闭保存备用。亦可选择2%戊二醛、氧化电位水、0.1%过氧乙酸或500mg/L含氯消毒剂浸泡消毒，无菌水冲洗晾干密闭保存备用。不必对呼吸机的内部进行常规消毒。

2. 其他医疗仪器

诊疗、护理患者过程中所使用的非一次性物品，如监护仪、输液泵、微量注射泵、听诊器、血压计、氧气流量表、心电图机等，尤其是频繁接触的物体表面，如仪器的按钮、操作面板，应每天仔细消毒擦拭，建议用75%乙醇溶液消毒。对于感染或携带MRSA或泛耐药鲍曼不动杆菌的患者，医疗器械、设备应该专用，或一用一消毒。

3. 护理站

桌面、患者的床、床栏、床旁桌、床头柜、治疗车、药品柜、门把手等，每天用500mg/L含氯消毒剂擦拭。电话按键、电脑键盘、鼠标等，应定期用75%乙醇溶液擦拭消毒。当这些物品有血迹或体液污染时，应立即使用1000mg/L含氯消毒剂擦拭消毒。为避免含氯消毒剂对物品的腐蚀，消毒一定的时间（通常15min）后，应使用清水擦抹。

4. 床单元

勤换床单、被服，如有血迹、体液或排泄物等污染，应及时更换。枕芯、被褥等

使用时应防止体液浸湿污染。

5. 便盆及尿壶

应专人专用，每天消毒，对腹泻患者应一用一消毒，方法：1000mg/L含氯消毒剂浸泡30min。

六、废物与排泄物管理

· 处理废物与排泄物时，医务人员应做好自我防护，防止体液接触暴露和锐器伤。

· 拥有ICU的医院，应有完善的污水处理系统，患者的感染性液体可直接倾倒入下水道。否则在倾倒之前和之后应向下水道加倒含氯消毒剂。

· 生活废弃物置于黑色垃圾袋内密闭运送到生活废物集中处置地点。医疗废物按照《医疗废物分类目录》要求分类收集、密闭运送至医疗机构医疗废物暂存地，交由指定机构集中无害化处理。

· 患者的尿液、粪便、分泌物和排泄物应倒入患者的厕所或专门的洗涤池内。

· ICU室内盛装废物的容器应保持清洁，但不必加盖。

七、监测与监督

· 应常规监测ICU医院感染发病率，感染类型、常见病原体和耐药状况等，尤其是3种导管(中心静脉导管、气管插管和导尿管)相关感染。

· 加强医院感染耐药菌的监测，对于疑似感染的患者，应采集相应微生物标本做细菌、真菌等微生物检验和药敏试验。

· 应进行ICU抗菌药物应用监测，发现异常情况，及时采取干预措施。

· 不主张常规进行ICU病室空气、物体表面、医务人员手部皮肤微生物监测，但怀疑医院感染暴发、ICU新建或改建、病室环境的消毒方法改变，应进行相应的微生物采样和检验。

· 医院感染管理人员应经常巡视ICU，监督各项感染控制措施的落实，发现问题及时纠正解决。

· 早期识别医院感染暴发和实施有效的干预措施：短期内同种病原体如MRSA、鲍曼不动杆菌、艰难梭菌等连续出现3例以上时，应怀疑感染暴发。通过收集病例资料，进行流行病学调查、微生物检验，甚至脉冲场凝胶电泳等工具分析判断确定可能的传播途径，并据此制定相应的感染控制措施。例如，鲍曼不动杆菌常为ICU环境污染，经医务人员手导致传播和暴发，对其有效的感染控制方法包括严格执行手卫生标准、增加相关医疗物品和ICU环境的消毒次数、隔离和积极治疗患者，必要时暂停接收新患者。

八、ICU 医院感染管理总体要求

· 独立设置，位置适宜，布局流程合理，内设治疗室（区）、监护区、医护人员生活办公区和污物处理区。各区域划分明确，严格管理，必须配备非手触式流动水洗手、速干手消毒剂等设施。

· 监护区以设置单间病房为宜，或至少配备 2 个以上单间病房，根据需要配备负压病房；若为大病房，每床使用面积不少于 9.5m，并以床幔相隔。配备空气净化装置，保持环境整洁，空气新鲜，通风和采光良好。

· 感染患者与非感染患者分开安置，特殊感染或高度耐药菌感染者单独安置。诊疗护理活动采取相应的消毒隔离措施，控制交叉感染。

· 工作人员进入 ICU 要穿专用工作服、换鞋、戴帽子、口罩、洗手，外出时应更衣，患有感染性疾病者暂不得进入。严格执行无菌技术操作规程和手卫生。有条件的，治疗区可配备净化工作台。

· 注意患者各种留置管路的观察、局部护理与消毒，加强医院感染监测。

· 加强抗菌药物应用的管理和细菌耐药性监测，防止患者发生菌群失调。

· 加强对各种监护仪器设备、卫生材料及患者用物的消毒与管理，特别是呼吸治疗设备装置的清洁、消毒与灭菌。每个床单位所用的血压计、听诊器、床头物品、供氧装置等，不得与其他床单位交叉使用。患者转出或出院，必须进行终末消毒处理。

· 不设陪客。严格探视制度，探视仅限制 1 人。特殊情况下，家属和非工作人员进入时要更衣、换鞋、戴帽子、口罩，与患者接触前后要洗手。

第五节 内镜中心医院感染管理

一、规章制度健全

内镜中心（手术室）消毒隔离措施、内镜清洗消毒操作规程、内镜监测制度等应符合本院实际工作。

二、环境及设施要求

· 内镜清洗消毒室与诊疗室应分开设置。

· 不同部位内镜的诊疗工作应分室进行，如不能分室者必须分时间段进行。

· 灭菌内镜的诊疗工作应在达到手术室标准的区域内进行，并按照手术室区的要求进行管理。裸式灭菌设备可放在诊疗区。

· 清洗消毒室应保持通风良好，如通风不良者应安装排风设备。

· 清洗消毒设施及物品齐全。

·配备储镜柜或镜房，定时或定期清洁消毒。没有消毒设施的镜柜应每周清洁、消毒 1 次。

·内镜及附件的数量应满足接诊患者及清洗消毒周转的需求。

·内镜诊疗室应清洁整齐，通风良好；每日清洁环境，如污染及时消毒处理。

·应用内镜清洗消毒/灭菌机，应有卫生行政部门颁发的卫生许可批件与药品监督管理局颁发的产品注册证。科室应留存附件，掌握产品的适用范围及注意事项。

·清洗消毒设施应包括专用流动水清洗池、冲洗池、高压水枪、高压气枪、超声清洗机、干燥设备、消毒设施或消毒液等。

·物品应包括清洗刷、纱布，棉签、多酶清洗液、水溶性润滑剂等。

三、职业防护要求

·工作人员清洗内镜时应穿戴相应的防护用品，如防水服或防水围裙和袖套、工作帽及防护面罩或眼镜、手套等，应做好个人防护。

·防护用品使用后应清洁、消毒，干燥保存。

四、硬式内镜清洗消毒（灭菌）原则

·凡进入人体无菌组织、器官或经外科切口进入人体无菌腔室的内镜及附件，如腹腔镜、关节镜、脑室镜、膀胱镜、宫腔镜、胆道镜等必须灭菌。

·凡穿破黏膜的内镜附件如活检钳、高频电刀等必须灭菌。

·凡进入人体消化道、呼吸道等与黏膜接触的硬镜，如喉镜、阴道镜、直肠镜等，应高水平消毒。

·内镜数量与接诊患者数应相适应，灭菌方法可满足诊疗需要。

五、清洗消毒流程

1. 预处理

硬镜使用后立即用湿纱布擦去外表面的血液、黏液等残留污物，拆分各部件，易损部件、镜头、锐器应妥善保护。

将硬镜置于防渗漏的密闭容器内，由消毒供应中心回收或送内镜清洗消毒室处。

特殊感染如气性坏疽、破伤风、朊病毒及原因不明病原体感染等患者使用后的硬镜应双层密闭包装，标明特殊感染，由消毒供应中心或内镜清洗消毒室单独回，收特殊处理。

2. 冲 洗

在冲洗池内用流动水和纱布彻底清洗镜身及镜头，注意避免划伤镜面。用清洁软毛刷彻底刷洗器械咬合面、轴节、穿刺鞘等有腔器械内壁。管腔、管道用高压水枪彻底冲洗，并擦干各部件，可拆卸部分必须拆开清洗。清洗纱布应当一次性使用，清洗

刷一用一消毒。每日清洗工作结束时，必须用500mg/L的含氯消毒剂对清洗池进行刷洗和消毒。传染或感染患者使用的内镜在污染池内清洗，清洗后进行终末消毒处理。

3. 酶 洗

多酶清洗液配置比例和浸泡时间根据产品说明书执行。将擦干的内镜及附件置于酶洗槽中浸泡，用注射器抽吸多酶洗液冲洗注水管、吸引系统及气腹管道。传染病或感染性疾病使用后的内镜，应使用多酶清洗液清洗，清洗液一用一更换，容器一用一消毒。

4. 超声清洗

用超声清洗器清洗5~10min，去除器械缝隙和管道内的污物。也可在超声清洗机内加酶洗液，酶洗与超声清洗同时进行。传染病或感染性疾病患者使用过的内镜，应使用超声清洗，用水(酶洗液)一用一更换并消毒超声机内槽。漂洗——更换手套，按照冲洗的方法用纯净水、软化水或蒸馏水漂洗各部件。

5. 消 毒

耐高温部件可采用热力消毒，温度应≥90℃，时间≥lmin。不耐高温部件可用500~1000mg/L含氯消毒液浸泡30min。特殊感染器械消毒参照《医院消毒供应中心第2部分：清洗消毒及灭菌技术操作规范》执行，润滑用水溶性润滑剂保养可润滑部件，宜使用喷雾法，减少润滑剂污染。

6. 干 燥

用干燥箱以适宜温度烘干所有器械。无干燥设备及不耐热器械、物品可使用消毒的低纤维絮擦布擦干。管腔类器械使用气枪或75%乙醇溶液进行干燥处理。

7. 包 装

采用布类包装方法，应用2层包装材料分2次包装。使用纸塑袋包装，可用一层，密封宽度应≥6mm，包内器械距包装袋封口处≥2.5cm。使用无纺布包装材料，应用2层包装材料分2次包装。

8. 灭菌或消毒

根据硬镜的性能要求及各医院的条件选择压力蒸汽灭菌、低温等离子灭菌、环氧乙烷灭菌、化学灭菌剂浸泡灭菌、快速内镜灭菌机灭菌等。

(1)灭菌剂浸泡法

可使用2%碱性戊二醛或其他灭菌剂，灭菌时间按厂家说明操作。用2%碱性戊二醛浸泡灭菌硬镜10h以上，消毒硬镜应达到30~45min，浸泡时应充分打开轴节，使管腔内充满灭菌剂，使用前用无菌水彻底冲洗，再用无菌纱布擦干。使用中的戊二醛应每2周更换1次，并对盛装容器彻底清洗、灭菌；每次使用前应监测戊二醛浓度。

(2)快速内镜灭菌机

应按照厂家的说明进行操作。此方法适用于连台手术，灭菌后即刻上台使用。

9. 储　存

灭菌后的内镜及附件按无菌物品储存要求进行储存。有效期：布类包装为7d，纸塑包装为6个月。非专用包装无纺布材料包装的器械，有效期≤6个月。裸露灭菌的内镜应在4h内使用，不能储存。备用的内镜应置于清洁器械柜中。

六、附件的清洁和灭菌

1. 摄像头及连线的清洗、灭菌

取下与摄像机电子连接部分，将防水盖覆盖电子部分。流动水下擦洗表面，不防水处（摄像头、C型接口等）用湿纱布反复擦拭至清洁。摄像头电子部分如遇水或潮湿时应立即吹干或用棉棒擦干，切勿将电子部分的插件弄弯或打折。摄像头及连线、电凝线等可用环氧乙烷、低温等离子灭菌。

2. 导光束的清洗、消毒与存放

清洗方法与摄像头相同，禁止超声波清洗。导光束清洗时必须将其盘好放于柔软容器内，勿折，勿压，勿打结，远离利器。气腹管、宫腔镜注水管按照清洗→酶洗→冲洗→干燥的流程进行清洗后，采用高压、环氧乙烷或低温等离子法灭菌。

七、监　测

·消毒液浓度监测每天使用前监测2%碱性戊二醛浓度、每日监测含氯消毒液浓度并记录。

·软式内镜生物学监测每季度1次，细菌总数≤20CFU/件，不得检出致病菌。

·灭菌内镜及附件生物学监测每月1次，无菌检测合格。

·使用中的戊二醛染菌量监测用于附件灭菌，每月1次，无细菌生长；用于内镜消毒，每季度1次，消毒液染菌量≤100CFU/mL并未检出致病菌。

·使用内镜灭菌设备时，应每月对灭菌设备进行生物监测并记录。

八、内镜室的医院感染管理应达到的要求

(1)布局合理，设立患者候诊室（区）、诊疗室、清洗消毒室、内镜储藏室等。内镜的清洗消毒必须与内镜的诊疗工作分开进行，清洗消毒室应当保证通风良好。

(2)内镜诊疗室的建筑面积应当与医疗机构的规模和功能相匹配，每个诊疗单位的净使用面积不得少于20m²。

(3)不同部位内镜的诊疗工作应当分室进行，其清洁消毒工作应当分槽进行；灭菌内镜的诊疗应在达到手术标准的区域内进行，并按照手术区域的要求进行管理。

（4）配置内镜及附件的数量应当与医院规模和接诊患者数量相适应，保证所用器械于使用前能达到规定的清洗、消毒或者灭菌要求。

（5）根据工作需要，配备相应内镜及清洗消毒设备。使用的消毒剂、自动清洗消毒器械或者其他清洗消毒设施必须符合《消毒管理办法》的规定。一次性使用医疗用品不得重复使用。

（6）内镜及附件的清洗、消毒或者灭菌必须遵循以下原则。

·凡进入人体的无菌组织、器官或者经外科切口进入无菌腔隙的内镜及附件，如腹腔镜、关节镜、脑室镜、膀胱镜、宫腔镜和进入破损皮肤、黏膜的内镜附件（如活检钳、高频电刀）必须灭菌。

·采用化学消毒剂浸泡灭菌的内镜，使用前必须用无菌水彻底冲洗，去除残留消毒剂；灭菌后的附件应当按无菌物品储存要求进行储存，储镜柜内表面或者镜房墙壁内表面应光滑、无缝隙，便于清洁，每周清洁消毒 1 次。

·凡进入人体消化道、呼吸道等与黏膜接触的内镜，如喉镜、气管镜、支气管镜、胃镜，肠镜、乙状结肠镜、直肠镜等，应当达到高水平消毒；弯盘一人一用一消毒。内镜及附件用后应当立即清洗、消毒或者灭菌，进行每一项操作时应当使用计时器控制。

·禁止使用非流动水对内镜进行清洗；使用的消毒剂、消毒器械或者其他消毒设备，必须符合《消毒管理办法》的规定。注水瓶及连接管采用高水平以上化学消毒剂浸泡消毒（如有效氯含量为 500mg/L 的含氯消毒剂或者 2000mg/L 的过氧乙酸浸泡消毒 30min），消毒后用无菌水彻底冲净残留消毒液，干燥备用。注水瓶内的用水应为无菌水，每天更换。

·每日诊疗工作开始前，必须对当日拟使用的消毒类内镜进行再次消毒；每日诊疗工作结束时，必须对吸引瓶、吸引管、清洗槽、酶洗槽、冲洗槽进行消毒，刷净、干燥备用；消毒槽在更换消毒剂时必须彻底刷洗；工作台面、地面每日用消毒液擦拭并进行空气消毒；工作人员清洗消毒内镜时，应加强个人防护，穿戴专用工作服、防渗透围裙、口罩、帽子、手套等。准备流动水洗手设施和手消毒剂等，检查或治疗每一位患者前后应洗手。

（7）登记内容包括就诊患者姓名、诊断、使用内镜的编号、清洗时间、消毒时间以及操作人员姓名等事项。

（8）使用中消毒剂浓度应每日定时监测，消毒后的内镜每季度应进行生物学监测，灭菌后的内镜每月进行生物学监测，保证消毒效果并有记录。环境卫生学监测符合《医院感染管理办法》预防与控制有关要求。

（9）从事内镜工作的医务人员，应当接受内镜清洗消毒及个人防护等医院感染相关知识的培训，持证上岗，并遵循标准预防的原则和有关规章制度。

第六节　口腔科医院感染管理

一、口腔医疗中的消毒灭菌

(一)口腔医疗的医院感染控制目的

口腔医疗交叉感染控制的目的可概括为：①在口腔治疗中，保护患者及口腔医务人员，防止感染发生；②减少在口腔治疗中致病微生物的数目，使其在环境中达到最低水平；③通过对每位患者采取高标准的控制感染措施，即对所有患者采取"普遍性预防隔离"原则预防感染的传播；④简化控制感染的措施，尽量减少因控制感染而给口腔医务人员带来的不便。

1987年，美国疾病预防控制中心提出，由于从患者的病史及检查中不能可靠地判断是否感染了艾滋病或其他血源性传播性疾病，因此，对血液及体液无论任何患者均应一致对待，进行普遍性预防隔离，采取严格的控制感染措施。或者说，将所有就诊患者均假定为血源性传播的感染性疾病的患者来对待。例如，口腔医务人员应穿工作服、戴手套、口罩及保护性眼镜等保护性屏障，特别是进行高速手机及超声洁刮治操作时更应注意自身防护；有手指皮肤破损时应及时包扎覆盖并戴手套；在治疗前让患者含漱作用持久的漱口水；治疗中使用强吸引器，调整合适的体位及使用橡皮障以减少治疗过程中气雾的污染程度；对口腔医疗器械和材料进行合理消毒灭菌等。

(二)口腔医疗器械的消毒灭菌原则

1. 口腔医疗器械的分类

1991年，美国疾病预防控制中心根据医疗器械潜在的传播疾病危险程度将口腔医疗器械分为高危、中危及低危器材。

高危器材是指接触骨组织或穿入软组织的器械，如注射器针头、刀片、缝针、拔牙钳、牙周洁刮治器、外科牵引器、外科钻、剪刀及牙挺等。该类器材有较高的潜在传播疾病的危险，必须严格灭菌。

中危器材是指仅接触黏膜但未接触骨组织，也未穿过黏膜，如口镜、探针、银汞充填器、镊子、印模托盘、吸唾器、牵舌器、牙钻、磨石类及手机。该类器械有中等程度传播疾病的危险，需采用灭菌或高效消毒法。

低危器材是指仅接触完整的皮肤表面，包括环境表面如三用枪手柄、X线球管、橡皮障支架、灯光开关、调和刀、保护性眼镜等，该类器材传播疾病的危险性低或无，可选择中、低效消毒剂或简单清洁消毒即可。

2. 口腔各种清洗消毒流程

凡进入患者口腔内的所有诊疗器械必须达到一人一用一消毒或者灭菌的要求。凡接触患者伤口、血液、破损黏膜或者进入人体无菌组织的各类口腔诊疗器械，包括牙科手机、车针、根管治疗器械、拔牙器械、手术治疗器械、牙周治疗器械、敷料等，使用前必须灭菌。凡接触患者完整黏膜、皮肤的口腔诊疗器械，包括口镜、探针、牙科镊子等口腔检查器械，各类用于辅助治疗的物理测量仪器、印模、托盘、口杯等，使用前必须消毒。凡接触患者体液、血液的修复或正畸模型等物品，送技工室操作前必须消毒。

（三）口腔医疗中常用的消毒灭菌方法

根据器械的类型（高危、中危或低危），耐热程度（金属或塑料），耐腐蚀性能综合选择不同的消毒及灭菌方法。

无论选择哪种方法，首先应对污染物品分拣；将注射针头等锐器放于耐刺穿的容器内，防止误伤。由于附于器械上的有机污垢干燥后较难去除，应在器械使用后尽快清洗。清洗器械应戴上厚橡胶手套。一般提倡"双消毒"，即器械使用后浸泡于消毒液一定时间，用刷子去除残垢，冷水冲洗后自然干燥或擦干，然后再进行灭菌及消毒。除人工清洗外，有条件者可选用清洗效果好的超声清洗，该法可减少人力成本，器械损伤小。应选择合适的超声冲洗液，一般超声清洗时间为 1 ~ 10min，温水冲洗、干燥。

清洗干燥后在灭菌前应合理包装，灭菌后应抗菌保藏。即使是一次性使用的物品也应用消毒液浸泡后再焚烧销毁。

二、口腔科感染控制特点

（一）治疗前的病史采集、准备工作及病历记录

在患者每次就诊时，应常规询问其病史，了解患者的目前全身状况，有无近期感染病史，以便采取必要的措施。为减少环境中气雾的污染，应常规让患者在治疗前含漱抗菌漱口液，特别是作用持久的漱口液。

在病历记录中应注意避免污染病历。最好能有助手帮助记录病史及检查结果。如果医生自己记录，则需在治疗每一个患者之后将笔消毒或用屏障（如一次性纸巾）握笔记录。

（二）控制感染的临床操作程序

开始治疗前穿工作服、戴口罩、防护镜及手套。清洁治疗中可能接触的表面。清洁的方法为"喷、擦、喷"。清洁后摘下手套洗手。将灭菌的器械取来。整理工作台，拿走不需要的物品。

患者坐在诊椅后调整椅子及头托，给患者穿前身巾，问病史，讨论治疗及写病历。打开器械包检查器但不接触器械。洗手，方法为摘下首饰清洁指甲，再用抗菌液洗10s，冲洗干燥，然后戴手套。先将手机的水路冲洗20~30s，然后再将灭菌的手机

接上，同时将三用枪及吸唾器的头接上。

在对患者的检查治疗中，首先应注意减少微生物的扩散。如果使用高速手机或洁治前常规让患者含漱，以及使用强吸引器等，最好能用橡皮障。其次，还应注意：手指接触的区域越少越好；不能用戴手套的手整理头发，揉眼睛，搔抓皮肤，调整口罩和眼镜；离开诊室时应摘下手套，回来后洗手再戴新手套；不宜在教室、休息室、图书馆及医院外穿工作服；需要给患者拍口内片时，应摘下手套洗手后再拿照相机；掉在地板及非灭菌的器械不能再使用，需更换新的灭菌器械；选择质量好的手套，如果不慎手套破了，洗手后更换新手套；使用注射器时应防止误伤手指，提倡用一手拿注射器来套针帽或使用特别的持针帽器；在取银汞、洞衬剂或垫底材料时，应注意需要多少取多少，不宜将容器放在近旁，否则需套上保护膜；在物品器械送出去制作或检修前应对其消毒处理；不能用污染的手触摸病历；在工作中不慎使眼、口腔、其他部位黏膜、皮肤被锐器误伤，或意外接触了患者的血液、唾液，应立即请有关人员处理。

治疗后摘下手套、口罩丢弃于废物箱内，洗手。填写病历。应保证将一次性使用的锐器包括针头、刀片、一次性钻针、正畸金属丝等放于安全的耐刺穿的容器内，将非锐器的一次性物品放在有塑料衬里的废物容器内。将手机、超声洁治手机及水气枪冲洗 30 s，卸下手机放在污染区。

(三)口腔各科室感染控制的特点及原则

1. 牙体牙髓科

在牙体牙髓治疗过程中，高、低速手机使用频繁，应在治疗每一患者之间严格消毒手机及钻针。为减少治疗中气雾的污染及吸入、吞咽口腔科材料器械的可能，最好使用橡皮障。橡皮障设备的灭菌应根据制造商的建议进行。如无条件使用橡皮障，可在治疗前让患者含漱 0.12% 的氯己定漱口液或 3% 过氧化氢液 1min，以减少气雾的污染程度。

绝大多数牙体牙髓治疗的手持器械如挖匙、银汞充填器、调和铲、根管扩大器等为不锈钢制品，应在每一患者之间热力灭菌。灭菌前应对手持器械认真清洗，选择对金属无损害的清洁剂，如水门汀去污剂对金属器械有损害。如果使用化学消毒剂，应注意不宜时间过长或浓度过高，否则，即使不锈钢器械也可能变色及生锈。在清洗及消毒碳钢材料的器械时，应将其与不锈钢器械分隔开。为防生锈，在高压灭菌前可使用 1% 亚硝酸钠处理不锈钢器械。

银汞及树脂输送器的末端可能有大量的唾液链球菌及变型链球菌存在，应在每一患者之间消毒。多数不锈钢输送器可采用高压灭菌、化学蒸气灭菌或干热灭菌。塑料输送器可用化学消毒剂浸泡。应注意输送器不能装过多的材料或作为充填器使用。如果输送器堵塞不畅，可用异丙醇处理 30～60 s。

如果将光敏灯放在治疗椅旁，应将其表面覆盖保护屏障(塑料薄膜)。光敏灯若有可更换的治疗头，则应在治疗患者后更换。否则，可用消毒纱布擦拭。牙髓电活力测定仪中接触患者口腔的部件也应用湿纱布消毒。银汞搅拌器虽属低危器械，但也应戴保护手套防感染。

使用牙科材料时应防止交叉感染。调配各种材料时宜戴手套以减少对修复材料容器的污染。单剂量的银汞合金胶囊为较好的预防交叉感染的方法。

2. 牙周科

牙周治疗中特别应注意的是减少血液及污垢的飞溅，防止锐器误伤皮肤。即使在一般常规的治疗中，如教患者刷牙及使用牙线的口腔卫生宣教中也有血液和菌斑飞溅的可能。在用牙齿模型进行宣教时，不能用带有污染手套的手接触模型，应摘掉手套或再戴上一副保护性手套。同时，医生应注意自身防护，除手套、口罩外，应戴保护性眼镜。

牙周治疗的手持器械如牙周探针、洁治器等多数为不锈钢制品，可高压蒸汽灭菌。在使用超声洁治器时，注意尽量减少气雾产生。牙周炎常规在超声洁牙前用1%过氧化氢液鼓漱1min，经研究显示能显著减少诊椅附近口腔中的细菌。因此，提倡超声洁牙前常规含漱1%过氧化氢液或氯己定含漱液。超声洁治头应在每一名患者使用之间高压灭菌或高效消毒，超声洁治手机应选择恰当的消毒剂在每一名患者使用之间消毒。研究显示，用2%碘酊消毒手机，再用乙醇脱碘2次，可消除表面的乙型肝炎病毒。因此，提倡超声洁治手机使用后冲洗水路30s，用2%碘酊消毒，乙醇脱碘2次，或用1%聚维酮碘溶液消毒保持5~15min，再冲洗表面的聚维酮碘溶液。切记，在超声洁治前，应开水闸冲洗洁治器20~30s，牙周洁治后应如此重复一次。

牙周洁治及刮治器的磨石可高压灭菌。一般认为，最佳的磨器械时间为治疗前使用灭菌的磨石。如果在治疗中需使用磨石，应注意灭菌处理。

龈下冲洗操作时应避免误伤，最好使用一次性冲洗器。用慢速手机对牙面抛光时应尽量减少唾液及血液的飞溅，调整合适的体位并减少软组织损伤。钛金属种植体表面不能用常规的洁治器，应使用塑料洁治器，并注意高压灭菌。

3. 儿童口腔科及预防口腔科

儿童口腔科多数治疗类似于牙体牙髓科的治疗。但儿童的特点是较容易感染多种疾病，可能会成为许多感染的病源。因此，更应强调上述的控制感染措施。

治疗儿童口腔疾病时，为保证儿童积极配合，控制感染，对医生做好防护，可选择使用透明的口罩以利于儿童的配合。

进行窝沟封闭时，最好用一次性、单剂量的封闭剂，否则应提前准备好，需要增加材料时再戴手套触摸封闭剂容器。

4. 口腔黏膜科

口腔黏膜科就诊患者中有相当一部分为口腔黏膜感染性疾病患者，如疱疹病毒感染，细菌感染，真菌感染，以及一些罕见的特殊感染（如结核、梅毒、淋球菌口炎、艾滋病）。一些非感染性口腔黏膜疾患常有糜烂、溃疡等，可伴出血。因此，黏膜科使用的检查器械如口镜、探针等应严格灭菌，最好使用一次性检查器及指套。进行口腔病损脱落细胞检查的刮片应高压灭菌或一次性使用。

黏膜科医生应注意自身防护，不能用手直接接触病损。怀疑有结核、梅毒、淋病及艾滋病等传染性疾病患者应及时会诊，上报有关卫生防疫部门。

口腔黏膜急性感染期不宜进行活检，也不宜进行复杂的牙体牙周治疗。口腔黏膜活检器械均应高压灭菌或一次性使用（刀片及缝针）。

5. 修复科

修复科医生在对患者进行检查及牙体预备操作时，应注意检查器械、手机的灭菌，并且应减少气雾污染。

修复治疗的印模材料表面有患者的唾液甚至有血液污染，是最先考虑的控制感染的对象。印模的消毒方法有多种，如化学消毒剂浸泡、喷雾及短时间浸没等，这些方法各有优缺点。但无论哪种方法，用流动水冲洗残留的血液及唾液是第一步。一般建议，藻酸钠印模材料使用聚维酮碘喷雾剂消毒，然后密闭于塑料袋中10min冲洗后再灌注石膏模型。藻酸盐印模也可使用1:10稀释的次氯酸钠（每天须新鲜配制）浸泡或喷雾后密闭消毒。硅橡胶印模可选用聚维酮碘溶液、稀释的氯化物或戊二醛等浸泡。应防止托盘与印模在浸泡过程中分离。消毒后清洗也是重要的一步，并应通知技工室印模材已消毒，以免重复消毒。印模托盘若为铝金属或镀铬制品，可选用高压灭菌；塑料托盘最好一次性使用或采用化学消毒剂浸泡。

修复体无论是来自患者口腔需要修改或者制作后给患者试戴，均应清洗消毒。先彻底用水冲洗残留的唾液及血液，清洁后浸泡于消毒液。

2%碱性戊二醛可进行树脂义齿、活动或固定修复体的消毒，对树脂损害小，但戊二醛有一定组织毒性，刺激性强，因此，修复体应彻底冲洗。聚维酮碘溶液、氯化物虽然对金属有一定腐蚀作用，但如果浓度（1:10）及时间（10min）合适，聚维酮碘溶液及氯化物对钴铬合金的影响极小。应当注意，无论使用哪种消毒液，绝不能将修复体从消毒液中取出就立即给患者戴上。树脂修复体经消毒冲洗后可保存于稀释的漱口液中。

如果在诊椅旁对义齿进行修改，宜选择单剂量的抛光粉、灭菌的布轮、灭菌的手机及钻针进行操作，以免修改后再对义齿消毒，可简化步骤。

咬合蜡、胎堤可选用聚维酮碘溶液"喷、擦、喷"的方法，或采用"洗、喷、洗、喷"的方法，第2次喷上消毒液后应将其密封一定时间，冲洗、干燥。进入口腔的器材如面弓等需热力灭菌。石膏代型可采用消毒剂喷雾或用1:10的次氯酸钠或聚维酮碘溶液浸泡。

6. 正畸科

正畸治疗中使用的器械大多为锐缘器械，如钢丝、金属贴片等，应小心，防止误伤，必要时正畸医生可戴较厚的防刺穿手套防护。

正畸治疗用钳为高质不锈钢，可高压灭菌；若为低质不锈钢则需干热灭菌；若为塑料手柄的钳，则可用化学消毒剂消毒。若使用干热灭菌法，则应注意在关节处用润滑剂。

印模、托盘及活动矫治器的消毒与修复科消毒相同。

7. 口腔手术

口腔手术前，患者、医生及助手均应有保护屏障，如将患者的头发、眼覆盖，医生戴口罩、帽子、防护镜、无菌手套及外科手术衣。

外科手术常用器械如镊子、持针器及止血钳应严格热力灭菌，去骨的手机需能灭菌。镊子、钳子若在杀菌液如2%戊二醛中浸泡，取出时应戴清洁的手套防污染。装戊二醛的容器应每周清洗灭菌，消毒液应隔日更换。开口器应灭菌后再重复使用。刀片及缝针应一次性使用，持刀器可热力灭菌。作颌间结扎时应小心操作以防误伤。

8. 修复及正畸技工室

技工室的感染控制与临床诊室的感染控制一样重要。由于许多口腔材料及修复体要往返于诊室与技工室之间，有潜在的感染微生物存在及传播的危险。多数口腔修复体、印模、矫治器及相关材料是可以进行消毒处理的。如果消毒剂种类、量及消毒时间选择合理，对材料无害。原则上印模送到技工室后、修复体或矫治器经患者试戴后、仪器设备包括手机送去修理前均应清洁消毒。

应注意工作间清洁，每周清洁技工室抽屉及工作台表面。技工室工作人员应有良好的卫生，穿洁净的工作服并定期更换。在使用高速有喷雾的设备时应戴口罩、手套及防护镜，并经常洗手。工作间应有良好的通风设备，工作间不宜进餐、饮酒及吸烟。技工室应指定技工负责控制交叉感染，设计好临床接待区，除非在临床已经消毒，否则在接收修复时应消毒。

9. 放射科

口腔放射摄影操作包括口内片操作及口外片操作。口内以拍摄牙片、翼片为主。由于口内片的拍摄需将胶片放置在患者口腔内，因而有患者之间、患者与操作者之间交叉感染的可能。口外片主要包括曲面断层片、各种平面及断层片，也有一定交叉感染的可能。

一般口内片的操作程序是操作者用手将胶片放入患者口内，让患者用手扶住，或使用胶片夹，再放入患者口内让患者扶住持片夹，操作者再调整球管、按曝光钮，再用手取出胶片，放在某处。显然，从患者口内取出的胶片有相互接触污染的可能。因此，放射科拍片应注意以下几点：①拍片前的准备工作。如果一个人操作整个过程，应在每个患者之间消毒或覆盖可能污染的表面，如 X 线球管及移动装置、诊椅头托及调整装置、曝光按钮、灯光开关及曝光后的胶片接触的表面。②拍片时应戴干净的手套取胶片。给患者拍照，将曝光的胶片放在纸巾或一次性口杯里，将仪器表面的屏障撤掉或表面消毒，摘下手套并洗手后将胶片转送至暗室。③暗室操作。目的是不污染底片而扔掉污染的包装袋，操作时，戴手套轻轻将胶片包装袋打开，让里面的胶片自行落到一个洁净的纸巾上，扔掉污染的包装袋并摘掉手套，然后洗片，注意洗出后应小心放置，与污染的胶片分开。

三、高危患者的处理原则及意外误伤的处理

(一)高危患者的处理原则

高危患者是指较一般人群更容易患传染性疾病的人群，如接受输血或使用血制品的患者、肾透析及免疫缺陷的患者等。输血及肾透析患者可能由于血制品污染而患乙型肝炎及丙型肝炎；静脉吸毒者属高危人群，由于共用污染针头而容易被病毒乙型肝炎或人类免疫缺陷病毒感染。口腔医疗传播疾病的可能性较大，但最主要的是乙型肝炎及人类免疫缺陷病毒感染这类血源性传染性疾病，也是医患双方控制感染最关注的问题。

对已知人类免疫缺陷病毒感染的患者的口腔处理主要考虑两方面：一是治疗地点；二是治疗人类免疫缺陷病毒感染患者对口腔医生的危险程度有多大。在一般的口腔诊所，就可以较安全地治疗人类免疫缺陷病毒患者，对人类免疫缺陷病毒感染患者口腔治疗(刮治、根面平整、拔牙、牙周及根尖手术等)并未增加其术后并发症。但为了减少术后并发症，应对患者的全身状况及疾病的严重程度进行全面了解，最重要的是感染的时间长短及了解患者刚被诊断为人类免疫缺陷病毒感染时的辅助性 T 细胞(CD4)计数水平。

人类免疫缺陷病毒感染者均可能出现口腔病变，或者无症状，或者发生口腔黏膜病变，如唾液流率下降、口腔念珠菌病、坏死溃疡性龈炎、深部真菌病及肿瘤。但上述表现并非人类免疫缺陷病毒感染者特有的表现，在许多其他免疫功能低下者中也常存在。口腔医生应能够认识这些口腔黏膜及牙周组织的异常表现，如果临床上难以判断，应及时请有关专家会诊。上述病变一般均可在有较好的控制感染措施的口腔门诊进行治疗。特别是一些较常见的疾病如口腔念珠菌病、口腔毛状白斑等。但若需放射治疗及长期静脉药物治疗时，需转到相应医疗部门进一步治疗。

(二)意外误伤的处理

血源性传播疾病最危险的传染途径是通过污染的针头及锐器直接或皮下接种；其次为通过非针刺方式，如搔抓、烧伤及皮炎等病损进行传播，或者通过感染的血液或血浆进入黏膜(口、鼻腔及眼)表面；再次为感染分泌物(如唾液)进入黏膜表面，通过环境间接将血液感染物传播(撒、溅方式)出去，或者通过感染患者血清的气雾

传播。

由于口腔医疗的操作特点，会使用到许多有锐缘的、高速的医疗器械，加之口腔操作范围小，患者可在治疗中频繁张闭口活动，造成意外误伤是有可能的。其原因可能为工作中不慎的意外误伤，或没有遵守"普遍性预防隔离"原则，或者保护屏障遭到破坏。

一旦发生了意外误伤使口腔医生接触了可能被污染的物质，一般的原则是首先对被误伤的职工及病源患者尽快进行全面评价，确定误伤的过程及原因，并定期对受误伤的医务人员进行随访。

1. 对误伤的记录

对所有误伤者需要填写以下项目，以便于全面了解每次误伤的情况。包括受误伤医生的个人资料(年龄、性别、职业类别、专业类别及专业的程度)，误伤暴露的具体情况，误伤的地点(口腔诊所、急诊室、实验室、消毒区等)，误伤的类型(经皮肤、经黏膜)，损伤的深度(表浅、中等深度、较深层，局部出血的量)，造成误伤的器械类型(名称、中空或实心)，误伤与临床操作的关系(工作中、工作后、废弃物)，误伤的情况(与术者有关、与助手有关、与患者突然活动有关)，造成误伤流血或其他有潜在危险的材料的量(可见、不可见)，使用器械多久之后造成了误伤。

应记录局部伤口的处理情况，如冲洗、清创、缝合，冲洗、针刺处消毒处理，误伤黏膜给予大量水冲洗。记录误伤暴露时操作者的保护性措施(手套、口罩、眼镜)。

针刺误伤是否造成感染或血清阳性取决于许多因素。与接种感染物的质与量、刺伤的深度、有无保护性措施(如戴手套)及宿主的反应有关。据报告误伤造成人类免疫缺陷病毒感染的概率为 0.11%～0.3%。针刺误伤 HBeAg 阳性患者所造成的感染为40%，而针刺误伤 HBeAg 阴性患者造成的感染概率为 2%；针刺误伤造成丙型肝炎病毒感染的概率为 3.3%～10%。HBeAg 阳性的患者血液传染性极强，其次为丙型肝炎病毒，人类免疫缺陷病毒的传染性低于肝炎病毒。当然，误伤的途径及血清学诊断的敏感性也影响针刺误伤的感染率。经皮肤误伤造成血液传染性疾病的概率远远大于经黏膜误伤者。

2. 对被误伤的医务人员进行全面评价

应详细了解被误伤医务人员的健康及免疫状况。包括被误伤医务人员的健康状况(全身疾病、免疫缺陷、妊娠)，乙肝状况(乙肝疫苗的接种史、抗体滴度)，丙肝状况(是否有丙肝抗体及检测日期)，人类免疫缺陷病毒状况(抗人类免疫缺陷病毒抗体的状况及检测日期)，以及破伤风状况(10 年内注射破伤风毒素的情况)。

3. 对病源患者的评价

对病源患者应认真询问及记录以下情况，如患者个人资料(年龄、性别等)，乙肝状况(既往患过乙肝，是否痊愈；既往患过乙肝，是否为慢性携带病毒状态；不清楚是否患过乙肝，但为乙型肝炎病毒高危人群如静脉吸毒者、静脉接受血制品者及与乙肝患者共同生活者；或不清楚是否患过乙肝、不清楚是否高危人群），丙肝状况（既往是否患过丙肝或非甲非乙肝炎，抗丙肝抗体是否阳性，是否为高危人群），以及人类免疫缺陷病毒状况（是否为阳性，是否为高危人群）。

4. 血清学检查

被误伤的医务人员及病源患者的血清学检查十分重要。被误伤的医务人员应进行HBsAg 检测、人类免疫缺陷病毒抗体检测、丙肝病毒抗体检测（如果病源患者为带病毒者或高危人群），并在 6 个月及 9 个月复查。还应对病源患者进行 HBsAg 检测，征得患者同意后进行人类免疫缺陷病毒抗体检测，若为高危人群，需进行丙肝病毒抗体检测。

第七节 静脉药物调配中心医院感染管理

静脉药物调配中心（PIVA）是在符合 GMP 标准、依据药物特性设计的操作环境下，由受过培训的药护人员，严格按照操作程序，进行包括全静脉营养液、细胞毒性药物和抗生素等静脉用药物的调配，为临床药物治疗与合理用药服务。引入 PIVA 的目的是加强对药品使用环节的质量控制，保证药品质量体系的连续性，提高患者用药的安全性、有效性；实现医院药学由单纯供应保障型向技术服务型转变，实现以患者为中心的药学服务模式，提高医院的现代化医疗质量和管理水平。

建立 PIVA，可以保证静脉滴注药物的无菌性，防止微粒污染；同时可解决不合理的用药现象，减少药物浪费，降低用药成本，确保药物相容性、稳定性，将给药错误降至最低。空气净化装置的防护作用，可大大降低毒性药物对医护人员的职业伤害。PIVA 作为医院的新设部门，对合理用药和加强药品管理具有非常重要的意义。

一、建筑设计与布局

1. 建筑设计

根据医院的实际情况确定 PIVA 的工作量，首先确定是建立集中式还是分散式PIVA。两种形式的区别类似于中心药房与卫星药房之分。在中国，绝大多数医院还是采用中心药房进行药品的管理。

对于新建大楼的医院，PIVA 最好是与中心药房在一起，因为 PIVA 从某种意义上来说是一个注射剂中心药房，这样便于药剂科开展药品管理、储存、人员配备等工作。如共用一个二级药库，共用一个排药准备区等。可建小药梯连通病区，不需要人员配送。

对于老旧建筑的医院，如果有输液制剂楼（室），可考虑采用制剂室的场地建立PIVA。

平面布局应符合功能流程，专设人流和物流通道。

对于病区大楼较分散的医院，可考虑建立一个集中式 PIVA，服务主要病区楼，其他小病区楼可考虑建立卫星式 PIVA。运行模式为集中式 PIVA 调配批量大、稳定的标准处方，储存于卫星 PIVA，需要时由卫星 PIVA 发放。

对于场地较充裕的医院，可在外科楼、内科楼各建一个 PIVA，方便运送。场地的选择最好符合以下几个条件：房型最好不要呈狭长形，宽度最好不小于9m；大楼最好为框架结构，梁高不低于 3.5m；调配中心周围环境不可靠近污染源；在不影响大楼外观的前提下，应留有放置空调室外机的位置，且不可以离调配中心太远；如无法提供，则可考虑与手术室共用一套冷热源；应考虑新风口和排风口的位置，且不可离得太近。

2. 场所和设备

PIVA 应当在充分研究静脉用药情况和调配中心需要的规模、人员、设备的基础上进行。调配中心位置需尽量靠近病区药房，以便于管理和及时供药。

场所 一般包括排药间、准备间、调配间、成品间、药品周转库、办公区、更衣室等，其中调配间可根据需要分为细胞毒药物调配间、抗生素类药物调配间、静脉营养药物及其他药物调配间。

配备 配备层流工作台（必须保证在 100 级的超净台内进行）、生物安全柜等净化设备，配备冰箱、货架、推车等储存运输设备，配备电脑、打印机、冰箱等办公设备。注意不要放置在调配区域，因为这些设备可能吸附或产生大量的微粒，影响调配质量。对 PIVA 设备的投入应当符合经济实用、易于清洗消毒、方便临床的原则。

层流工作台要求 水平层流工作台主要用于调配对人体没有危害的药物。必须有独立的风机、高效过滤器和适合的工作区域；最好采用不锈钢材料的工作台面，便于定时清洁；理想工作高度76cm，长度1.8m 左右，适合双人同时进行操作。新风补充应从台顶进入，并经过一层过滤效率为20%、可清洗和更换的初效过滤器过滤。应有连续可调风量风机系统，始终保持送风风速处于理想状态。

生物安全柜主要用于调配对人体有危害的药物，保护操作者和环境。吸入口风速0.5m/s、送风口风速0.45m/s，两者需保持稳定，所有吸入气流和垂直气流需经高效过滤。

二、工作人员

PIVA 工作量大、责任心强、风险性大，所有工作人员必须进行专门严格的岗前培训，采取准入制度。确保他们了解 PIVA 的工作意义，掌握各岗位技术操作技能。调配人员应有健康档案并定期体检。传染病、皮肤病患者和体表有伤口者不得从事药物调配工作。

三、PIVA 感染预防与控制

PIVA 是控制院内感染的主要单位，药物的集中调配可以把广泛分布在各病区的污染源和危险源集中起来，实施科学的管理来预防和控制环境污染，并在一定程度上减少临床护士因调配输液发生锐器伤害而导致的血源性感染，有效降低职业健康安全风险。因此，加强 PIVA 消毒隔离、规范各项操作等工作的管理，对控制医院感染具有重大意义。

（一）调配操作流程

1. 操作前准备

洁净服、口罩、手套穿戴规范；备齐用物，75% 乙醇溶液清洁层流台并佩戴湿润手套可减少微粒的产生。

2. 调配时严格无菌操作

仔细核对输液单、药物（做到"三查七对"）；75% 乙醇溶液消毒加药口，并同时消毒安瓿和粉针剂连接部位，锯安瓿、开瓶一次完成。

3. 层流台内抽液方法

做到不余、不漏、不污染，通过已灭菌的加药口注入输液袋内，摇匀并挤压输液袋或输液瓶，检查是否渗漏、浑浊或有异物。操作后再次核对输液单与空瓶，确认后盖章，最后将输液袋或输液瓶与空药瓶一起送出传递窗交药剂师复核。

（二）超净工作台规范操作要求

超净工作台中摆放的物体必须控制为最少数量，因为每个物体都会产生紊流。在无菌物体的上游不可有物体通过（勿跨越无菌区），因为微粒会从上游物体上吹脱。无菌物体暴露时间应最小化。水平层流工作台的空间和布局：大件物体相距至少 15cm，小件物体相距至少 5cm，距离工作台面边缘不小于 15cm。生物安全柜的空间和布局：所有的操作必须在离工作台外沿 20cm、内沿 8~10cm 内，并离台面至少 10~15cm 区域内进行。调配细胞毒性药物须戴活性炭口罩、两副手套及防护眼镜；生物安全柜的散流孔不允许有任何物体阻挡，防护玻璃开启不超过 18cm；必须定台调配细胞毒性药物及青霉素类药物。

（三）PIVA 的感染控制措施

1. 出入洁净控制区人员的更衣要求和更衣程序

进入控制区 ①调配中心工作人员首先在更衣室内换上工作衣和工作鞋方可进入控制区；②来访者和维修人员进入控制区前需得到同意，用于维修的工具在带入之前用 75% 乙醇溶液消毒，非授权人员不得进入洁净区域；③进入洁净区的任何人，都应遵从相关的更衣程序进入相关区域。

　　进入洁净区规程　①一更。首先在更衣室内换上工作衣、发帽和工作鞋，去除手及手腕上的所有饰物，使用消毒肥皂对双手和手臂进行消毒，搓揉30s，用水冲洗90s后将手吹干。②二更。戴上一次性口罩，发帽必须盖住所有头发，穿上选好的连体无尘无菌服，保证衣服不要接触到地板，头帽必须整齐，尽量减少毛发、裸露皮肤的暴露，穿上洁净服后选择一次性手套并戴上，并用75%乙醇溶液消毒手套。在配药过程中应经常用乙醇溶液消毒并保持手套湿润，以减少微粒的产生。

　　出洁净区规程　①临时外出时，脱下洁净鞋，脱下连体服，并挂在挂钩上。②出洁净区时，将一次性手套和口罩丢入更衣室外的垃圾箱内。③重新进入洁净区必须按照相关的更衣程序进入洁净区域。

　　工作结束　①将脱下的连体服放入更衣室内指定的运送箱里送清洗。②将一次性手套、口罩丢入更衣室外的垃圾箱内。

2. 监控制度

　　定期进行空气培养(包括超净工作台、10 000级洁净区，100 000级洁净区)、超净台的物体表面培养、调配人员手的采样，检测结果应符合要求。在超净工作台操作前后用75%乙醇溶液擦拭干净；每周清洁1次生物安全柜的排风口层，层流设施定期维护保养，每半年更换一次初效、中效过滤网，每年更换一次高效过滤网。细胞毒性药物废弃物按规定处理，两层封口，贴上"细胞毒性废物"警示标签送出调配室。清洁程序：①每天用清水拖地2次；②洁净区一般区域每天用75%乙醇溶液擦拭座椅、门把手、垃圾桶、不锈钢设备；③装药篮每天使用后用75%乙醇溶液擦拭，每周用5%碘伏浸泡消毒一次；④每周各室大扫除，做到清洁无积灰。

3. 静脉化疗药物在调配中的安全操作

　　保护材料的要求　①手套与工作服。使用无粉乳胶手套(厚度应大于0.007mm)，通常每操作60min或遇到手套破损、刺破和被药物污染时需要更换手套。在戴手套之前和脱去手套之后都必须洗手，工作服必须由非透过性、无絮状物材料制成，最好是一次性可丢弃工作服。②呼吸保护装置。必须使用垂直气流生物安全柜，调配人员佩戴N95口罩。③眼睛和脸部的保护。调配人员佩戴化学防溅眼镜，普通眼镜不能提供足够的保护。④生物安全柜的准备。在柜台表面铺上一块塑料背面的无菌治疗巾，治疗巾必须1h或被液滴污染时更换掉。在调配药物前应当准备好所有所需物品，以减少柜内气流的影响，减少对人员的污染。

　　器材的准备　①针筒与容器。放置针筒与针拴分离，针筒中的液体不能超过针筒长度的3/4，以防止针拴从针筒中意外滑落。在调配过程中，针筒和针头应避免挤压、敲打、滑落。在丢弃针筒时回套针帽，应立即丢入防刺容器中再处理，这样可以防止药物液滴的产生和防止针头刺伤，将被污染的器材丢弃在生物安全柜中的防漏防刺容器内。②个人防护器材的准备。包括一件消毒洁净服、两副没有粉末的乳胶手套(将袖口裹入手套中)、化学防溅眼镜、活性炭口罩(口罩内不要再佩戴其他口罩)。

操作注意事项 ①所有需调配肿瘤化疗细胞毒性药物的输液袋上贴黄色警示标志，明显区分其他输液。②必须在专用生物安全柜装置内进行操作，以防与其他药物相互交叉感染。③配药操作时，防护窗不可高于警戒线18cm，以确保负压，防止气雾外散。④折断安瓿前应轻拍，使安瓿内干燥药品置于瓶底，再包裹后折断，防止药物在空气中飞溅。⑤调配肿瘤化疗细胞毒性药物必须戴活性炭口罩、两副手套及防护眼镜。⑥细胞毒药物一旦发生溢出情况，应立即脱去被污染的外套及手套，用肥皂及清水清洗污染处，按小量溢出、大量溢出、生物安全柜内溢出等相关程序处理，并记录在册。⑦调配人员每周进行轮换。⑧增强操作人员自我防护意识，同时落实操作人员的保健措施。

肿瘤化疗输液调配完成后，将留有细胞毒地西林瓶、空安瓿及被污染的一次性耗材、手套等弃于专用垃圾箱内，不传出调配室，待全天调配结束后，两层封口、贴上"细胞毒性废物"警告标签送出调配室，按规定处理。

第八节 血液净化中心医院感染管理

血液净化中心是院内感染控制的重点科室，管理的重点是预防和控制以血源为传染途径的传染病，以及由于操作、管理不当造成的医源性感染。管理者要以对患者、工作人员和对社会的高度负责心，严格执行消毒隔离的规章制度，为患者提供安全的医疗环境，同时确保工作人员的健康。

一、布局、设备设施管理

·血液透析室应设置在清洁、安静的区域，做到布局合理、分区明确、标识清楚，清洁与污染区域分开。

·透析治疗区、隔离透析治疗区通风良好，设有隔离透析治疗区，有隔离标识。

·各区域配备手卫生设施，如水池、非手触式水龙头、干手设备等。每床配备快速手消毒剂。

·隔离患者使用的设备、物品，如病历、血压计、听诊器、治疗车、机器等应有标识，不与普通患者混用。

·污物处置间有上、下水设施，抹布与拖把的清洗消毒水池应分别安置高低不同的水池加以区别。

·配备足够手套、口罩、工作服等防护用品。

二、环境卫生与清洁消毒管理

环境受到污染时应遵循先清洁、后消毒的原则。

·保持室内空气清新干燥，两班之间常规开窗通风，无特殊污染可不进行空气消毒。

·保持地面清洁、干燥，两班之间对地面进行湿式清扫。遇患者血液污染时，用一次性纸、布巾先将血液擦净，再用含有效氯500mg/L消毒剂擦拭；拖把经500mg/L消毒剂浸泡30min，清洗干净晾干备用。

·透析机、透析室的物体表面消毒：用500mg/L含氯消毒剂擦拭（所用消毒剂性能应与血液透析机外表材质相适应，防止发生腐蚀）。

·每次透析结束，应对机器内部管路进行有效的水路消毒（消毒方法按不同透析机出厂说明进行）。

·患者使用的床单、被套、枕套等一人一用一更换，絮、褥、垫等按《医院感染管理办法》要求执行。

·护士站桌面、电话按键、鼠标等保持清洁，必要时用适宜的消毒剂进行消毒处理。

·必要时对环境进行细菌学检测。

三、人员管理

1. 患者管理

新入或转入的患者血液透析前要进行乙型肝炎病毒、丙型肝炎病毒、人类免疫缺陷病毒及梅毒螺旋体等相关检查，于第3个月和第6个月再次复查相关指标（即"0、3、6"原则）。急诊血液透析患者在相关检查结果未报告前，可安排在急诊透析机透析，使用一次性透析器。维持血液透析患者建议每半年复查乙肝、丙肝指标。有输血及血液制品输注史者，输入后第3个月和第6个月复查感染指标。乙型肝炎病毒、丙型肝炎病毒、人类免疫缺陷病毒及梅毒螺旋体感染的患者应分区分机透析，治疗区（间）、血液透析机相互不能混用。如果患者在透析过程中出现乙肝病毒抗原阳性、丙肝病毒抗原阳性，应立即对密切接触者进行乙肝、丙肝标志物检测。严格实施实名制，首诊患者身份证复印件贴于病历首页反面，核对照片及出生年月。

2. 工作人员管理

工作人员进入透析治疗区穿工作服、工作鞋、洗手，必要时穿戴防护用品。合理安排护士班次与分管的床位，每名护士每班负责治疗和护理的患者数不超过5名；护理乙肝、丙肝患者人员相对固定。同时护理隔离患者与阴性患者时要防止发生交叉感染。严格执行手卫生规范，落实标准预防。在实施各种侵入性操作时，严格执行无菌技术操作和标准操作规程。对不同患者注射肝素或对深静脉置管进行肝素封管时不得共用注射器。每年至少进行一次健康体检，接种全程乙肝疫苗。发现医院感染病例及时报告医院感染管理部门。

四、医疗器械、器具管理

进入人体组织、无菌器官的医疗器械、器具和物品必须达到灭菌水平。接触皮肤、黏膜的医疗器械、器具和物品必须达到消毒水平。各种用于注射、穿刺、采血等有创操作的医疗器具必须一用一灭菌。血液透析室使用的消毒药械、一次性医疗器械和器具应当符合国家有关规定。一次性使用的医疗器械、器具不得重复使用。

五、清洁器具管理

治疗室、办公室、透析治疗区等抹布、拖把分开使用、分开放置，使用后用含有效氯 500mg/L 消毒剂浸泡 30min，清洗干净晾干备用。

六、培训管理

医务人员应接受以下医院感染相关知识的培训，并熟练掌握：①医院感染基本知识；②消毒产品使用浓度、应用范围及注意事项；③标准预防内涵及具体措施；④手卫生（洗手或使用速干手消毒剂进行手消毒）；⑤《医院感染管理办法》及《医疗废物管理条例》等法规、规范及标准。

七、职业安全管理

发生职业暴露，按照相关规定立即报告医院感染管理科。

填写医务人员血液体液（艾滋病/锐器伤与黏膜）职业暴露登记表，交医院感染管理科统一管理。

被乙肝病毒抗原阳性或丙肝病毒抗原阳性患者血液、体液污染的锐器刺伤，推荐在 24h 内注射乙肝免疫高价球蛋白，同时进行血液乙肝标志物检测。若为阴性，于 1~3 个月后再次检测，仍为阴性可皮下注射乙肝疫苗。

八、医疗废物管理

严格执行《医疗废物管理条例》的有关要求。准确分类，配备并正确使用锐器盒。医疗废物的登记、交接应符合要求。

九、信息登记管理

建立并落实新入院患者首次血液透析信息登记表，血液透析患者每日透析治疗记录表，血液透析机工作档案，血液透析液监测结果报告单粘贴本，血液透析用水监测结果报告单粘贴本，血液透析用水电导率、软水硬度及游离氯监测结果登记本。

十、血液透析室医院感染的预防与控制

血液透析室是医院的重要科室，是急、危重症患者积聚的场所，同时也是医院感染的高危科室。因此，加强血液透析室医院感染的管理、采取科学管理手段有效预防血液透析患者感染的发生，具有极其重要的意义。

健全组织、完善制度。血液透析室作为医院感染的重点科室，必须成立独立的科室感染管理小组，明确小组成员各自职责，各项工作责任到人，并实行责任追究制。同时必须完善各项制度，如血液透析室医院感染预防与控制制度、复用透析器管理制度及各项应急预案等，制定的制度切实可行，不能流于形式，从而达到工作制度化、标准化，使各项工作有章可循。

开展培训、强化意识，加强对血液透析人员医院感染知识的培训，不断强化其医院感染意识。同时从事复用工作的人员必须经过专业知识培训，掌握有关透析基本原理以及操作规范，提高专业技术水平，从而杜绝复用不良事件的发生。

布局合理，功能完善，严格划分区域，无菌区、清洁区、污染区划分明确。设有独立、清洁、干燥、通风的一次性透析器等物品存放区，设置独立复用间和储存间，从而使已处理与待处理的血液透析器严格分开，并确保透析器的储存质量。

加强消毒，确保环境质量，血液透析室应配备动态消毒机，进行空气消毒，并定时通风。室内物体表面及地面湿式清洁，必要时使用500mg/L含氯消毒剂擦拭。遇血液、体液污染时使用2000mg/L含氯消毒剂消毒后擦拭。

对血液透析机定期消毒，每月对透析液、复用用水等进行微生物监测，每季度对透析用水进行内毒素监测。疑有透析液污染或严重感染时应增加采样点，如原水口、软化水口、反渗水口、透析液配液口等，及时查找原因，杜绝隐患。

加强对血液透析患者的管理，并完善登记制度，对初次进行血液透析的患者进行乙肝、丙肝、艾滋病标志物检查并登记造册，每半年进行复查。传染患者专机透析并采取相应隔离措施，杜绝透析造成交叉感染的发生。

严格无菌操作，加强医务人员手卫生，做好动静脉内瘘的监护。无菌物品存放合理，并在有效期内使用，棉球、敷料等无菌物品一经开启，最长使用24h。肝素、促红细胞生成素等药物现配现用，严防污染，医务人员严格执行《医务人员手卫生规范》，做好手部卫生工作。保持穿刺部位的清洁、干燥，防止感染，并合理使用抗生素。

加强一次性医疗用品的管理、对透析用的一次性物品，必须严格执行一次性医疗用品的使用规定，使用前严格检查物品的有效期及包装的完整性等，使用后及时消毒毁形处理。一次性使用的透析器、管路不得重复使用。

严格执行复用操作规范，严格执行血液透析器复用操作规范，保证复用透析器的安全性与有效性。患者选择可复用透析器必须签署知情同意书。建立复用记录，复用记录项目填写完整。血液传播传染病患者使用过的血液透析器不得复用。

加强消毒剂使用和储存的管理，选择有许可批件的消毒剂。消毒剂按照产品说明书的要求科学合理存放，并在有效期内使用。定期开展消毒剂浓度监测和微生物监测，确保消毒效果。

医务人员和安全防护工作人员应定期体检，并注射乙肝疫苗。操作时必须注意消毒隔离，实施标准预防，加强个人防护。从事复消人员必须穿防水隔离衣、戴手套。从事已知或可疑毒性或污染物溅洒操作步骤时，应戴口罩和防护眼罩。接触污物要戴手套，脱手套后洗手并消毒手。

加强医疗废物管理，严格执行《医疗废物管理条例》，做好医疗废物的分类、收集、登记工作。废弃的血液透析器应毁形，按医疗废物处理，并做好记录。

第九节　产房、母婴室、新生儿室医院感染管理

新生儿由于抵抗力弱，适应外界能力差，是医院内易感人群。规范的消毒、灭菌、隔离，严格执行无菌技术操作，加强新生儿室、产房、手术室等医院感染高危科室的管理工作，是目前医院管理工作的重中之重。

一、产　房

在病房医院感染管理基础上还应达到以下要求。

· 产房相对独立，周围环境清洁、无污染源；应与母婴同室、新生儿室相邻近，便于管理。

· 布局合理，严格划分无菌区、清洁区、污染区，标志明确，人流、物流各行其道，避免交叉。无菌区内设置正常分娩室、隔离分娩室、无菌物品存放间，清洁区内设置刷手间、待产室、隔离待产室、器械室、办公室，污染区内设置更衣室、产妇接诊区、污物间、卫生间、车辆转换处。

· 刷手间应邻近分娩室，水龙头采用非手触式。配备流动水等手卫生设施，洗手刷、擦手毛巾一人一用一灭菌，助产人员按外科刷手法刷手。

· 分娩室最多设两张产床，每张产床使用面积不少于 $16m^2$。室内墙壁、天花板、地面无裂隙，表面光滑，便于清洁和消毒。

· 配备空气消毒装置，每日 2 次对空气、地面、物体表面等进行清洁或消毒，地面湿式清扫；产妇分娩后及时清洁地面、台面和仪器表面等，遇有血、体液污染，必须立即消毒。

· 凡进入产房人员必须先洗手、更衣、换鞋。对患有或疑似传染病的产妇，应隔离待产，分娩按隔离技术要求护理和助产，所有物品严格按照消毒灭菌要求单独处理，尽可能使用一次性物品。

· 新生儿使用的吸痰管等，应一婴一用一灭菌，吸痰用生理盐水一婴一瓶，不得共用。

· 严格执行《医疗废物管理条例》，认真做好医疗废物的分类、收集、转运、交接、登记等工作。对患有或疑似传染病的产妇、急诊产妇的胎盘应按医疗废物处置。

二、母婴同室

在病房医院感染管理基础上应达到以下要求。

·每张产妇床位的使用面积不应少于 $5.5 \sim 6.5m^2$，每张婴儿床位使用面积 $0.5 \sim 1m^2$；

·母婴一方有感染性疾病时，均应及时与其他正常母婴隔离。产妇在传染病急性期，应暂停哺乳。

·患有皮肤化脓及其他传染性疾病的工作人员，应暂时停止与婴儿接触；遇有医院感染流行时，应严格执行分组护理的隔离技术。

·产妇哺乳前应洗手、清洁乳头；哺乳用具一婴一用一消毒，隔离婴儿用具单独使用，双消毒。

·婴儿沐浴室的温度应保持在25℃左右，婴儿所用滴眼药剂水、扑粉、油膏、沐浴液、浴巾、治疗用品等，应一婴一用，避免交叉使用。

·感染婴儿使用一次性尿布，用后焚烧，其他物品如衣物等应及时清洗、消毒处理。母婴出院后，其床单元、保温箱等应彻底清洁、消毒。

·严格探视陪住制度，控制探视人数，探视者、陪客应穿清洁服装，洗手后方可接触婴儿。在感染性疾病流行期间，禁止探视。

三、新生儿病房

在病房医院感染管理基础上应达到以下要求。

·新生儿病房应相对独立，布局合理，内设新生儿病室、新生儿 ICU、隔离室、配奶室、沐浴室、治疗室等，各区域划分明确，严格管理。

·每张床位占地面积不少于 $3m^2$，床间距不少于 $90cm^2$，新生儿 ICU 每张床占地面积不少于一般新生儿床位的 2 倍。

·病房入口处应设置洗手设施和更衣室，工作人员入室前应严格洗手、更衣、换鞋、戴口罩帽子。患呼吸道或其他感染性疾病、皮肤有伤口的工作人员暂时停止与新生儿接触。

·新生儿每日用流动水洗澡 1 次，所用扑粉、油膏、沐浴液、浴巾、治疗用品等，应一人一用，避免交叉使用；尿布宜柔软，并进行清洁、消毒，勤换勤洗，保持臀部干燥。

·连续使用的氧气湿化瓶、雾化器、早产儿暖箱等器材必须每日清洁或消毒，用毕终末消毒，干燥保存。

·配乳器具必须保持清洁，配乳时应实施无菌操作，哺乳用具一婴一用一消毒。

·新生儿病房室温应保持在 $22 \sim 24℃$，相对湿度为 $55\% \sim 65\%$，保持室内空气清新，按Ⅱ类环境要求配备空气消毒装置，坚持每日清洁消毒制度，地面湿式清扫。

·传染病或疑似患儿应安置在隔离病房，采取相应隔离措施，隔离标记明确，所用物品单独处置，出院后严格进行终末消毒。

第十节 传染科医院感染管理

一、布局合理

传染科应设在建筑物的一端，远离儿科、新生儿、母婴室、ICU 等病房，设单独的出入口。有条件的医院应设单独的传染病区，与普通病房之间应设隔离区，有供传染病患者活动、娱乐的场所。

病房内污染区、半污染区、相对清洁区应分区明确，应设工作人员值班室和通过间(包括更衣室、浴室及厕所等卫生设施)，应设消毒室或消毒柜(箱)及消毒员浴室，各病室应有流动水洗手设施。医务人员与病患者必须使用不同通道。医务人员使用医务人员工作走廊(清洁区)及病区内走廊(半污染区)，进出工作区必须经过一次更衣、淋浴、二次更衣才能进入工作区；反之亦需经过相同的步骤。

医务人员由病区走廊进入病房需经缓冲过渡间，缓冲间内设置自动流水洗手设施。这种布置也有利于保证气流由半污染区向病区流动。

病区内物流设计也要科学合理。清洁药品、食物可以与医务人员共用通道，并通过病区内走廊与各个病房间设置的双门密闭传递窗传送至病房。

不同传染患者应分开安置，每间病室不超过 4 人，床距应≥1.1m；严格隔离病室，入口应设缓冲间，室内设卫生间(含盥洗、浴、厕设施)，卫生间应有单独的出入口。

作为相对独立的病区，一般传染病病房所在建筑物内都要附设 ICU 和手术室。设手术室的目的是对传染病患者的合并症(如阑尾炎等)在病区内实施手术，这样就可以有效避免交叉感染。

传染病病房一般都要设置疑似患者病房，如果兼有呼吸系统和消化系统病房，一般情况下都将其进行垂直分区，疑似病房在底层，确诊病房在顶层，消化系统传染病房在底层，呼吸系统病房在顶层，这样可以尽量减少病患者之间的交叉感染。

二、人员要求

医务人员要做好自身防护，衣帽整齐，戴口罩，严密隔离，要戴眼罩、面罩，穿特制衣裤、靴子或鞋套。严格执行各种消毒隔离制度。医务人员在诊查治疗不同病种的患者间应严格洗手与手消毒；教育患者食品、物品不混用，不互串病房；患者用过的医疗器械、用品等均应先消毒、后清洗，然后根据要求再消毒或灭菌；患者出院后严格终末消毒。

三、常规消毒

·空气、物体表面及地面应常规消毒。

·患者的排泄物、分泌物及病房污水必须经消毒处理后方可排放，固体污物应进行无害化处理或焚烧。

·严格陪住探视制度。陪护者应穿隔离衣及鞋套；探视者应穿一次性鞋套及用一次性坐垫，根据病种隔离要求及有条件医院的探视者可穿隔离衣。

四、医疗废物处置

患者污物及其他污染废弃物则由病区病房收集密封经污染通道送至污物间集中，再转运至焚烧炉或医疗垃圾集中处置中心焚烧处理。

五、传染病房医院感染管理要求

·传染病房分污染区、半污染区、相对清洁区，分区明确。按病种分室安置，病室门口设有疾病标志。凡出入传染病房人员必须严格遵守消毒隔离制度。

·医护人员上班时要衣帽整洁，严格遵守无菌操作规范，诊疗、换药及各种操作后均应洗手，防止交叉感染。

·操作应有周密计划，将各项操作中所需用品备齐后再操作。

·工作人员不得将个人用品带入病房，患者除必需用品外，不得将其他用品带入病房，不得转借于他人。

·消毒容器每周更换2次并记录。各种器械用具使用后先消毒，后清洗，再灭菌。治疗消毒物品一人一用一消毒，后按消毒技术规范处理。

·医护人员工作服、患者被服先消毒处理后再送洗涤时间处理，患者出院必须做好终末消毒处理，做好紫外线空气消毒，床、桌、凳等应用消毒液擦抹，拖把专用。

·特殊菌种感染的患者应严格隔离，用过的器械、被服、病室应按规范处理，用过的敷料应焚烧。

·污染物应放在指定地点，污物容器加盖消毒，各种污物应经指定路线送出，传染病房的一切垃圾废物置入黄色医疗垃圾袋内，双层包装、密封后集中无害化处理。

·传染病患者的排泄物、分泌物及病房污水必须经消毒处理后方可排放，固体污物应放入黄色塑料袋内封闭送焚烧。

第十一节　实验室医院感染管理

实验室是医务人员直接与送检患者接触的工作区域。由于送检标本常常含有大量的致病菌，加之人员流动性大、病种混杂，很容易造成医源性的交叉感染。采取合理有效的措施，持续改进并逐步完善生物安全体系，健全规章制度，做好工作人员的个人防护，使实验室操作过程更加规范化，加强实验室空气、环境、消毒设备、检验器具、使用物件和医疗废物等消毒处理和监测，既可保护实验室人员的健康安全，又可预防医院感染的发生，对医院感染管理有重要的现实意义。

一、布局与区域管理

检验科的工作场所按可能被污染的程度分为清洁区、半污染区和污染区。工作区与生活区分开，设置专门的清洗、消毒间，并有明显的标识。清洁区包括办公室、会议室、休息室、储藏室、培养基室和试剂室等。半污染区指连接清洁区和污染区的卫生通道（或室）。污染区包括送检标本存放处、处理室、临床生化检验室、临床微生物检验室、临床免疫检验室、分子生物学检验室、临床检验室等，也可设动物实验室、专业检验室，如病毒性肝炎检验室和结核病检验室等。

保持室内清洁，操作台、各种物体表面及地面清洁，每日必须进行两次常规清洁消毒。实验室内的设施之间要留有一定的空间，不能存在卫生死角。

实验室内要设洗手设施，放废弃物的有盖桶或缸，有防止昆虫及小动物进入的封条、纱门及门槛等。对易被蚊虫叮咬的标本应迅速处理，杀灭蚊虫。实验台要坚固，表面不透水，耐酸碱腐蚀、耐热、耐有机溶媒。实验台台面通常由玻璃、陶瓷、工程塑料或不锈钢建成，以利于在实验台上放置相关用品。实验室内或实验室相邻处应设有高温灭菌设施，以避免在送消毒的过程中扩散微生物。

二、人员管理

实验操作时必须穿工作服、戴帽子，防止头发接触标本或培养物。有危险物喷溅的可能，应使用一次性塑料围裙或防渗外罩或戴其他防护装备，如穿隔离衣、防护服，戴口罩、护目镜、披肩或面罩、橡皮手套及穿靴等。手上有伤口要戴手套工作。

严格执行无菌技术操作规程，微量采血做到"一人一针一手套一管一片"，对每个患者操作前后要洗手或进行手消毒。

实验工作区内不得存放个人物品，如外套、鞋、水杯、食品和药品、饮料及存在手－口接触可能的其他物质。

尽量减少出入实验室的次数。所有操作要尽可能防止产生气溶胶。结核分枝杆菌、含孢子的丝状真菌及烈性传染细菌，如布鲁菌、炭疽芽孢杆菌、嗜肺军团菌、鼠疫耶尔森菌、鼻疽假单胞菌等的接种、培养及鉴定步骤均要在生物安全柜内进行，其他一般细菌在普通实验室内操作即可。必要时实验室工作人员应接种与实验有关的有效菌苗或疫苗。

手和前臂上不可佩戴饰物，不得涂指甲油和戴人工指甲。工作服要定期更换，被危险物品严重污染时，要立即更换。存放被污染的实验服和工作服，要使用有标识并能防渗的包装。

三、医疗废物的处理

·医疗废物中病原体的培养基、标本和菌种、毒种保存液等高危险废物，要先在产生地点进行压力蒸汽灭菌或者化学消毒处理，然后按感染性废物收集处理；如试管材质为玻璃，则按损伤性废物处理。

·化学性废物中批量的废化学试剂、废消毒剂交由专门机构处置；使用后的锐器按损伤性废物投放锐器盒收集。

·实验室在清除废物之前尽量减少其有害程度。有害废料原则上不可以通过卫生间下水道排放。

·严格禁止有害废料与一般废料或固体废料混合处理。菌种、毒种按《中华人民共和国传染病防治法》管理。

四、特殊注意事项

·实验室使用前要用紫外线进行空气消毒，使用完毕，要对室内空气和环境表面进行消毒处理。

·标本采集、接收和整个检验步骤要采取相应的措施，以防止本人、他人和环境受污染。采集标本时不能污染容器的外部，运送过程中要防止容器破碎和标本外溢，以预防交叉感染。

·实验室要常备消毒液。染菌器材要装入加盖容器，经消毒后再清洗。工作台面溅有标本液时，要立即用消毒液擦拭、消毒。

·凡必须保留的菌种，要按《中国医学微生物菌种保藏管理办法》的规定妥善保存，不得随意发放菌种。

第十二节　药剂科医院感染管理

药剂科担负着全院的药品供应、管理及制剂的生产，是医院的重要组成部分，在预防医院感染中发挥着重要作用。

一、消毒灭菌和预防感染规范

1. 人员管理要求

工作人员须具有中专以上药学专业知识，身体健康，无任何传染病和皮肤病，无药物过敏史。工作人员必须严格执行消毒隔离制度，无菌观念强。工作人员应定期体检，建立个人健康档案。

2. 工作条件和环境要求

·工作区周围应无任何污染源。

·建筑布局合理，有利于清洗和消毒，人流和物流应分开。不同工作区应有易于区别的帽鞋和工作服，不得混穿。

·灭菌制剂应设置洗涤室、配制室、灌装室和消毒室等。洗涤室和配制室应严格分开。配制室和灌装室外应有缓冲间，并应有符合要求的空气滤过调节设备，以保持室内规定的空气净度。

·室内温度应控制在 18C~26℃，湿度控制在 45%~65%，以免墙壁和物品受潮长霉。

·室内每日早晚紫外线照射各 1 次。灭菌室应每月进行 1 次细菌培养（动、静态），并做记录。

3. 药剂工作的管理要求

·设一名药师负责感染的监控、制度管理和法规的执行，并对自制各种制剂质量承担责任。

·制剂室建筑、设备条件和人员素质经上级主管部门验收合格后，才能开展药剂制备工作。

·工作人员操作时应着工作服、帽子和口罩。严格执行无菌操作规程。

·严格实行各种制剂质量全面管理制度，特别要注意避免发生制剂的细菌污染事故。

4. 药品原料及蒸馏水要求

所有药用原料必须符合《中华人民共和国药典》的标准要求，包括不得使用变质、过期的原料，不得污染，不得破损。配制注射剂及眼用制剂的蒸馏水，必须符合药典规定。注射用水存放时间不得超过 4~6h，清洗注射药用瓶的蒸馏水也不能超过 24h，以防污染。

5. 消毒与灭菌要求

凡无菌制剂能进行终端消毒者都应严格按要求进行终端消毒灭菌。根据药物的性质选择不同的灭菌方法。

6. 制剂质量管理要求

注射用蒸馏水必须进行致热原测定，以保证无致热原。灭菌制剂（包括注射剂、限用制剂等）除含量测定外，必须进行无菌监测。普通制剂应定期抽查，进行微生物学监测。

7. 制剂灭菌质量标准

注射剂必须绝对无菌，凡已被污染或包装密封不严的注射剂一律不得使用。注射剂在配制过程中采用无菌操作技术。内服制剂不得含有致病菌。外用制剂不得含有金黄色葡萄球菌、绿脓杆菌、破伤风杆菌及可引起制剂腐败的微生物。各种制剂所含杂菌和霉菌的限度应符合国家规定。

二、药剂科医院感染管理工作职责

药剂科应由一名负责人参加医院感染管理委员会，与医院药事管理委员会工作结合起来，承担以下任务。

·采购抗生素和消毒剂必须根据医疗工作的需要，不得积压或脱销，不得购进无商标、无批量、无厂牌的"三无"药品。

·在药品运输贮存及分装过程中，不得被各种病原体污染。

·对有效期内的消毒药品或抗生素必须执行药品的有效期管理规定，对过期、失效的药品不得发配使用。

·抗生素和消毒药品的保管要注意避光、通风和防潮，必要时要冷藏，以防变质失效。

·应经常与医院感染管理委员会及临床科室联系，定期刊出药讯，互通情报，介绍新药和了解用药信息及细菌耐药发展趋势，为选购消毒药品和抗生素提供参考依据，以减少细菌耐药的发生。

·开展临床药学工作。药师应深入病房，参与临床患者用药监测工作，了解用药情况，指导临床用药。如向临床医生报告患者抗菌药物浓度，讲解用药知识，调整用药方案，纠正不合理用药等。

·提供和指导使用消毒剂。药剂师借助于化学、药剂学和医用生物学的知识，充分了解和掌握各种消毒剂的特性，配合医院感染管理科，指导临床合理使用各种化学消毒剂。

第十三节　介入诊疗科医院感染管理

介入治疗是医院感染的重要危险因素，目前在医院感染管理环节还相对薄弱。只有加强介入治疗医院感染的组织领导，确定医院感染的管理目标，从介入治疗工作的规范化、布局的卫生标准、一次性物品和传染病患者所用物品、工作人员及信息沟通协调等方面的管理环节进行全面预防，严格实施介入治疗医院感染的预防与管理，加强医院感染管理督导检查，才能确保医疗安全，减少介入治疗患者术后并发症及医院感染的发生。

一、建筑布局

要求合理，符合功能流程；各区域划分明确，洁污流向符合要求，标志清楚。

二、标准预防原则

医务人员须遵循标准预防原则，严格执行无菌技术操作规程和消毒隔离制度，尽量控制手术间人员数量，减少人员流动。

三、设备与器械管理

配备足够的非手触式洗手设施、干手用品和速干手消毒剂，认真执行《医务人员手卫生规范》；进入介入手术室的人员应按照工作流程进行更衣、更鞋、戴工作帽、一次性外科口罩；参与介入手术的工作人员应实施外科刷手和手消毒，刷手刷应一人一用一灭菌。

手术器械、物品须由消毒供应中心统一处理，可复用的手术器械及物品必须一人一用一灭菌或消毒；无菌物品严格在有效期内使用，一次性使用的医疗用品及导管由医学装备部统一采购；一次性使用的医疗用品与高压灭菌包应分柜放置。

一次性使用导管等医疗用品不得重复使用，做到一人一用一登记。介入诊疗器械须符合法定技术标准、质量标准和安全标准，不得使用未经注册、无合格证明、过期、失效或者被淘汰的器械。

加强对植入物管理，手术中应内详细记录植入物的名称、规格、型号、使用数量，按要求保存。

四、介入治疗室管理

介入治疗室是介入治疗的重要场所，介入治疗室及其室内物品的清洁、消毒直接关系到治疗效果及预后情况。

1. 介入治疗室空气及地面的消毒

介入治疗室应清洁、干燥、无灰尘及飞虫，形成日照、周熏、月培养制度。每日用紫外线灯消毒 2 次，地面每日用 0.2% 过氧乙酸溶液拖洗 2 次，每周用过氧乙酸熏蒸 1 次(0.75~1.0g/m³)，每月做空气培养一次，并建立消毒登记本，由专人登记签名。严格控制介入治疗室人员进出，进介入治疗室人员均应更换专用拖鞋或穿鞋套。

2. 介入治疗室内物品的摆放及消毒

严格划分清洁区、污染区和无菌区，并有明显标记。污染区应远离无菌区，并低于无菌区水平，各区域物品放置有序。介入治疗中应尽量使用一次性用品，以减少交叉感染。对操作台、物品柜、扇形手术车及手术台都应每日用 0.2% 过氧乙酸抹布擦拭，对水龙头、门把手等易污染部位更应勤用消毒抹布擦拭，并将抹布用消毒水浸泡，清水冲洗，晾干。

3. 对术中所用导管和器械的消毒

尽量使用新的导管、导丝，对不宜废弃的贵重的导管、导丝消毒必须严格彻底。

对可以采用高压灭菌的术中用物可打包消毒，并做到一人一台一包。

五、术中感染的预防

术前患者应进行术区备皮，对有尿失禁患者行留置导尿，以免尿液污染手术台或无菌区。介入治疗由术者、助手和护士3人配合完成，因此3人都应有严格的无菌观念。术中每个环节必须做到严格无菌，对不小心污染或疑有污染的物品均应立即采取有效措施杜绝感染隐患，直至将患者手术部位包扎完毕。

进入介入治疗室人员都换专用拖鞋。患者和护士在术中也应戴好帽子和口罩，以防止飞沫传播。术中护士除进控制室外，不应到其他地方走动，严禁其他人员进介入治疗室。术前医护人员把用物准备充足，防止人员走动，避免术野及无菌物品暴露时间延长增加感染机会。

六、术后用物清理

术后的介入治疗室已被污染，要彻底消毒。将导管和金属玻璃器皿按上述方法处理，对一次性用物应及时消毒、毁形，将注射器投入防利器的污物桶内盖好，对污染过的敷料和纱布应统一处理。术中溅在物品表面及地面的血迹用吸水纸覆盖，喷消毒水，10min后戴手套擦拭。术中所用敷料尽量使用一次性的。如无一次性的，术后将敷料浸泡于消毒液中，30min后清洗干净晾晒。

七、人员防护

1. 医务人员防护

医务人员要注意对自身的保护，应将所有患者都视为传染源，定期作乙肝主动免疫注射。如接触污染过的物品，摘除手套后应洗手，必要时在过氧乙酸溶液中浸泡2min。对污染了的口罩、帽子及工作服应及时消毒处理，如不小心被污染物刺破或割伤，应尽可能挤出污血，以碘伏处理伤口，并冲洗、包扎。注射免疫球蛋白，定期行乙肝血清检查。

2. 患者防护

凡接受介入治疗的患者，在介入手术或诊疗前须进行 HBsAg、抗 - HCV、抗 - HIV、梅毒等的检测，并有详细记录。

八、监　测

·介入手术间严格终末消毒，物体表面、空气、医护人员手等每季度监测一次，并符合《医院消毒卫生标准》，对监测结果不达标者应追踪监测，直至达标。

·怀疑医院感染暴发与空气、物体表面、医务人员手、消毒剂等污染有关时，应对空气、物体表面、医务人员手、消毒剂等进行监测，并针对目标微生物进行监测。

·手术后的废弃物应当按照《医疗废物管理条例》进行严格分类、处理。

·发生职业暴露时应按职业暴露处理流程进行处理，并按要求上报医院感染管理科。

第十四节 其他科室消毒隔离管理制度

医院的营养室是为患者服务的，其目的除了补充必要的营养需要外，部分营养室还配制药膳，参与疾病的治疗，促进疾病的恢复。除了病原微生物污染食物导致患者感染外，食品原料的送货人员、配膳人员及蝇、蜘蛛等接触食品和餐具也可引起医院感染的发生，其感染途径多通过胃肠道传播，感染部位也以胃肠道为主，如胃肠炎、痢疾、伤寒、肝炎等。

一、营养室消毒隔离管理方法

1. 建立制度，严格管理

必须严格执行《中华人民共和国食品安全法》，结合本医院和本科室的实际工作，制定一套完整的工作管理制度和消毒隔离制度。

2. 对营养室工作人员的要求

营养室工作人员上岗前必须经过健康检查，建立定期健康检查制度，以及个人健康档案。传染性疾病、化脓性皮肤病和肝炎毒病携带者不得从事营养膳食工作。

包括配膳员在内的所有工作人员，上岗前应接受食品卫生知识培训，了解消化道疾病尤其是肠道传染病的传播途径、发病方式和预防措施，培训合格者方可上岗。

工作人员应有严格的洗手、剪指甲习惯，进入工作间必须穿戴清洁的工作服、口罩、帽子，禁止穿工作服和围裙上厕所和外出交往。配膳和发放食品时，严禁用手直接接触饭菜和其他食品，保证食品卫生。

3. 营养室工作环境要求

室内保持清洁，无蝇、无蟑螂、无鼠等传播媒介物，定期通风换气，保持空气新鲜。

桌、台和地面经常用对人体无毒的消毒液擦拭，再用清水冲洗。营养室应建在远离传染病科、呼吸科之处，周围环境清洁卫生，无公共厕所，无垃圾堆，便于通水、通气，有通畅的下水道。

4. 食品贮存卫生要求

食品腐败变质的主要原因是微生物的污染和繁殖，因此必须保持食品的清洁，防止食品在加工、运输、分发过程中被污染。

食品应按未处理品、半成品、成品类分别放置，严禁生、熟食品混放一起。冷藏库、常温库应注意防毒、防鼠、防虫，控制温度和湿度，保持室内清洁卫生和空气流通。食品入库前应做好验收工作，禁止污染、变质食品入库，对库存食品要定期进行卫生质量检验。

5. 食品运送、用具的要求

运送食品应按专用路线，从专用出入口行走，食品运输过程中应加盖、防尘、使用专用餐车。餐车在每次开饭前后用清水刷洗干净，每星期定时用洗洁精彻底刷洗，用消毒液擦拭 1 次，残食桶每日无害化处理 1 次。

做好餐具的消毒工作。患者用过的餐具应先消毒（化学消毒剂浸泡或煮沸 1min 以上）后刷洗，最后经蒸气消毒 15min 备用。餐具表面细菌数应少于 5CFU/cm²，最好无细菌生长，餐具上不得检出致病菌和大肠杆菌。消毒后的洁净餐具存放于清洁柜内，不可与脏餐具混放一起。洗碗巾每次使用后与餐具一起消毒，最好使用一次性用品。

6. 加强食品制作卫生管理

食品制作过程中必须严格执行相关卫生制度，经过烹调的熟食存放时间不得过长，剩余饭菜须经严格加热后方可发放食用。凉拌食品及生食蔬菜必须彻底洗净，并经适当消毒后方可食用。

7. 传染病患者就餐要求

传染病患者严禁在公共食堂就餐，传染病科住院患者的餐具处理参照本章"传染科医院感染管理"进行。

8. 增强自我保护意识

营养室工作人员和配餐员应有自我保护意识，注意自身的消毒隔离措施，皮肤破损者应避免接触污染餐具。

9. 加强协作

营养室应与医院感染管理科相互协作、密切配合。如果发现本院住院患者中有消化道疾病流行或食物中毒情况发生，必须立即协助临床科室和感染管理科查明原因，并采取相应的补救措施。

二、洗衣房消毒隔离管理办法

医院内洗衣房每日需接收大量污染的衣物、被褥、敷料和其他医用布类物品以进行清洗消毒，大多要回收重复使用，因此要注意严格的消毒隔离管理，符合卫生学要求。

1. 洗衣房布局要求

·洗衣房布局应符合流水作业要求，设污物回收间、清点室、消毒室、洗涤室、晒场、烘干室、熨烫、折叠、包装室、洁物贮存室、工作人员更衣室、办公室和库房等。

·严格划分污染区、半污染区和清洁区，洁、污物品只能在相应的洁、污区内通过，不得逆行。

·洗衣房除配备洗涤机、甩干机之外，尚应配备消毒池和必要的消毒设备。

2. 洗衣房的管理

·建立健全洗衣房工作制度、消毒隔离制度和岗位责任制。

·洗衣房工作人员应经岗前培训，进行有关消毒隔离和岗位职责的教育，合格者方可上岗工作。

·对工作人员定期进行健康检查，患有传染病或皮肤病及携带传染性致病因子者应暂不上岗，待彻底治愈后方可恢复工作。

·增强个人保护意识，防止因污染物、致病因子的感染而出现医院感染，如清点污物时避免用手直接清点，处理污物时戴橡皮手套，工作后彻底洗手等。

3. 其他消毒隔离管理办法

·收回的污染布类要先在消毒液中浸泡或煮沸，再分类洗涤。如系单机洗涤，要先洗一般布类，再洗污染布类，最后洗传染布类。有条件的医院应按科室分机洗涤，传染布类要固定房间专机洗涤，其晒场、烘干、折叠、存放收送均应与一般布类分开。

·婴儿和新生儿使用的一切布类在清洗后均须经高压蒸气灭菌或严格消毒后方可重复使用。

·清洁物和污染物应分车运送，湿衣物和干衣物分开贮存。

·运输车辆每日用消毒液擦拭消毒，如有明显污染则应随时清洗、消毒，洗涤机器使用后须经严格的化学消毒后再重复使用。

·工作时间每日打扫2次，采取湿式清扫，每星期用2%过氧乙酸按 $8mL/m^3$ 喷雾消毒1次，地面以福尔马林溶液清洁，洁净物品贮藏室和库房应注意通风换气，必要时以紫外线照射消毒空气。

·洗衣房应有专人负责消毒隔离管理和感染监控工作，配合感染管理科对各科洁净布类进行定期或不定期地抽查，监测消毒效果，了解各科布类的带菌情况，不断改进工作。

第15章

医院感染与消毒灭菌

第一节 清洗、消毒、灭菌

清洁、消毒、灭菌是预防和控制医院感染的一个重要环节，包括医院内外环境的清洁、消毒，诊疗用具、器械、药物的消毒、灭菌，以及传染病患者接触物品的隔离和终末消毒等措施。

一、消毒灭菌的概念

1. 清　洁

清洁指用物理方法清除物体表面的污垢、尘埃和有机物，即去除和减少微生物，并非杀灭微生物。适用于医院地面、墙壁、医疗用品、家具等表面的处理和物品消毒、灭菌前的处理。

2. 消　毒

消毒指杀灭或清除传播媒介的病原微生物，使之达到无害化的处理。根据有无已知的传染源可分预防性消毒和疫源性消毒，根据消毒的时间可分为随时消毒和终末消毒。

3. 灭　菌

灭菌指杀灭或清除传播媒介上的所有微生物（包括芽孢），使之达到无菌程度。经过灭菌的物品被称为无菌物品。用于需进入人体内部，包括进入血液、组织、体腔的医用器材，如手术器械、注射用具、一切置入体腔的引流管等，要求绝对无菌。

消毒与灭菌有着本质的区别。灭菌可包括消毒，而消毒却不能代替灭菌；消毒多用于卫生防疫方面，灭菌则主要用于医疗护理。

二、消毒、灭菌的原则

1. 明确消毒的主要对象

应具体分析引起感染的途径、涉及的媒介物及病原微生物的种类，有针对性地使用消毒剂。

2. 采取适当的消毒方法

根据消毒对象选择简便、有效、不损坏物品、来源丰富、价格适中的消毒方法。医院诊疗器械按污染后可造成的危害程度和与人体接触部位分为 3 类：①高度危险的器械。穿过皮肤、黏膜而进入无菌的组织或器官内部，或与破损的皮肤黏膜密切接触的器材，如手术器械、注射器、心脏起搏器等，必须选用高效消毒法(灭菌)。②中度危险的器械。仅与皮肤、黏膜密切接触，而不进入无菌组织内，如内镜、体温计、氧气管、呼吸机及所属器械、麻醉器械等，应选用中效消毒法杀灭除芽孢以外的各种微生物。③低度危险器械。不进入人体组织，不接触黏膜，仅直接或间接地与健康无损的皮肤接触，如果没有足够数量的病原微生物污染，一般并无危害，如口罩、衣被、药杯等，应选用低效消毒法或只作一般卫生处理，只要求去除一般细菌繁殖体和亲脂病毒。

3. 控制影响消毒效果的因素

许多因素会影响消毒剂的作用，而且各种消毒剂对这些因素的敏感性差异很大。

微生物的种类　不同类型的病原微生物对消毒剂抵抗力不同。因此，进行消毒时必须区别对待。细菌繁殖体易被消毒剂消灭，一般革兰氏阳性细菌对消毒剂较敏感，革兰氏阴性杆菌则常有较强的抵抗力，繁殖体对热敏感，消毒方法以热力消毒为主。细菌芽孢对消毒因子耐力最强，杀灭细菌芽孢最可靠的方法是热力灭菌、电离辐射和环氧乙烷熏蒸法，在化学消毒剂中，戊二醛、过氧乙酸能杀灭芽孢，但可靠性不如热力灭菌法。病毒对消毒因子的耐力因种类不同而有很大差异，亲水病毒的耐力较亲脂病毒强。真菌对干燥、日光、紫外线及多数化学药物耐力较强，但不耐热(60℃ 1h 杀灭)。

微生物的数量　污染微生物数量越多，需要消毒的时间就越长，剂量越大。有机物在微生物的表面形成保护层，妨碍消毒剂与微生物的接触或延迟消毒剂的作用，使微生物逐渐产生对药物的适应性。有机物和消毒剂相互作用，形成溶解度比原来更低或杀菌作用比原来更弱的化合物。一部分消毒剂与有机物发生作用，对微生物的作用浓度降低。有机物可中和一部分消毒剂，消毒剂中重金属类、表面活化剂等受有机物影响较大，对戊二醛影响较小。

温度的变化　温度越高，杀菌作用增强，但温度的变化对各种消毒剂的影响不同。如甲醛、戊二醛、环氧乙烷的温度升高 1 倍时，杀菌效果可增加 10 倍。而酚类和乙醇溶液受温度影响小。

pH 值　pH 值可从两方面影响杀菌作用，从而改变消毒剂的溶解度和分子结构。pH 值过高或过低对微生物的生长均有影响：在酸性条件下细菌表面负电荷减少，阴离子型消毒剂杀菌效果好；在碱性条件下细菌表面负电荷增多，有利于阳离子型消毒剂发挥作用。

第二节　物理消毒灭菌法的应用

物理消毒灭菌法是利用物理因子杀灭微生物的方法，包括热力消毒灭菌、辐射消毒、空气净化、超声波消毒和微波消毒等。热力消毒灭菌高温能使微生物的蛋白质和酶变性或凝固（结构改变导致功能丧失），新陈代谢障碍而死亡，从而达到消毒与灭菌的目的。热力消毒灭菌可分为干热与湿热两大类。

一、干热消毒灭菌

干热是指相对湿度在20%以下的高热。干热消毒灭菌是由空气导热，传热效果较慢。一般繁殖体在80~100℃干热环境中经1h可以杀死，芽孢需160~170℃经2h方可杀死。主要用于高温下不损坏、不变质、不蒸发物品的灭菌，还可用于不耐湿热的器械的灭菌，以及蒸汽或气体不能穿透物品的灭菌，如玻璃、油脂、粉剂和金属等制品的消毒灭菌。

1. 烧灼法

燃烧法是一种简单、迅速、彻底的灭菌方法，因对物品的破坏性大，故应用范围有限，用于耐高温物品、小件金属器械的灭菌。一些耐高温的器械（金属、搪瓷类），在急用或无条件用其他方法消毒时可采用此法。将器械放在火焰上烧灼1~2min。若为搪瓷容器，可倒入少量95%乙醇溶液，慢慢转动容器，使乙醇溶液分布均匀，点火燃烧至熄灭约1~2min。采集作细菌培养的标本时，在留取标本前后（即启盖后，闭盖前）都应将试管（瓶）口和盖子置于火焰上烧灼，来回旋转2~3次。某些特殊感染，如破伤风、气性坏疽、铜绿假单胞菌感染的敷料，以及其他已污染且无保留价值的物品，如污纸、垃圾等，应放入焚烧炉内焚烧，使之炭化。锐利刀剪为保护刀锋，不宜用燃烧灭菌法。

燃烧时要注意安全，须远离易燃易爆物品，如氧气、汽油、乙醚等。燃烧过程不得添加乙醇溶液，以免引起火焰上窜而致灼伤或火灾。

2. 干烤法

电热烤箱　利用烤箱的热空气消毒灭菌。烤箱通电加热后的空气在一定空间不断对流，产生均一效应的热空气直接穿透物体。一般繁殖体在干热80~100℃中经1h可以杀死，芽孢、病毒需160~170℃经2h方可杀死。热空气消毒灭菌法适用于玻璃器皿、瓷器及吸收性明胶海绵、液状石蜡、各种粉剂、软膏等。待灭菌的物品干热灭菌前应洗净，防止造成灭菌失败或污物炭化；玻璃器皿灭菌前应洗净并干燥；灭菌时勿与烤箱底部及四壁接触，灭菌后待箱内温度降至40~50℃以下才能开启柜门，以防炸裂。物品包装体积不能过大，不超过10cm×10cm×20cm，物品高度不能超过烤箱高度的2/3，物品间应留有充分的空间（可放入1只手），油剂、粉剂的厚度不得超过

0.6cm；凡士林纱布条厚度不得超过1.3cm。温度>170℃时，有机物会碳化，故有机物品灭菌时温度不可过高。

微波消毒　微波是一种高频电磁波，其杀菌的作用原理：一为热效应，所及之处产生分子内部剧烈运动，使物体里外湿度迅速升高；一为综合效应，诸如化学效应、电磁共振效应和场致力效应。目前已广泛应用于食品、药品的消毒，用微波灭菌手术器械包、临床检验科用品等亦有报告。若物品先经1%过氧乙酸溶液或新洁尔灭湿化处理后，可起协同杀菌作用，照射2min，可使芽孢消毒率由98.81%增加到99.98%～99.99%。

微波对人体有一定危害性，其热效应可损伤睾丸、晶状体等，长时间照射还可致神经功能紊乱。使用时可设置不透微波的金属屏障或戴特制防护眼镜等。

二、湿热消毒灭菌

湿热消毒灭菌是由空气和水蒸气导热，传热快、穿透力强。湿热灭菌法比干热灭菌法所需温度低、时间短。

(一)煮沸法

将水煮沸至100℃，保持5～10min可杀灭繁殖体，保持1～3h可杀灭芽孢。在水中加入碳酸氢钠至1%～2%浓度时，沸点可达105℃，能增强杀菌作用，还可去污防锈。在高原地区气压低、沸点低的情况下，要延长消毒时间(海拔每增高300m，需延长消毒时间2min)。此法适用于耐潮湿耐高温的搪瓷、金属、玻璃和橡胶类物品。

煮沸前物品涮洗干净，打开轴节或盖子，将其全部浸入水中。大小相同的碗、盆等均不能重叠，以确保物品各面与水接触。锐利、细小、易损物品用纱布包裹，以免撞击或散落。玻璃、搪瓷类放入冷水或温水中煮，金属、橡胶类则待水沸后放入。消毒时间均从水沸后开始计时，若中途再加入物品则重新计时，消毒后及时取出物品，保持其无菌状态。经煮沸灭菌的物品无菌有效期不超过6h。

(二)高压蒸汽灭菌法

高压蒸汽灭菌器装置严密，输入蒸汽不外溢，温度随蒸汽压力增高而升高，当压力增至103～206kPa时，温度可达121.3～132℃。高压蒸汽灭菌法就是利用高压和高热释放的潜热进行灭菌，为目前可靠而有效的灭菌方法。适用于耐高温、高压，不怕潮湿的物品，如敷料、手术器械、药品、细菌培养基等医疗器械和物品的灭菌，不能用于凡士林等油类和粉剂的灭菌。压力蒸汽灭菌器根据排放冷空气的方式和程度不同，分为下排气式压力蒸汽灭菌器和预真空压力蒸汽灭菌器两大类。其灭菌原理是利用重力置换原理，使热蒸汽在灭菌器中从上而下，将冷空气由下排气孔排出，排出的冷空气由饱和蒸汽取代，利用蒸汽释放的潜热使物品达到灭菌。

1. 手提式压力蒸汽灭菌器灭菌方法

手提式压力蒸汽灭菌器为金属圆筒，分为两层，隔层内盛水，有盖，可以旋紧，加热后产生蒸汽。锅外有压力表,当蒸汽压力升高时,温度也随之相应升高。该灭菌器体积小,可自发蒸汽,便于携带。操作方法如下:①在主体内加入适量的清水,将灭菌物品放入灭菌器内;②将顶盖上的排气软管插入内壁的方管中,盖好并拧紧顶盖;③将灭菌器的热源打开,开启排气阀排完空气后(在水沸腾后 10~15min)关闭排气阀;④压力升至 102.9kPa(1.05kg/cm²),温度达 121℃时,维持到规定时间(根据物品性质及有关情况确定,一般 20~30min);⑤需要干燥的物品,打开排气阀慢慢放气,待压力恢复到零位后开盖取物;⑥液体类物品,待压力恢复到零位,自然冷却到60℃以下,再开盖取物。

2. 卧式压力蒸汽灭菌器灭菌方法

卧式压力蒸汽灭菌器的结构原理与手提式高压蒸汽灭菌器相同,因其体积大,一次可灭菌大量物品。操作人员须经专业培训,合格后方能上岗。操作方法如下:①将待灭菌物品放入灭菌柜室内,关闭柜门并扣紧;②打开进气阀,将蒸汽通入夹层预热;③夹层压力达 102.9kPa(1.05kg/cm²)时,调整控制阀到"灭菌"位置,蒸汽通入灭菌室内,柜内冷空气和冷凝水经柜室阻气器自动排出;④柜内压力达 102.9kPa(1.05kg/cm²),温度达 121℃,维持 20~30min;⑤需要干燥的物品,灭菌后调整控制阀至"干燥"位置,蒸汽被抽出,柜室内呈负压,维持一定时间物品即达干燥要求;⑥对液体类物品,应待自然冷却到 60℃以下,再开门取物,不得使用快速排出蒸汽法,以防突然减压,液体剧烈沸腾或容器爆炸。

3. 预真空压力蒸汽灭菌器

预真空压力蒸汽灭菌器温度可达 132~135℃,具有灭菌周期快、效率高的特点,完成整个灭菌周期只需 25min,节省人力、时间和能源;冷空气排除较可靠、彻底,对物品的包装、排放要求较宽,而且真空状态下物品不易氧化损坏。但设备费、维修费较高,对柜体密封性要求较高,灭菌物品放得过少,在柜内残留空气越多,灭菌效果反而越差。预真空压力蒸汽灭菌方法:①打开总气管开关,排尽供气管路内的冷凝水;②将蒸汽通入夹层,使压力达 107.8kPa(1.1kg/cm²),预热 4min;③将待灭菌的物品放入灭菌柜内,关好柜门;④启动真空泵,抽除柜室内空气使压力达 2.0~2.7kPa;⑤停止抽气,向柜室内输入饱和蒸汽,使柜内压力达 205.8kPa(2.1kg/cm²),温度达 132℃,维持灭菌时间 4min;⑥停止输入蒸汽,再次抽真空使压力达 8.0kPa,使灭菌物品迅速干燥;⑦通入过滤后的洁净干燥空气,使灭菌室压力回复为零,温度降至 60℃以下,即可开门取出物品。

4. 快速压力蒸汽灭菌器

快速压力蒸汽灭菌器可分为下排气、预真空和正压排气法 3 种。其灭菌参数,如时间和温度由灭菌器性质、灭菌物品材料性质(带孔和不带孔)及是否裸露而定。一般灭菌时要求灭菌物品裸露。为了加快灭菌速度,快速灭菌法的灭菌周期一般不包括干燥阶段，因此灭菌完毕后灭菌物品往往是湿的。为了避免污染，不管是否被包裹，取出的物品应尽快使用，不能储存，无有效期。

5. 压力蒸汽灭菌法的注意事项

无菌包不宜过大（小于 50cm×30cm×30cm）、不宜过紧，各包裹间要有间隙，使蒸汽能对流，易渗透到包裹中央。

消毒前，打开储槽的通气孔，有利于蒸汽流通，而且排气时使蒸汽能迅速排出，以保持物品干燥。消毒灭菌完毕，关闭储槽或盒的通气孔，以保持物品的无菌状态。

布类物品应放在金属类物品上，否则蒸汽遇冷凝聚成水珠，使包布受潮，阻碍蒸汽进入包裹中央，严重影响灭菌效果。

定期检查灭菌效果。经高压蒸汽灭菌的无菌包、无菌容器有效期以 1 周为宜。

6. 压力蒸汽灭菌效果的监测

工艺监测（程序监测）是根据安装在灭菌器上的量器（压力表、温度表、计时表）图表，指示针，报警器等，指示灭菌设备工作正常与否。此法能迅速指出灭菌器的故障，但不能确定待灭菌物品是否达到灭菌要求。此法作为常规监测方法，每次灭菌均应进行。

化学指示剂监测是利用化学指示剂在一定温度与作用时间条件下受热变色或变形的特点，以判断是否达到灭菌所需参数。常用化学指示剂监测包括：①自制测温管。将某些化学药物的晶体密封于小玻璃管内（长 2cm，内径 1~2mm）制成。常用试剂有苯甲酸（熔点 121~123℃）等。灭菌时，当温度上升至药物的熔点，管内的晶体即熔化，此法只能指示温度，因此是最低标准，主要用于各物品包装的中心情况的监测。②3M 压力灭菌指示胶带。此胶带上印有斜形白色指示线条图案，是一种贴在待灭菌的无菌包外的特制变色胶纸，其粘贴面可牢固地封闭敷料包、金属盒或玻璃物品，在121℃经 20min，130℃经 4min 后，胶带 100% 变色（条纹图案即显现黑色斜条），3M胶带既可用于物品包装表面情况的监测，又可用于对包装中心情况的监测，还可以代替别针、夹子或带子使用。

生物指示剂监测是利用耐热的非致病性细菌芽孢作为指示菌，以测定热力灭菌的效果。本菌芽孢对热的抗力较强，其热死亡时间与病原微生物中抗力最强的肉毒杆菌芽孢相似。生物指示剂有芽胞杆菌悬液、芽孢菌片等与培养基混装的指示管。检测时应使用标准试验包，每个包中放置生物指示剂 2 个，放在灭菌柜室的 5 个点。灭菌后取出生物指示剂，接种于溴甲酚紫葡萄糖蛋白胨培养基中，置 55~60℃ 温箱中培养48h至 7d。若培养后颜色未变，澄清透明，说明芽孢已被杀灭，达到了灭菌要求；若变为黄色混浊，说芽孢未被杀灭，灭菌失败。

三、干热灭菌与湿热灭菌的比较

湿热与干热各有特点，互相很难完全取代。但总的说来，湿热的消毒效果较干热好，所以使用也普遍。湿热较干热消毒效果好的原因有 3 个方面：①蛋白质在含水多时易变性，含水量愈多愈易凝固；②湿热穿透力强、传导快；③蒸汽具有潜热，当蒸汽与被灭菌的物品接触时可凝结成水而放出潜热，使湿度迅速升高加强灭菌效果。

第三节　化学消毒灭菌法的应用

化学消毒灭菌法利用化学药物渗透细菌的体内，使菌体蛋白凝固变性，干扰细菌酶的活性，抑制细菌代谢和生长或损害细胞膜的结构，改变其渗透性，破坏其生理功能等，从而起到消毒灭菌作用。所用的药物被称为化学消毒剂。有的药物杀灭微生物的能力较强，可以达到灭菌作用，又称为灭菌剂。

凡不适于物理消毒灭菌而耐潮湿的物品，如锐利的金属、刀、剪、缝针和光学仪器(胃镜、膀胱镜等)及皮肤、黏膜，患者的分泌物、排泄物、病室空气等均可采用此法。

一、化学消毒灭菌剂的使用原则

根据物品的性能及病原体的特性，选择合适的消毒剂。严格掌握消毒剂的有效浓度、消毒时间和使用方法。需消毒的物品应洗净擦干，浸泡时打开轴节，将物品浸没于溶液里。消毒剂应定期更换，挥发剂应加盖并定期测定比重，及时调整浓度。浸泡过的物品，使用前需用无菌等渗盐水冲洗，以免消毒剂刺激人体组织。

二、常用化学消毒灭菌方法

1. 浸泡法

浸泡法是指选用杀菌谱广、腐蚀性弱、水溶性消毒剂，将物品浸没于消毒剂内，在标准的浓度和时间内达到消毒灭菌目的。

2. 擦拭法

擦拭法是指选用易溶于水、穿透性强的消毒剂擦拭物品表面，在标准的浓度和时间里达到消毒灭菌目的。

3. 熏蒸法

熏蒸法是指加热或加入氧化剂，使消毒剂呈气体，在标准的浓度和时间内达到消毒灭菌目的。适用于室内物品及空气消毒或精密贵重仪器和不能蒸、煮、浸泡的物品(血压计、听诊器及传染患者用过的票证等)的消毒。

纯乳酸　常用于手术室和病室空气消毒。每 $100m^2$ 空间用乳酸 12mL 加等量水，放入治疗碗内，密闭门窗，加热熏蒸，待蒸发完毕，移去热源，继续封闭 2h，随后开窗通风换气。

食醋　5~10mL/m³加热水1~2mL，闭门加热熏蒸到食醋蒸发完为止。因食醋含5%醋酸可改变细菌酸碱环境而有抑菌作用，对流感、流脑病室的空气可进行消毒。此外，尚可应用甲醛或过氧乙酸等进行熏蒸灭菌。

喷雾法　借助普通喷雾器或气溶胶喷雾器，使消毒剂产生微粒气雾弥散在空间，进行空气和物品表面的消毒。如用1%含氯石灰（漂白粉）澄清液或0.2%过氧乙酸溶液做空气喷雾。对细菌芽孢污染的表面，每立方米喷雾2%过氧乙酸溶液8mL经30min（在18℃以上的室温下），可达99.9%杀灭率。

环氧乙烷　环氧乙烷是广谱气体杀菌剂，能杀灭细菌繁殖体及芽孢及真菌和病毒等。穿透力强，对大多数物品无损害，消毒后可迅速挥发，特别适用于不耐高热和温热的物品，如精密器械电子仪器、光学仪器、心肺机、起搏器、书籍文件等，均无损害和腐蚀等副作用。本品沸点为10.8℃，只能灌装于耐压金属罐或特制安瓿中。

三、消毒剂的性质与消毒水平

1. 高效消毒剂

高效消毒剂杀菌谱广、消毒方法多样，如环氧乙烷、过氧乙酸、甲醛、戊二醛、含氯消毒剂（含氯石灰、次氯酸钠、优氯净等）。高水平消毒剂性质不稳定，需现用现配。高效消毒剂可杀灭一切微生物。

2. 中效消毒剂

中效消毒剂的特点是溶解度好、性质稳定、能长期储存，但不能做灭菌剂。如聚维酮碘溶液、碘伏、乙醇溶液、煤酚皂溶液、高锰酸钾溶液等。中效消毒剂可杀灭细菌繁殖体、结核杆菌、病毒，不能杀灭芽孢。

3. 低效消毒剂

低效消毒剂性质稳定，能长期储存，无异味，无刺激性，但杀菌谱窄，对芽孢杆菌只有抑制作用。如季铵盐类（苯扎溴铵、杜米芬、氯己定等）。低效消毒剂可杀灭细菌繁殖体、真菌，不能杀灭芽孢和病毒。

四、消毒剂浓度稀释配制计算法

消毒剂原液和加工剂型一般浓度较高，在实际应用中，必须根据消毒的对象和目的进行稀释，配制成适宜浓度使用，才能收到良好的消毒灭菌效果。

几种常用去污渍法：①陈旧血渍可浸入过氧化氢溶液中，然后洗净；②甲紫污渍可用乙醇溶液或草酸溶液擦拭；③凡士林或液状石蜡污渍，可将污渍折夹在吸水纸中，然后用熨斗熨烙以吸污；④新鲜墨水污渍用肥皂、清水洗，不能洗净时再用稀盐酸或草酸溶液清洗，也可用氨水或过氧化氢使其褪色；⑤铁锈污渍可浸入1%热草酸溶液后用清水洗，也可用热醋酸浸洗；⑥蛋白银污渍可用盐酸及氨水擦洗；⑦高锰酸钾污渍可用1%维生素 C 溶液洗涤，或 0.2%～0.5% 过氧乙酸水溶液浸泡清洗。

五、化学消毒剂使用规范

1. 戊二醛

戊二醛为灭菌剂，具有广谱、高效杀菌作用，对金属腐蚀性小，受有机物影响小。经典的戊二醛常用灭菌浓度为 2%。增效的复方戊二醛也可使用卫生行政机构批准使用的浓度。戊二醛适用于不耐热的医疗器械和精密仪器等消毒与灭菌。

使用方法：①灭菌处理。常用浸泡法，将清洗、干燥待灭菌处理的医疗器械及物品浸没于装有戊二醛的容器中，加盖、浸泡 10h 后无菌操作取出，用无菌水冲洗干净，无菌方法擦干。②消毒。用浸泡法，将清洗、干燥待消毒处理的医疗器械及物品浸没于装有戊二醛的容器中，加盖，20～45min 后取出，用无菌水冲洗干净，无菌方法擦干。

注意事项：①戊二醛对手术刀片等碳钢制品有腐蚀性，使用前应先加入 0.5% 亚硝酸钠防锈；②使用过程中应对戊二醛溶液浓度进行监测；③戊二醛对皮肤、黏膜有刺激性，接触戊二醛溶液时应戴橡胶手套，防止溅入眼内或吸入体内；④盛装戊二醛消毒液的容器应加盖，放于通风良好处。

2. 过氧乙酸

过氧乙酸属灭菌剂，具有广谱、高效、低毒、对金属及织物有腐蚀性，受有机物影响大，稳定性差等特点，其浓度为 16%～20%（W/V）。过氧乙酸适用于耐腐蚀物品、环境等的消毒与灭菌。

使用时将浓度为 15%～20% 的过氧乙酸原液稀释到 0.3%～0.5% 才可以消毒使用。按 8mL/m³ 计算，在消毒场所无人的情况下，用气溶胶喷雾器对消毒空间进行喷雾，喷雾器可产生气溶胶颗粒＜20 的 μm 雾滴，这些雾滴能够飘浮在空气中，增加与空气中病毒的接触频率，从而杀灭空气中的病毒，作用 1h 后通风。

常用消毒方法：①浸泡法。将待消毒的物品放入装有过氧乙酸的容器中，加盖，对一般污染物品的消毒用 0.05%（500mg/L）过氧乙酸溶液浸泡，对细菌芽孢污染物品的消毒用 1%（10 000mg/L）过氧乙酸浸泡 5min，灭菌时浸泡 30min 取出，诊疗器材用灭菌蒸馏水冲洗干净，无菌方法擦干。②擦拭法。对大件物品或其他不能用浸泡法消毒的物品用擦拭法消毒，消毒所有药物浓度和作用时间参考浸泡法。③喷洒法。对一般污染表面的消毒用 0.2%～0.4%（2000～4000mg/L）过氧乙酸喷洒，作用 30～60min。

注意事项：①过氧乙酸不稳定，应储存于通风阴凉处，用前应测定有效含量，原液浓度低于 12% 时禁止使用；②稀释液不稳定，临用前配制；③配制溶液时，忌与碱或有机物相混合；④过氧乙酸对金属有腐蚀性，对织物有漂白作用。金属制品与织物经浸泡消毒后，即时用清水冲洗干净；⑤使用浓溶液时，谨防溅入眼内或皮肤黏膜上，一旦溅上，即时用清水冲洗；⑥消毒被血液、脓液等污染的物品时，需适当延长作用时间。

3. 过氧化氢

过氧化氢属高效消毒剂，具有广谱、高效、速效、无毒，对金属及织物有腐蚀性，受有机物影响很大，纯品稳定性好，稀释液不稳定等特点。过氧化氢适用于丙烯酸树脂制成的外科埋植物、隐形眼镜、不耐热的塑料制品、餐具、服装、饮水和空气等的消毒和口腔含漱、外科伤口清洗。使用时根据有效含量按稀释定律用灭菌水将过氧化氢稀释成所需浓度进行消毒处理。

常用消毒方法：①浸泡法。将清洗、干燥的待消毒物品浸没于装有3%过氧化氢的容器中，加盖，浸泡30min。②擦拭法。对大件物品或其他不能用浸泡法消毒的物品用擦拭法消毒，所用药物浓度和作用时间参见浸泡法。③其他方法。1.0%～1.5%过氧化氢漱口，3%过氧化氢冲洗伤口，复方过氧化氢空气消毒剂喷雾等。

注意事项：①过氧化氢应储存于通风阴凉处，用前应测定有效含量。②稀释液不稳定，临用前须配制。③配制溶液时，忌与还原剂、碱性物质、碘化物、高锰酸钾等强氧化剂相混合。④过氧化氢对金属有腐蚀性，对织物有漂白作用。⑤使用浓溶液时，谨防溅入眼内或皮肤黏膜上，一旦溅上，即时用清水冲洗。⑥消毒被血液、脓液等污染的物品时，需适当延长作用时间。

4. 二溴二甲基乙内酰脲

二溴二甲基乙内酰脲是一种释放有效溴的消毒剂，可杀灭各种微生物，包括细菌繁殖体、芽孢、真菌和病毒。属高效、广谱消毒剂。

二溴二甲基乙内酰脲适用于饮用水、污水和游泳池水的消毒，医疗卫生单位环境物体和诊疗用品的消毒，餐具、茶具、水果、蔬菜消毒等。

加有助溶剂的国产二溴海因消毒剂，有效溴含量为50%，易溶于水，使用时可用去离子水配成消毒液，或将浓度较高的二溴海因消毒液用去离子水配成所需浓度的消毒液。

常用消毒方法：①浸泡法。将洗净的待消毒物品浸没于消毒液内，加盖，作用至预定时间后取出，对一般污染物品用250～500mg/L二溴海因作用30min，对致病性芽孢菌污染物品可用1000～2000mg/L浓度作用30min。②擦拭法。对大件不能用浸泡法消毒的物品可用擦拭法，消毒液浓度和作用时间参见浸泡法。③喷洒法。一般物品表面可用500～1000mg/L二溴海因均匀喷洒，作用30min；对致病性芽孢和结核分枝杆菌污染的物品，可用1000～2000mg/L浓度消毒液喷洒，作用60min。④水的消毒。消毒剂用去离子水溶解后，倒入消毒液中，用量为5～10mg/L，视水质污染情况而定，用作游泳池水消毒和污水消毒时，应视水质决定用量和作用时间。

注意事项：①消毒剂应于阴凉、干燥处密封保存。②消毒液现用现配，并在有效期内用完。③用于金属制品消毒时，可适当加入防锈剂亚硝酸钠。④对餐具果蔬消毒后，应用净水冲洗。

5. 二氧化氯

二氧化氯属高效消毒剂，具有广谱、高效、速效杀菌作用。对金属有腐蚀性，对织物有漂白作用，消毒效果受有机物影响很大，二氧化氯活化液和稀释液不稳定。

二氧化氯适用于医疗卫生、食品加工、餐（饮）具、饮水及环境表面等消毒。使用前，在二氧化氯稳定液中先加活化剂。根据有效含量按稀释定律，用去离子水将二氧化氯稀释成所需浓度，进行消毒处理。

常用消毒方法：①浸泡法。将清洗完毕、干燥的待消毒或待灭菌物品浸没于装有二氧化氯溶液的容器中，加盖。对细菌繁殖体污染物品的消毒，用 100～250mg/L 二氧化氯溶液浸泡 30min；对肝炎病毒和结核分枝杆菌污染物品的消毒，用 500mg/L 二氧化氯浸泡 30min；对细菌芽孢污染物品的消毒，用 1000mg/L 二氧化氯浸泡 30min。②擦拭法。对大件物品或其他不能用浸泡法消毒的物品可用擦拭法消毒，消毒所有药物浓度和作用时间参见浸泡法。③喷洒法。对一般污染的表面，用 500mg/L 二氧化氯均匀喷洒，作用 30min；对肝炎病毒和结核杆菌污染的表面，用 1000mg/L 二氧化氯均匀喷洒，作用 60min。④饮水消毒法。在饮用水源水中加入 5mg/L 的二氧化氯，作用 5min，使大肠杆菌数达到饮用水卫生标准。

注意事项：①二氧化氯活化液不稳定，应现配现用。②配制溶液时，忌与碱或有机物混合。③二氧化氯对金属有腐蚀性，金属制品经二氧化氯消毒后，应迅速用清水冲洗干净并沥干。

6. 含氯消毒剂

含氯消毒剂属高效消毒剂，具有广谱、高效、低毒、有强烈的刺激性气味、对金属有腐蚀性、对织物有漂白作用、受有机物影响大、化学性质不稳定等特点。常用的含氯消毒剂有液氯，含氯量≥99.5%（W/W）；漂白粉，含有效氯 25%（W/W）；漂白粉精，含有效氯 80%（W/W）；"三合二"，含有效氯 56%（W/W）；次氯酸钠，工业制备的含有效氯 10%（W/W）；二氯异氰尿酸钠，含有效氯 60%（W/W）；三氯异氰尿酸，含有效氯 85%～90%（W/W）；氯化磷酸三钠，含有效氯 2.6%（W/W）。含氯消毒剂适用于餐（饮）具、环境、水、疫源地等消毒。使用时根据有效氯含量，用去离子水将含氯消毒剂配制成一定浓度的溶液。

常用消毒方法：①浸泡法。将洗净、干燥待消毒的物品放入装有含氯消毒剂溶液的容器中，加盖，对细菌繁殖体污染的物品进行消毒，用含有效氯 250mg/L 的消毒液浸泡 10min 以上。经血传播病原体、分枝杆菌和细菌芽孢污染物品的消毒，可用含有效氯 500～1000mg/L 消毒液浸泡 30min 以上。②擦拭法。对大件物品或其他不能用浸泡法消毒的物品用擦拭法消毒，消毒所有药物浓度和作用时间参见浸泡法。③喷洒法。一般污染的物品表面，用 500mg/L 的消毒液均匀喷洒，作用 30min 以上；经血传播病原体、结核杆菌等污染表面的消毒，用含有效氯 1000mg/L 的消毒液均匀喷洒，作用 60min 以上，喷洒后有强烈的刺激性气味，人员应离开现场。④干粉消毒法。排泄物的消毒，可用含氯消毒剂干粉加入排泄物中，使其含有效氯为 10 000mg/L，略加搅拌后，作用 2~6h；医院污水的消毒，可用干粉按有效氯 50mg/L 用量加入污水中，并搅拌均匀，作用 2h 后排放。

注意事项：①粉剂应于阴凉处避光、防潮、密封保存，水剂应于阴凉处避光、密闭保存，所需溶液应现配现用；②配制漂白粉等粉剂溶液时，应戴口罩，橡胶手套；③未加防锈剂的含氯消毒剂对金属有腐蚀性，不应做金属器械的消毒，加防锈剂的含氯消毒剂对金属器械消毒后，应用无菌蒸馏水冲洗干净，用无菌方法擦干；④对织物有腐蚀和漂白作用，不应用于有色织物的消毒；⑤用于消毒餐具，应即时用清水冲洗；⑥消毒时，若存在大量有机物，应提高使用浓度或延长作用时间；⑦用于污水消毒时，应根据污水中还原性物质含量适当增加浓度。

第四节　一次性使用医疗器械、器具的管理

医院所用一次性使用无菌医疗用品必须统一采购，临床科室不得自行购入和试用。一次性使用无菌医疗用品只能一次性使用。

医院感染管理办公室应认真履行对一次性使用无菌医疗用品的采购管理、临床应用和回收处理的监督检查职责。

医院采购的一次性无菌医疗用品的"三证"复印件应在医院感染管理办公室备案，即医疗器械生产许可证、医疗器械产品注册证、医疗器械经营许可证，建立一次性使用无菌医疗用品的采购登记制度。

在采购一次性使用无菌医疗用品时，必须进行验收，订货合同、发货地点及货款汇寄账号应与生产企业和经营企业一致，查验每箱（包）产品的检验合格证，内外包装应完好无损，包装标识应符合国家标准，进口产品应有中文标识。

医院设置一次性使用无菌医疗用品库房，建立出入库登记制度，按失效期的先后顺序存放于阴凉干燥、通风良好的物架上，禁止与其他物品混放，不得将标识不清、包装破损、失效、霉变的产品发放到临床使用。

临床使用一次性无菌医疗用品前应认真检查。若发现包装标识不符合国标，包装有破损、过效期和产品有不洁等不得使用；若使用中发生热原反应、感染或其他异常情况时，应立即停止使用，并按规定详细记录现场情况，必须及时留取样本送检，并及时报告医院感染管理办公室。

医院发现不合格产品或质量可疑产品时，应立即停止使用，并及时报告药品监督管理部门，不得自行作退换货处理。

一次性使用无菌医疗用品使用后，按国务院《医疗废物管理条例》规定处置。

对骨科内固定器材、心脏起搏器、血管内导管、支架等植入性或介入性的医疗器械，必须建立详细的使用记录。记录必要的产品跟踪信息，使产品具有可追溯性。器

材条形码应贴在病历上。

第五节　消毒药械的管理

一、手术器械和用品的灭菌

(一)手术器械包的灭菌

1. 灭菌前的准备

非感染患者使用后的手术器械应选用加酶洗涤剂浸泡擦洗或选用洗净消毒装置或超声清洗装置清洗去污。感染患者使用过的手术器械应分别采用物理或化学消毒方法处理。消毒选用洗净消毒装置或超声清洗装置煮沸 40min 或选用 500~1000 mg/L 有效氯或有效溴的含氯或含溴消毒剂浸泡 30min(金属器械须加防锈剂),但气性坏疽、破伤风感染等应选用洗净灭菌装置或用 2000mg/L 含氯或含溴消毒剂浸泡 30min 后进行常规清洗。清洗时,先用洗涤剂溶液浸泡擦洗,去除器械上的血垢等污染,有关节、缝隙、齿槽的器械,应尽量张开或拆卸,进行彻底刷洗,然后用流水冲净,擦干或晾干,并尽快打包,以免再污染。除污染前后的器械盛器和运送工具,必须严格区分,并有明显标志,不得混用。盛器和运送工具应每日清洗消毒,发生污染应立即清洗消毒。

2. 灭菌方法

根据手术器械和用品种类分别采用下排气式压力蒸汽灭菌、预真空压力蒸汽灭菌、脉动真空压力蒸汽灭菌、环氧乙烷气体灭菌等方法。

(二)手术缝合线的灭菌

手术缝合线根据不同用途分为吸收型肠线、非吸收型丝线、尼龙线、金属线等。手术缝合线是密封的,灭菌后可长期保存使用的一次性灭菌手术用品,也可在使用前随时灭菌。

手术缝合线多用环氧乙烷灭菌。1 号丝线等张力较高的非吸收型手术缝合线可采用快速压力蒸汽灭菌。

(三)锐利手术器械的灭菌

锐利手术器械是手术器械中一类最具有代表性的器械,这类手术器械各专业手术科室均有,包括普通手术刀、手术剪、锯及眼科、耳鼻喉科的精密锐利手术器械。

锐利手术器械可选用快速压力蒸汽灭菌或正压排气快速灭菌器灭菌。

(四)不耐热手术用品的灭菌

大量高分子材料被广泛应用于医疗用品,其中有相当一部分是手术用品,包括心脏起搏器、人工心肺机、人工瓣膜、整复手术材料、外科手术刀具、麻醉器材、各种导管、各种内镜、节育器材等。这类用品不能采用热力灭菌法，只能用冷灭菌方法或化学灭菌法处理。

戊二醛可用于不耐热手术器械的灭菌。如麻醉机附件等灭菌。2% 碱性戊二醛、中性戊二醛、强化酸性戊二醛均可应用，浸泡 10h 可达到灭菌效果。

（五）手术用敷料的灭菌

传统手术敷料分为纱布类、棉布类和布类 3 种，包括手术用纱布、纱条、棉球、手术巾、孔巾等。近年来，医用纺织新材料得到广泛应用，如聚丙烯伤口敷布、无纺布等，使用方便、安全。手术用敷料都是透气性能好的材料，要求灭菌后干燥保存；通常 25℃ 以下可保存 10～14d，潮湿多雨季节应缩短保存期；过期应重新灭菌方能使用。

1. 压力蒸汽灭菌

除极少数不宜用湿热灭菌的敷料外，手术敷料首选压力蒸汽灭菌。

2. 干热灭菌

凡士林油纱布、纱条蒸汽不易穿透，适宜于干热灭菌。将准备好的纱布、纱条放入盒内，倒入融化的凡士林，待灭菌。需干热灭菌的凡士林纱布、纱条不宜放置太多太厚，厚度不超过 1.3cm。置干热灭菌器内，温度 160℃，时间 2h。

二、一般诊疗用品的消毒

（一）适用范围

一般常规使用的诊疗用品，如体温表、听诊器、血压计袖带、压舌板、开口器、舌钳子、吸引器、引流瓶、胃肠减压器、氧气湿化瓶、呼吸机及麻醉机的螺纹管、氧气面罩、麻醉口罩、扩阴器等，以及接触皮肤及浅表体腔、黏膜的器材均在此范围内。

（二）清洁与消毒方法

1. 接触未破损皮肤的器具清洁与消毒方法

接触皮肤的一般诊疗用品如血压计袖带、听诊器应保持清洁，若有污染应随时以清洁剂与水清洁。血压计袖带若被血液、体液污染，应在清洁的基础上使用含有效溴或有效氯 250～500mg/L 的消毒剂浸泡 30min 后再清洗干净，晾干备用。听诊器可在清洁的基础上用乙醇溶液擦拭消毒。腋下体温表每次用后应在清洁的基础上选用 75% 乙醇溶液或含有效溴 500～1000mg/L 的二溴海因浸泡 30min 或 1000mg/L 过氧乙酸浸泡 10～30min 后，清水冲净、擦干，清洁干燥保存备用。

2. 接触未破损黏膜的器具清洁与消毒方法

接触未破损黏膜的器具（如扩阴器、开口器、舌钳子、压舌板、口表、肛表等），用后应先清洗去污、擦干。耐高温的器具(如扩阴器、开口器、舌钳、压舌板)可选择压力蒸汽灭菌后清洁干燥保存备用。不耐高温的器具(如口表、肛表等)可在清洁的基础上采用75%乙醇溶液或500~1000mg/L二溴海因或500mg/L含氯消毒剂浸泡30min,或1000mg/L过氧乙酸浸泡10~30min后,清水冲擦净,擦干,清洁干燥保存备用。

3. 通过管道间接与浅表体腔黏膜接触的器具清洁与消毒方法

通过管道间接与浅表体腔黏膜接触的器具(如氧气湿化瓶、呼吸机和麻醉机的螺纹管、氧气面罩、麻醉口罩、胃肠减压器、吸引器、引流瓶等)可在清洁的基础上,将耐高温的管道与引流瓶可采用压力蒸汽灭菌法灭菌,不耐高温的部分在500mg/L含氯或含溴消毒剂浸泡30min,清水冲净,晾干,清洁干燥封闭保存备用。有条件的医院可采用洗净消毒装置进行洗净,80~93℃消毒,烘干自动完成,清洁干燥封闭保存备用。

4. 分枝杆菌、经血传播病原体污染器具的消毒灭菌方法

被分枝杆菌、炭疽杆菌、梭状芽孢杆菌、肝炎病毒、人类免疫缺陷病毒等感染患者污染的器具,应先采用1000~2000mg/L含氯或含溴消毒剂浸泡30~45min后,清水冲净,擦干,耐高温的管道与引流瓶、开口器、舌钳、压舌板等可采用压力蒸汽灭菌,不耐高温的部分可在清洁后再次浸泡在1000~2000mg/L二溴海因消毒剂中30~60min后,清水冲净,晾干,清洁干燥封闭保存备用。有条件的医院可直接放置在洗净灭菌装置内将洗净灭菌过程依次完成,可有效地减少环境污染并且保护医务人员。

(三)注意事项

·任何物品在消毒灭菌前均应充分清洗干净。

·清洗可采用流动水冲洗,清洁剂去污,管道可采用酶制剂浸泡,再用流动水冲洗干净,然后浸泡在相应的消毒剂中浸泡消毒或灭菌。

·使用的消毒剂应严格检测其浓度,在有效期内使用,确保消毒灭菌效果。

·消毒灭菌后的医疗用品必须保持干燥,封闭保存,避免保存过程中再污染,一旦发现有污染应再次根据需要进行消毒或灭菌。

·消毒灭菌后的物品如果超过有效期,即应重新消毒灭菌。

三、内镜的消毒、灭菌

1. 适用范围

各种内镜的消毒灭菌。

2. 基本原则

·根据内镜在人体内使用部位的不同,要求对其进行消毒或灭菌处理。

·凡进入人体无菌组织、器官或经外科切口进入无菌腔室的内镜及其附件,如腹腔镜、关节镜、脑室镜、膀胱镜、宫腔镜等，用前应达到灭菌水平。

·凡进入破损黏膜的内镜附件也应达到灭菌水平，如活检钳、高频电刀等。

·凡进入人体自然通道与管腔黏膜接触的内镜及其附件，如喉镜、气管镜、支气管镜、胃镜、肠镜、乙状结肠镜、直肠镜等，用前应达到高水平消毒。

3. 软式内镜的消毒

2%戊二醛消毒液浸泡　将洁净干燥后的内镜置于2%戊二醛消毒液中浸泡20min，结核病患者使用后的内镜需浸泡45min，灭菌需浸泡10h。

自动清洗消毒器　经卫生行政部门批准的内镜消毒器，具体操作按使用说明，注意用该法消毒前，内镜应先经手工彻底清洗。

其他消毒剂　经卫生行政部门批准的消毒剂，具体消毒方法见使用说明。

4. 硬式内镜的消毒

能耐受压力蒸汽灭菌的内镜，首选压力蒸汽灭菌；不能承受压力蒸汽灭菌的内镜或其部分，首选环氧乙烷灭菌或用2%的戊二醛浸泡10h，也可用低温蒸汽甲醛灭菌。

5. 内镜附件的消毒

内镜附件(如活检钳、细胞刷、切开刀、导丝、碎石器、网篮、造影导管、异物钳等)应做到一用一灭菌，消毒方法首选压力蒸汽灭菌，也可用环氧乙烷灭菌或用2%戊二醛浸泡10h灭菌，或用经卫生行政部门批准的消毒剂与消毒器械进行灭菌，具体方法见使用说明。

其他物件的消毒：①口圈、弯盘、敷料缸等的消毒。首选压力蒸汽灭菌，或用高水平化学消毒剂(如500mg/L的含氯消毒剂或2000mg/L的过氧乙酸或2%的戊二醛)浸泡消毒30min，用水彻底冲净残留消毒液，干燥备用。②注水瓶及连接管的消毒。用高水平以上的化学消毒剂(如500mg/L的含氯消毒剂或2000mg/L的过氧乙酸或2%的戊二醛)浸泡消毒30min，用水彻底冲净残留消毒液，干燥备用，注水瓶内的用水应为灭菌水，每天更换。③吸引瓶、吸引管的消毒。检查结束后，先清洗吸引瓶，之后用500mg/L的含氯消毒剂或2000mg/L的过氧乙酸浸泡消毒30min，刷洗干净，干燥备用。④软式内镜的槽或容器的消毒。消毒软式内镜的槽或容器应每天清洁，再用500mg/L的二氧化氯或二溴海因或2000mg/L的过氧乙酸擦拭，用于浸泡灭菌的容器应清洁后进行灭菌处理。

6. 内镜消毒与灭菌的注意事项

软式内镜消毒　软式内镜在每天使用前应用2%戊二醛溶液浸泡消毒20min，用水充分冲洗后使用；当天检查结束后彻底消毒(2%戊二醛溶液浸泡消毒30min)，也可根据国家有关规定执行。

工作结束后的消毒　每天工作结束后，应对内镜室的环境包括空气、物体表面进行清洁与消毒。

第16章

医院环境与医院感染

第一节 医院环境与环境卫生学

医院环境卫生学是研究医院环境与医院人群健康关系的一门学科，重点是研究医院中各种有害因素，如物理、化学、生物因素等对患者、医务人员及社会人群的危害及预防措施的科学。中国医院感染监测体系是在1988年开始建立的，同时开展了医院环境卫生学监测。近年来，国内有许多研究认为，医院内感染的发生与医院环境卫生没有直接的相关性。目前，中国医院环境卫生学与研究存在着一些问题：不能真实反映医院环境的污染程度，研究方法简单及内容不全面等。如果改进研究方法，对工作状态下环境卫生对医院内感染的影响进行研究，得出医院环境危险因素与医院内感染的专率，通过改善环境而有效控制医院感染，使医院环境卫生学在医院感染控制中发挥真正作用。由此，医院环境卫生学才能显示出其重要意义。

一、医院环境卫生学

(一)环境卫生学与医院环境卫生学

环境卫生学是一门既古老又非常适应时代的应用型学科，它与人们的生活、健康和发展息息相关。环境卫生学在20世纪50年代由环境卫生逐渐发展起来。现在已经发展成为一门完整的综合性学科，包括环境流行病、质量评价、环境毒理等领域，并成为研究人类健康状况，提高生命质量的重要力量。

医院环境卫生学是研究医院环境与医院人群健康关系，重点是研究医院中各种有害因素，如物理、化学、生物因素等对患者、医务人员及社会人群的危害及预防措施的科学。良好的医院环境卫生条件可减少和防止医院环境污染，降低医院内感染的发病率，防止医院生物学有害因素在社会中的传播，是医院环境卫生学的主要内容。

(二)医院环境卫生学的历史

医院环境卫生学是随着医院感染病例的发现而发展的，而近代医院感染最初是在美国建立和发展起来的。美国医院内感染的分3个阶段：①20世纪60年代为萌芽期。在此期间，有些医院为了控制医院内感染，在医院中开展空气和环境物品表面的细菌学。②20 世纪 70 年代初为发展期。1970 年第一次医院感染国际会议在美国疾病预防控制中心召开，这次会议重点研讨了环境细菌学与医院内感染的关系，认为对环境取样进行培养所取得的结果与医院感染监测的关系不密切，因此，建议不再对环境进行细菌学监测。③20 世纪 70 年代中期为评价期。中国医院感染监测体系于 1988 年开始建立，同时开展了医院环境卫生学监测。近年来，国内有许多研究认为，医院感染的发生与医院环境卫生学监测没有明显的相关性，同时，进行环境卫生学监测需要成本与人力的消耗，目前，国内有些省份已经不主张常规开展医院环境卫生学监测，仅在医院内感染暴发时进行监测或只对重点科室进行监测。

(三)医院环境卫生学的内容

美国疾病预防控制中心《医疗机构环境感染控制指南》将医院病区环境的控制范围划分为病区空气、病区环境及物体表面的清洁与消毒状况、环境采样、医护被服处理、医疗废物处理、医疗设施建设、维修及装修等，同时还涵盖了医院应对许多重大环境卫生事件的感染控制方案，如洪水、下水道溢漏、电力、通风或水系统故障造成的医疗环境污染等。而中国常规医院环境卫生学监测是对医院空气、物体表面及医护人员的手进行监测。

(四)医院环境卫生学采样的时间与方法

1. 时　　间

空气、物体表面采样均在消毒处理后和进行医疗活动之前进行，工作人员手的采样应在执行各项操作前进行。

2. 方　　法

空气采样、工作人员手的采样及物体表面的采样，按照《消毒技术规范》《医院消毒卫生标准》中的规定执行。

二、医院环境卫生学的意义

(一)医院环境与医院内感染的关系

医院环境中存在大量病原微生物，这些病原菌可通过多种途径在患者之间、医患之间、护患之间传播，当环境微生物超过一定量时就增加了医院内感染的概率，但近年来关于环境与医院内感染的关系很少有文献报道。有研究发现，医院内感染率在老医院与新医院没有差异；而某些研究发现，环境与医院内感染有显著的相关性，改善环境可有效控制医院内感染。

1. 医院环境空气质量与医院内感染

空气中存在大量微生物，它们通常附着在一定粒径的颗粒物上，以气溶胶的形式存在，如微尘、飞沫核等，室内空气质量是防止医院内感染的一个重要因素。有研究发现：手术室空气中气溶胶水平与手术切口感染密切相关；医院在治疗期间使用的一些仪器，如口腔科使用高速旋转手机所产生的含有致病微生物的气溶胶可引起患者和工作人员之间的交叉感染。因此，诊疗期间医院空气污染较为严重。另外，医院探视人员的增加及消毒的方法和方式也对空气质量有影响。目前，根据《医院感染管理规范》的要求，医院常规环境卫生学是在有充分准备的情况下，即消毒后、医疗操作前采样，一般都能够达到标准要求，但并不一定能真实反映医院环境的污染程度。

2. 医院环境物体表面与医院内感染

医院环境内各种物体表面上很容易受到病原微生物的污染，是医院内感染的重要来源。医疗环境中物体和医疗设备已确认有污染的表面包括吸痰器、床、床头柜、洗手池、急救设备、电脑键盘和手推车等。医院环境物体表面污染的病原微生物是引起医院内感染的重要风险因素。

3. 医院医疗废物与医院内感染

近年来，世界各地医疗机构的医疗废物已引起越来越多的关注。这是因为医疗机构的废物具有潜在的危险性，是导致医院内感染发生的重要来源之一。医疗废物管理不当，可引起环境污染。来源于世界卫生组织（WHO）的数据显示，北美医疗机构每天每床位可产生医疗废物7~10kg，而亚洲国家每天每床位可产生医疗废物2.5kg，患者产生的感染性医疗废物可通过直接接触或环境间接传播。

4. 手卫生与医院内感染

医疗机构中医务人员手部携带的病原微生物成为医院感染的主要致病因素，他们的手部是医院内感染的重要传播媒介，既要进行无菌操作技术，又要与患者和污染物品直接或间接接触。大量的研究表明，医护人员通过接触被病原菌污染的环境表面而导致手或手套受到污染，在诊疗过程中，可能将病原菌传播给患者，从而造成医院内感染问题。因此，医护人员手卫生是控制医院内感染的最重要的一项基础工作。

（二）目前中国医院环境卫生学与研究存在的问题

1. 医院环境卫生学不能反映工作状态下医院环境的真实情况

常规医院环境卫生学是在有充分准备的情况下，即消毒后、医疗操作前采样，一般都能够达到标准要求，但并不一定能真实反映医院环境的污染程度。

2. 医院环境卫生学研究方法过于简单

近年来，有些关于医院环境卫生学与医院内感染关系的研究发现，医院内感染率与环境卫生学结果无直线相关关系，医院常规环境卫生管理可作为控制医院内感染的一个重要措施，但是不能作为主要指标来评价医院内感染管理及判断医院内感染风险。仅采用直线相关分析法判断医院内感染与环境卫生学的关系，方法较为简单。可采用描述性研究方法和分子流行病学的研究方法进行判断。

3. 医院环境卫生学内容不全面

中国常规医院环境卫生学仅对医院空气、物体表面及医护人员的手进行监测。其实，医疗废物、一次性医疗用品的处置及医院用水的处理等均对环境有影响。

总之，目前中国医院环境卫生学与研究存在着一些问题，即不能真实反映医院环境的污染程度、研究方法简单，以及内容不全面等，如果改进研究方法，将工作状态下环境卫生对医院内感染的影响加以研究，得出医院环境危险因素与医院内感染的专率，今后便有望通过改善环境而有效控制医院内感染，使医院环境卫生学在医院内感染控制中发挥真正的作用。这样，医院环境卫生学才会具有重要意义。

第二节　医院建筑与医院感染

医院建筑作为医院完成医疗活动的房屋设备，其设计必须适合医疗活动发展的趋势，使之有利于医院医疗活动的开展，有利于患者康复，有利于提高工作效率和医疗服务质量，为医院的现代化发展创造条件。

一、医院建筑的要求

(一)医院建筑必须符合卫生学的要求

医院是患者集中的地方，特别是综合性医院患者流量大，病种多，患者之间接触的机会也多。患者既是感染来源又是易感人群，患者间的各种接触频繁(交通路线、空气、医疗设备、卫生设施、污物处理等)构成了医院感染传播的 3 个环节。因此，医院建筑符合卫生学要求是解决院内感染问题的重要前提。

(二)医院建筑设计必须以人为本

医院建筑应向满足 3 类使用者使用要求的方向努力。

第一是以患者为中心，改变以往医院环境局促紧迫，喧哗吵闹，内部功能分区交错布局容易迷路，色彩单调乏味，空气污浊难闻等状况。因为这些因素容易加重患者心理负担，不利于患者康复。要创造一个良好的就医环境、亲切温馨的氛围，就应该淡化其医疗性质，消除和缓解疾病带给患者的痛苦和焦虑。如在医院门厅设置宽大明亮的公共空间，采用丰富的色彩来美化诊断治疗用房及病房，采用人性化的标记来标示入口及路线，引导患者流向，使患者能够顺利到达诊断、检查等场所。

第二是便于医护人员工作，能够有效防止医护人员的职业暴露，保护医护人员健康。

第三是经营管理者，可以针对管理的需要，采用新型设施或设备以精简空间、节约人力，从而达到降低管理成本，提高运营效率的作用。

(三)医院建筑必须适应医院工作的特点

医院内很多部门如急诊、病房等必须 24h 连续工作，手术与抢救不能半途中断，这都需要医院具备 24h 不间断供电，供暖等条件。医院在设计时必须采取双路供电或自备发电机组，并为医生、护士配备必要的值班休息场所。例如，若病房内负压吸引系统必须24h工作，则在设计时需增设备用机组。

(四)医院建筑设计规划必须预留发展余地

现有的医疗服务正从供给型转向经营型，医学模式从生物医学型转向生物—心理—社会医学模式，医院智能化及全球医疗信息共享将是不可避免的趋势。医院建筑设计必须留有余地，以满足未来改建或者扩建的需要。

二、医院建筑总体规划设计

医院的规模确定、选址、总平面设计是医院建筑设计中影响全局的重要环节。

(一)医院规模的确定

医院的规模必须根据当地人口密度、患病率、服务半径、城乡发展、医院本身发展目标等因素加以综合分析，平衡当地原有医院病床数量后确定医院病床数，门急诊人流量及拟设置的诊疗科目情况，并依据有关标准确定医院用地面积及建筑面积。

(二)医院选址

医院选址应远离产生废气、烟尘、废水、噪声的工业区，与易燃易爆等危险物品贮存场所、垃圾场、污水处理厂、高压线路及其设施等污染源保持相应的卫生防护距离。一般情况下，综合医院可以设置于住宅区内，但应远离托儿所、幼儿园、学校等少年儿童活动密集场所，避免影响儿童健康。

医院基地必须交通方便，便于患者就诊，最好面临两条以上城市道路，以便于安排医院出入口。在年降雨量比较多的地区应尽量选择地势较高的场所，便于医院顺利排除降水，减少医院积水的可能性。基地内部应力求规整，具有良好的采光日照及通风条件。专科传染病医院基地内不应有河道穿越，以避免传染源污染水系导致传染病传播。医院基地周边应有完善的城市公用事业设施系统，便于医院解决道路、供电、供水、煤气、通信，污水排放等问题，减少医院建筑投资。

(三)医院总平面设计

医院建筑的总平面布局应符合以下原则。

1. 出入口

应根据院内功能分区情况为医院内门急诊患者、住院患者及探视人员、医疗废物(包括尸体)运送和物资补给及医务人员出入分别设置出入口。

2. 功能分区

医院总平面设计应根据医院功能的不同大致划分为门急诊区、住院区、医技检查区，后勤辅助区及职工生活区。各区域之间可通过设置绿化隔离带予以分隔，以达到分区明确的目的。

3. 院内交通路线的组织

医院内门急诊患者的就医、消毒供应中心清洁物品的供应、病房楼的食品供应及污废物的外运等活动都必须通过一定的通道进行，应做到污染与洁净、传染与非传染不交叉。

4. 绿 化

医院应充分利用地形、防护间距和其他空地布置绿化，并应有供患者康复活动的专用绿地，绿地设计应尽量营造城市花园的氛围，可以起到缓解患者焦虑的作用。基地内绿地率应不低于35%。

三、医院各部门建筑设计

(一)门急诊

门急诊承担着诊断、治疗及分流患者的作用，也是医院中人流量最大的场所，因此在医院建筑设计中应注意采取多种方式合理组织人流，统筹安排患者预检、挂号、候诊、诊察、医技检查、诊断、治疗、收费、取药路线，避免内外环境嘈杂，防止交叉感染。

门急诊可分为普通门诊、普通急诊、儿科门急诊及传染病门急诊4大部分，条件有限的医院儿科、传染病科室的门急诊可合并设置。

1. 普通门诊

普通门诊出入口应设置于城市道路上，可在路口设立醒目易辨认的识别标志，便于患者就诊。近年来人民生活水平明显提高，私人汽车拥有数量逐年上升，患者开车来就诊的现象十分普遍。因此，门诊出入口要求便于机动车进出，并有较大面积的停车场地。建筑入口应设有供机动车停靠的平台，并设置有挡雨棚，以方便雨天患者上下；在门诊建筑和城市道路之间宜设置绿化带，以缓冲城市道路对门诊的影响。

门诊患者必须经过预检分流后方可进行挂号及诊疗，因此，门诊预检部门应设于门诊的最前端，一般设于门诊入口一侧醒目、方便的场所，也可以和咨询部门合设，以方便患者。国外门诊大厅只有预检、咨询功能的布局方式已经被部分国内医院采用，宽敞的大厅充分满足了门厅的采光和自然通风要求，创造了一个宽敞明亮的公共空间，并可以对空间及细部设计进行园林化和艺术化处理，营造温馨平和的情调，缓解患者的紧张心态。挂号、收费及药房、候诊等设施都可以采取各科室独立设置的方式来解决，尽量减少患者在各环节所花的时间，缩短就诊路线。

患者候诊应尽量淘汰集中候诊方式而采取分科候诊方式。集中候诊一般利用门诊大厅或建筑内大的过厅，不同病种患者混杂在一起，人流量大，空气污浊，交叉感染比较严重。分科候诊则是按科室分别设置候诊室，就可避免上述缺点。

内科诊室在门诊患者中占比重最大，应尽量设置较多的诊室，减少患者候诊时间及在医院的停留时间，降低交叉感染的机会。内科患者往往还包括一部分传染病患者，因此，内科门诊应尽量靠近门诊出入口。

外科除专用诊室外还须设置换药室、敷料制作室、门诊手术室及消毒室等设施。门诊手术室必须采用净化空调系统(不少于三级空气过滤)，室内空气质量应达到相应的卫生标准和要求。

产科就诊者实际上并不是严格意义的患者，而妇科就诊者通常患有妇科疾病，需进行治疗，因此，产科和妇科诊室必须分别设置。

2. 普通急诊

一般可设在门诊附近或与门诊相连，以便共享门诊部设施。普通急诊必须有单独出入口，且出入口应设置于城市道路上，便于急救车进出。

急诊患者陪同家属人数比较多，应设有宽敞的门厅及家属等候场所。

3. 儿科门急诊

儿科患者由于年龄幼小，机体抵抗力差，所患疾病病情往往比较严重，容易交叉感染，是一类需要特殊照顾的患者。

儿科门急诊与医院成人门急诊等功能区宜分开设置，一般应设在建筑物的首层。便于设立单独出入口及传染性儿童患者专用出口，预检处应设置在紧靠入口处，并有明显标志，做到预检后的患者可以经不交叉的路线分别进入传染或非传染诊疗区。

4. 传染病门急诊

传染病门急诊与普通门急诊必须隔离，一般要求设于医院内便于患者就诊的独立区域，与其他建筑、公众场所之间的距离应符合卫生防疫的要求。

传染病门急诊应包括功能相对独立的肝炎门诊、肠道门诊及呼吸道发热门诊等。传染病门急诊应划分为污染区(诊室、治疗、观察、厕所、化验、消毒场所)，半污染区(挂号、收费、发药场所)，清洁区(医护更衣、办公、贮藏场所)3个区。

传染病门急诊内设施设置应符合消毒隔离的要求，各业务用房内均应安装紫外线灯、非手触式洗手装置、消毒设施、纱窗、纱门等消毒隔离和卫生设施，对室内环境、污水、医疗废弃物严格按照国家规定进行消毒，防止院内感染发生。

传染病门急诊空调系统必须单独设置，呼吸道发热门急诊禁止采用下列空调系统：循环回风的空气空调系统，不设新风、不能开窗通风换气的空气－水空调系统，既不能开窗、又无新风和排风系统的空调系统，绝热加湿装置空调系统。呼吸道发热门诊内应安装足够的机械通风设施，使用中央空调时应控制气流方向，使气流从清洁区到半污染区再到污染区，污染区域内保持负压，并每周对空调系统进行清洗消毒，集中收集空调冷却水，消毒后方可排放。

(二)住院部病房

我国规定医院病房不得超过8人，目前医院病房大多为4~8人。我国新建医院病房设计以4人为主,并有部分单人和双人病房,甚至还有豪华单人套房病房出现,病房内部均配备了独立的浴厕。

病房应设直接开向走廊的门,门净宽不应小于1.1m,门上应设有玻璃观察窗。多床病房内床沿距离墙面净距不得小于0.6m,床与床之间净距不得小于0.8m。病床靠墙处应设有照明灯、对讲系统及氧气、负压吸引管道,有条件的医院应设置电话及网络接口,以方便患者及仪器设备使用。病房设计风格应具有人性化特征,尽量使之家庭化。

医护工作站应设于护理单元内具有良好观察视野的中间位置,尽量采用敞开式与走道相连,有利于医护人员观察各病室患者活动和与各病室联系。一般工作站到最远病室的距离不应超过30m,且应有门与治疗室相通。

对新入院的患者进行必要的卫生处理,是防止院内交叉感染的重要步骤。卫生处理室内部应设置更衣、淋浴设施,患者在内淋浴、更换患者专用衣服后方可进入病室。

1. 儿科病房

儿科患者办理出入院手续应与成人分隔,儿科病房设在一层。儿童患者应按年龄大小划分不同阶段,同一病室应按病种收治相同年龄阶段的患者,并可以在病室内设置家长陪护床位。儿科护理单元内宜设置专门的新生儿病房及为新生儿病房服务的配奶室和奶具消毒设施。病房分隔应使用透明材料,以便医护人员随时掌握患儿情况。儿科还应设儿童活动室,供儿童活动。

2. 妇产科病房

妇科、产科病房最好分别设立。避免产科、妇科患者交叉。产科病房入口处须设有卫生通过室和浴厕,内部应包含待产室、产房、产后休息室、新生儿室、配奶室及监护室等功能用房。产房内应同时设置隔离待产室及隔离产房。待产室应靠近产房,内部宜设置专用厕所。

新生儿室宜朝南,面向工作站方向应设观察窗。室内应保持恒定的温度与湿度,避免气流直接吹向婴儿。国外推荐新生儿室温度应保持在24℃,相对湿度控制在30%~60%范围内。产科的设计应向家庭化方向发展,如病房宜采用母婴同室设计,允许产妇丈夫全程陪同住院,包括生产过程的陪同。

3. 洁净病房

骨髓与器官移植、白血病、烧伤及艾滋病等患者由于免疫系统受到抑制或破坏,非常容易受环境影响引起感染等并发症。随着医学的进步,国外医院一般采用设置洁净病房来收治此类患者,采用空气净化设施净化室内空气,减少患者感染机会,降低患者死亡率。

洁净病房内应划分清洁区(洁净病室)、半污染区(医护工作站等)和污染区(洗涤消毒室等），各区域之间利用压力梯度控制气流方向从清洁区到半污染区再到污染区。

病房入口处应设医护人员卫生通过室，内设换鞋、更衣、厕所和淋浴及风淋设施。净化病室应仅供一名患者使用，并须采取三级净化设施，空气洁净度应符合洁净手术部的规范要求（空气必须经三级空气净化装置过滤），病室入口处宜设二次更衣和换鞋处。

4. 传染病房

传染病房主要是指综合医院内收治消化道传染病、肝炎及呼吸道系统传染病等患者的病房。一般综合医院必须单独建造传染病病房，并与周围的建筑保持一定的距离。不收治烈性传染病、病床数（20 床以下）较少的一般传染病房可以设在病房楼首层，其上方不得设置儿科及产科病房，并设有专用出入口。不同传染病种患者应分别安排在不同病区构成不同护理单元，不得混合安排。

传染病房的平面布局可采用双通道布置，即患者使用专用通道（包括垂直电梯）进出病室，医务人员使用另外通道（包括垂直电梯）进出工作区。医务人员进出工作区口部应按卫生要求设置卫生通过室。

传染病房应根据需要设置疑似患者观察病区，该病区应全部按单人病室布置，不得设置多人病室。传染病房内应设专用消毒处理室，病区内污染物品必须在消毒处理室进行预消毒。

（三）医疗技术部门

1. 手术部

手术部是医院建筑中设计要求最复杂、最严格的部门，周围环境要求清洁、安静。手术部应远离污染源，并位于所在城市或地区的盛行风向的上风侧，当最多有两个盛行风向时，应位于所有风向中具有最小风频、风向（如为东风）的对面（则为西侧）。

手术部按洁净程度和消毒隔离要求可划分为 4 个区域：①无菌区，包括特别洁净手术部、标准洁净手术部。②清洁区，包括一般洁净手术部、准洁净手术部、洗手室、术后苏醒室、护士站、手术器械、麻醉器械和药品贮藏室、医生休息室、办公室和值班室等。③半污染区，包括医护更衣室、患者换床室、洗涤消毒室、敷料制作室、病理室、示教室等。④污染区，包括家属等候处、石膏室、会议室、会诊室、污物间等。

手术部用房根据在动态或静态条件下室内细菌浓度和空气洁净度程度可分为 4 级：①Ⅰ级为特别洁净手术部。②Ⅱ级为标准洁净手术部。③Ⅲ级为一般洁净手术部。④Ⅳ级为准洁净手术部。

手术部具有严格的隔离、消毒管理要求，因此其平面布局也要求严格符合"洁污分区、功能流程短捷不交叉"的原则，以避免手术部建筑先天不足，避免和减少术中、术后患者的感染率。

洁净手术部必须严格区分洁净区（有洁净度要求的区域，如预麻室、手术室、清洁走廊等）和非洁净区（医护更衣室、污洗间），并在洁净区与非洁净区之间设置缓冲室或传递窗。洁净区内则宜依据对空气洁净度级别的不同要求设置，不同洁净区域之间宜设置分区隔断门，并符合消毒隔离中无菌区、清洁区、半污染区、污染区分区要求。特别洁净和标准洁净手术部应处于手术部干扰最小的区域。同时洁净手术部的平面布局应对人物及物品（敷料、器械等）分别采取有效的净化流程。净化流程应连续布置，不得被非洁净区中断。

洁净手术部的建筑装饰应遵循不产尘、不积尘、耐腐蚀、防潮防霉、容易清洁的原则。手术部内主要功能用房的设计应符合以下要求：①医护更衣室。医护更衣室是连接外部区域与手术部洁净区的重要通道，应设于手术部入口处，医护人员在此按换普通拖鞋、淋浴、换洁净洗手衣、换手术拖鞋顺序进行卫生处理后方可进入洁净区，室内还应设有厕所。②换床处。可设置独立的房间或划定独立的区域，手术患者在此更换手术室内的清洁推床，患者在送往手术部前，应在相应护理单元内进行必要的卫生处理。③手术室。一般手术室不应小于规定，无体外循环装备的手术部，不应设置特大手术室，手术室净高宜控制在2.8~3.0m，门净宽不宜小于1.4m，并宜采用感应式电动自动门，手术室一般采用人工照明，不应设外窗，照度应不小于350lx，辅助用房照度则不宜小于150lx，Ⅲ、Ⅳ级辅助用房如需设置外窗的，必须是双层密闭窗，手术室应配手术台、无影灯、计时器、观片灯、输液导轨等设施，手术室内用电应与辅助用房用电分开，一台手术在进行期间绝不能半途中断。④洗手室。每2~4间手术室应单独设立1间洗手室，并按每间手术室不多于2个龙头设置非手动开关龙头，洗手室不应设门，也可设置在洁净走廊内。

2. 放射用房

医院内放射用房一般包括放射科（X线诊断，镭、钴治疗室和直线加速器治疗室等）及核医学科，这些场所在日常运营过程中会产生放射性同位素和核射线等污染因素，因此放射用房的建筑设计必须符合卫生防护和环境保护的要求。

放射科可自成一区设于建筑物的一端，避免交通干扰。而放射科中射线治疗部分产生的射线能量很大，必须采用2m左右的现浇混凝土墙来屏蔽射线，因此应与其他建筑物分开，单独建设。放射科的建筑设计的材料厚度、构造均应按设备要求和防护专门规定采取安全可靠的防护措施。

核医学科的位置最好建立在人迹较少的地方，处于病房和医院生活区的下风向。核医学科建筑应自成一区，并应有单独出入口。核医学科应分清洁区、中间区和污染区。注射同位素后的患者候诊处必须与登记等候处分开设置，并设门予以分隔。同位素的操作必须在通风柜内进行，通风柜排风口一般应高出50m范围内的最高建筑物3~4m，并应设过滤装置。核医学科用房的地面、墙面、顶棚和实验台的台面、通风柜的内衬均应采用易清洁、不吸附、无缝隙的材料。核医学科内必须根据所使用的同位素半衰期及每日的用量设置污物衰变室和污水衰变池，进行无害化处理。核医学科病房内需设置专用厕所，其污水应排入污水衰变池内进行处理。

检验科也要求自成一区，宜设于建筑物的一端，这也是防止交叉感染的重要措施。检验科有大量含微生物的标本，因此除检验人员严格遵守规范的操作程序和佩带个人防护用品外，建筑内应有良好的洗手和消毒设备。分污染、半污染和清洁区。

3. 内镜室

内镜室一般可分为进入人体无菌组织的内镜(膀胱镜、腹腔镜等)和接触人体黏膜的内镜(胃镜、肠镜和支气管镜等)。进入人体无菌组织的内镜检查必须在手术室内进行，接触人体黏膜的内镜检查必须在专用检查室内进行。内镜检查在医学上有别于超声波等功能检查，属于创伤性检查，极易发生交叉污染，因此内镜室设计重点在于如何防止交叉污染。不同功能的内镜检查应分室设置，室内分为清洁区和检查区，检查区内设置专用洗涤水槽和消毒设施，清洁区内设置专用的贮藏柜。条件较好的医院可在院内设立内镜检查中心，中心应设置专门的内镜洗涤消毒室和贮藏室，并宜设有患者候诊、麻醉准备室等辅助用房。

4. 消毒供应中心

消毒供应中心平面布置应符合工艺流程和洁污分区的要求，医疗物品路线应采取接受、分类、清洗、(敷料制作)打包、消毒、贮藏、分发单向强制性通过的方式，不准逆行，以避免已消毒物品受到污染。消毒供应中心内宜设有工作人员走廊，直接连接各功能用房。工作人员经更衣后应能够通过工作走廊直接进入各功能用房，避免与器材通行路线交叉。工作人员走廊与贮藏室之间应设有缓冲室。

5. 血液透析室

血液透析室周围应无污染源，医护、普通患者和隔离患者具有各自独立的出入口。室内具有足够的空间和场地，划分清洁区、半污染区、污染区，分区之间无交叉。血液透析室内应设置乙型肝炎、病型肝炎、艾滋病等血液传染性疾病患者专用的透析室，与一般血液透析室分隔。专用透析室内应采取严格的隔离消毒措施，防止交叉感染。洗涤消毒室内也应分设普通和隔离清洗槽。血液透析治疗用水在细菌总数、渗透压等指标上有严格的限定，必须经过相应的处理后方可使用，应在血液透析室附近设置水处理机房，处理后的水可经密闭管道分送至各血液透析室。

四、医院建筑设备

(一)医院采暖与空调

鉴于医院空调系统与一般舒适性空调系统不同，医院的空调系统必须在设计阶段予以合理规划、合理设计和合理使用。良好的空调系统应能符合以下方面的要求。

1. 温湿度控制

良好的空调系统是治病的一个重要要素。如患有甲状腺疾病的患者不能很好地承受炎热、潮湿或热波动很大的环境，而凉爽、干燥的环境有助于患者皮肤散失辐射热量与蒸发热量。处在受控环境中的患者的体能改善，一般比在非受控环境中快得多。

2. 空气净化

医院空调系统必须尽量提供无尘埃、无细菌、无病毒、无气味、无化学物质、无放射性污染物等污染的空气。为达到此目的，在空调系统设计时必须注意以下方面的要求。

进风口位置应尽可能远离燃烧设备的烟囱，医院或邻近建筑的排风口、内外科的真空吸引系统、冷却塔、卫生设施的透气管口及可能聚集车辆排气或其他有害气体的地点，国外推荐其距离应不小于9m，新风口底部应尽量位于高位（推荐3.6m），离地不小于1.8m，如高于屋面，应高出屋面0.9m以上。

排风口应至少高出地面3m，并远离门、人员逗留区、新风口和可开启的窗户，最佳位置是在屋面处，方向朝上。对于有高度污染影响的排风口（排风柜、生物安全柜、传染病区域等），还必须考虑主导风向、邻近建筑物的情况。

空调过滤器必须在所有集中式通风和空调系统中，用于空调回风、排风的处理。Isoard与Luciano指出：医院内存在的全部细菌中的99.9%可以用效率为90%~95%的过滤器除去。推荐在医院的某些严重污染或有特殊洁净需求的区域（如严重急性呼吸综合征病房、手术室等）采用效率为99.97%的高效过滤器。

（二）医院给排水

1. 给　水

医院用水必须符合国家有关生活饮用水的卫生标准，部分特殊科室如手术室、产房、血液透析室、新生儿室、制剂室等用水应经过相应的水质净化，水质净化的设备必须符合规定。应对医院医疗用房生活用水定额进行核定，制剂、医疗装备、厨房、洗衣房及职工生活等用水量需另行计算。

2. 排　水

医院污水的水质成分比较复杂，污染物的种类和浓度高于一般城市污水，如不经处理即行排放，势必会影响和污染环境，甚至导致传染病的传播。

医院建设时应设置污水处理设施，中国新建医院一般采取二级生化处理和消毒的处理方法。二级生化处理中第一级被称为机械处理，即经过过滤或沉淀的方法去除水中的悬浮物、有机物和病原体。第二级被称为生化处理，利用需氧微生物的新陈代谢过程，使污水中的有机物分解、氧化，去除水中溶解的胶状有机物和病原体。医院污水经净化处理后，只能去除部分致病微生物，因此必须再采用臭氧、加氯或辐照等方法对污水及污泥消毒后方可排出。

　　医院放射性污水在排入二级生化处理设施前，必须先采取储存衰减法、稀释法、离子分离法等措施处理放射性污染。

　　医院供电宜采用二路电源，如受条件限制时，急诊、手术部、重症监护治疗病房（ICU）、洁净病房、血液透析室及其他必须持续供电的部门应设有自备电源供电。

第 17 章

医疗废物管理

第一节　医疗废物的分类收集与贮存

一、医疗废物的分类收集

· 医疗废物必须与医院废物(生活垃圾)严格分开。临床各科室必须将医疗废物进行分类处理，不得混装。医院废物内不能混有医疗废物；医疗废物禁止倒入生活垃圾内，不得随意在露天场所堆放。科室未做到以上要求，专职收集人员有权拒收。

· 收集运送人员到各临床科室或部门按规定收取已分类放置的医疗废物，并予以检查，防止生活垃圾中有医疗废物现象。

· 在收集医疗废物时，收集人员要做好自身防护措施。

二、医疗废物的贮存

· 医疗废物必须装入有黄色警示标志及科室、年、月、日标识的包装袋和锐器盒内，在确保包装安全、密封无泄露的情况下，待医院专职人员统一上门收集、运送。

· 盛装医疗废物时，不得超过包装袋或者容器盒的 3/4，应当使用有效的封口方式。包装袋或者容器盒的外表面被感染性废物污染时，应对被污染处进行消毒处理或增加一层包装。

· 损伤性医疗废物(如针头、刀片、缝合针等)应放入专用防刺伤的锐器盒中，运送时不得放入包装袋中，以避免运送时造成锐器伤。

· 所有存放感染性医疗废物的容器必须有盖，便于随时关启。每日用 2000mg/L 有效氯消毒液消毒、清洁容器，并进行记录。

· 医疗废物应有严密的封闭措施，设专(兼)职人员管理，防止非工作人员接触医疗废物，还应有防鼠、防蚊蝇、防蟑螂的安全措施，防止渗漏和雨水冲刷，并且易于清洁和消毒，避免阳光直射。

· 医疗废物应设有明显的医疗废物警示标识和"禁止吸烟、饮食"的警示标识。

·医疗废物暂时贮存的时间不得超过 2d。

第二节 医疗废物的交接、登记与运送

医疗废物具有感染性、毒性及其他危害性，必须强化医疗废物交接、登记及运送环节。

一、医疗废物的交接与登记

·建立医疗废物交接与登记制度。禁止医疗卫生机构工作人员转让、买卖医疗废物。

·各科室应安排医疗废物分类、收集、运送、交接、登记责任人。

·医疗卫生机构应当对医疗废物进行登记，登记内容应当包括科室、日期、时间、废物来源与种类、重量和数量、交付者与接收者(院内收集运送人员)。

·登记资料至少保存 3 年。

·收集运送人员与临床科室应做好双向交接与登记。

二、医疗废物的运送与处置

·运送人员要做好自身防护措施，每天从医疗废物产生地点将分类包装的医疗废物按照规定的时间和路线运送至指定的暂时贮存地点。

·运送时使用专用污物电梯和专用时段运送，运送后对污物电梯进行清洁消毒。

·运送人员在运送医疗废物前，应当检查包装物或者容器的标识、标签及封口是否符合要求，不得将不符合要求的医疗废物运送至暂时贮存地点。

·运送人员在运送医疗废物时，应当防止包装物或容器破损和医疗废物的流失、泄漏和扩散，并防止医疗废物直接接触身体。

·运送医疗废物应当使用防渗漏、防遗散、无锐利边角、易于装卸和清洁的专用运送工具。每天运送工作结束后，应当对运送工具及时进行清洁和消毒。

·每月对消毒后的运送工具和操作人员手、围裙等进行微生物监测。

·医疗废物运送出去后，应当对暂时贮存地点、设施及时进行清洁和消毒处理。

·医疗卫生机构应当将医疗废物交由取得县级以上人民政府环境保护行政主管部门许可的医疗废物集中处置单位处置，依照危险废物转移联单制度填写和保存转移联单。

一旦发生医疗废物流失、泄漏、扩散等意外事故，应及时采取紧急措施，并启动意外事故紧急方案，对致病人员提供医疗救护和现场救援工作。同时向科室内医疗废物管理兼职人员或科室负责人报告，由其向分管科室上报。处理结束后写明事情经过与今后的预防措施，交防保科备案。

第三节 医疗废物意外事故的紧急处理预案

发生医疗废物流失、泄露、扩散等意外事故时，应当采取医疗废物意外事故紧急处理措施。

·立即向后勤保障科、医院感染管理科、预防保健科、保卫科及主管院长汇报，并遵循医疗废物管理制度，限制暴露者，减少对环境的影响。

·由后勤保障科、医院感染管理科、预防保健科、保卫科及相关科室组成调查小组，必要时请求上级主管部门协助。

·确定流失、泄露、扩散的医疗废物的类别、数量、发生时间、影响范围及严重程度。

·组织相关人员尽快对发生医疗废物流失、泄露、扩散的现场进行处理（按照《消毒技术规范》《中华人民共和国传染病防治法》的相关要求进行消毒处理）。

·对被医疗废物污染的区域进行处理时，尽可能封锁污染区域，疏散在场人员，应当尽可能减少对患者、工作人员、其他现场人员及环境的影响。

·采取适当的安全处置措施，对泄漏物及受污染的区域、物品进行消毒或者净化、通风等其他无害化处理，采取适当措施，必要时封锁污染区域，以防扩大污染。

·对感染性废物污染区域进行消毒时，消毒工作从污染最轻区域向污染最重区域进行，对可能被污染的所有使用过的工具也应当进行消毒处理。

·工作人员应当做好自身防护并提供必要的医护措施。

·发生医疗废物意外事故时，医疗卫生机构应在48h内向上级主管部门和卫生行政部门报告。

·发生事故的部门协助做好调查，查清事故原因，总结教训，妥善处理事故，处理结束后由发生事故的部门写明事情经过，采取有效的防范措施预防类似事件发生。

第四节 医疗废物管理行政处罚

根据《医疗废物管理条例》对医院感染管理的相关规定，现摘取相关条款如下。

第四十五条 医疗卫生机构、医疗废物集中处置单位违反本条例规定，有下列情形之一的，由县级以上地方人民政府卫生行政主管部门或者环境保护行政主管部门按照各自的职责责令限期改正，给予警告。逾期不改正的，处2000元以上5000元以下的罚款。

·未建立、健全医疗废物管理制度，或者未设置监控部门或者专（兼）职人员的。

·未对有关人员进行相关法律和专业技术、安全防护及紧急处理等知识的培训的。

·未对从事医疗废物收集、运送、贮存、处置等工作的人员和管理人员采取职业卫生防护措施的。

·未对医疗废物进行登记或者未保存登记资料的。

·对使用后的医疗废物运送工具或者运送车辆未在指定地点及时进行消毒和清洁的。

·未及时收集、运送医疗废物的。

·未定期对医疗废物处置设施的环境污染防治和卫生学效果进行检测、评价，或者未将检测、评价效果存档、报告的。

第四十六条 医疗卫生机构、医疗废物集中处置单位违反规定，有下列情形之一的，由县级以上地方人民政府卫生行政主管部门或者环境保护行政主管部门按照各自的职责责令限期改正，给予警告，可以并处 5000 元以下的罚款。逾期不改正的，处 5000 元以上 3 万元以下的罚款。

·贮存设施或者设备不符合环境保护、卫生要求的。

·未将医疗废物按照类别分置于专用包装物或者容器的。

·未使用符合标准的专用车辆运送医疗废物或者使用运送医疗废物的车辆运送其他物品的。

·未安装污染物排放在线监控装置或者监控装置未经常处于正常运行状态的。

第四十七条 医疗卫生机构、医疗废物集中处置单位有下列情形之一的，由县级以上地方人民政府卫生行政主管部门或者环境保护行政主管部门按照各自的职责责令限期改正，给予警告，并处 5000 元以上 1 万元以下的罚款。逾期不改正的，处 1 万元以上 3 万元以下的罚款。造成传染病传播或者环境污染事故的，由原发证部门暂扣或者吊销执业许可证件或者经营许可证件。构成犯罪的，依法追究刑事责任。

·在运送过程中丢弃医疗废物，在非储存地点倾倒、堆放医疗废物或者将医疗废物混入其他废物和生活垃圾的。

·未执行危险废物转移联单管理制度的。

·将医疗废物交给未取得经营许可证的单位或者个人收集、运送、储存、处置的。

·对医疗废物的处置不符合国家规定的环境保护、卫生标准、规范的。

·未按照本条例的规定对污水、传染病患者或者疑似传染病患者的排泄物进行严格消毒，或者未达到国家规定的排放标准排入污水处理系统的。

·对收治的传染病患者或者疑似传染病患者产生的生活垃圾，未按照医疗废物进行管理和处置的。

第四十八条 医疗卫生机构违反规定，将未达到国家规定标准的污水、传染病患者或者疑似传染病患者的排泄物排入城市排水管网者，由县级以上地方人民政府建设行政主管部门责令限期改正，给予警告，并处 5000 元以上 1 万元以下的罚款。逾期不改正的，处 1 万元以上 3 万元以下的罚款。造成传染病传播或者环境污染事故的，由原发证部门暂扣或者吊销执业许可证件。构成犯罪的，依法追究刑事责任。

第四十九条　医疗卫生机构、医疗废物集中处置单位发生医疗废物流失、泄漏、扩散时，未采取紧急处理措施，或者未及时向卫生行政主管部门和环境保护行政主管部门报告的，由县级以上地方人民政府卫生行政主管部门或者环境保护行政主管部门按照各自的职责责令改正，给予警告，并处 1 万元以上 3 万元以下的罚款。造成传染病传播或者环境污染事故的，由原发证部门暂扣或者吊销执业许可证件或者经营许可证件。构成犯罪的，依法追究刑事责任。

第五十条　医疗卫生机构、医疗废物集中处置单位，无正当理由阻碍卫生行政主管部门或者环境保护行政主管部门执法人员执行职务，拒绝执法人员进入现场，或者不配合执法部门的检查、监测、调查取证的，由县级以上地方人民政府卫生行政主管部门或者环境保护行政主管部门按照各自的职责责令改正，给予警告。拒不改正的，由原发证部门暂扣或者吊销执业许可证件或者经营许可证件。触犯《中华人民共和国治安管理处罚法》，构成违反治安管理行为的，由公安机关依法予以处罚。构成犯罪的，依法追究刑事责任。

第18章

医院感染管理专业知识的培训与宣传

第一节 医院感染管理专业知识的培训

医院感染管理科每年年初必须制定出该年度的培训计划，按培训计划组织全院职工进行相关知识的培训和考试。培训人员范围包括医院感染专职人员、全院工作人员、工勤人员及新职工等。

一、医院感染专职人员知识培训要求

医院感染专职人员必须熟悉相关法律法规、操作规范，具备丰富的专业知识、较强的管理能力，定期接受医院感染防控知识的培训，以更好地开展各项工作。

第一，感染管理专职人员必须加强医院感染的业务学习，每两年参加省、市以及国家级的培训一次，不断进行知识更新。

第二，科主任及护士长应定期进行培训。科主任及护士长是临床感染控制小组的重要成员之一，是各科消毒、隔离工作的管理者及执行者，科主任或护士长对医院感染管理意识的高低直接关系到本科室医务人员各项规范的执行情况及医院感染控制效果。因此，医院感染管理科每季度针对医院感染管理相关法律法规、操作规范及各科消毒灭菌、隔离技术、无菌操作、抗生素的合理应用、环境监测等存在的问题，对他们进行培训指导，提出整改措施，并限期整改，从而提高科主任、护士长对医院感染管理的认识，重视医院感染管理，认真落实各项规章制度，预防或减少医院感染的发生。

第三，医院感染控制小组成员应定期接受培训。各科感染控制小组成员是本科室的医护人员。应定期针对相关法规规范、存在的问题、薄弱环节、高危因素等组织相关人员培训学习，填写培训学习登记本。医院感染控制小组成员每年参加培训学习时间不得少于6学时。

二、工作人员医院感染知识培训要求

医院感染管理工作是全院性工作，涉及临床、医技、后勤、行政等多个部门，医

院感染预防与控制需要全体医务人员共同参与才能完成。因此，应重视医院全员医院感染知识培训，将医院感染管理知识的培训学习普及到每一个医院工作人员。

医院感染专职人员、医务人员、工勤人员应当掌握与其本职工作相关的医院感染预防与控制知识，充分认识医院感染管理工作的重要性，有效预防或控制医院感染的发生。进行全院医务人员的培训，医院感染管理科每年要制定培训计划，安排讲课人员，提前备课，进行医院感染相关知识培训后要进行考试或考核。提前发出集中学习通知，要求除值班人员外，其余人员均参加，医院医务人员、行政管理人员及工勤人员都必须积极参加预防、控制医院感染相关知识的学习，不断提高医务人员的医院感染防范意识，自觉执行各项规章制度、工作规范，将医院感染预防和控制工作始终贯穿于医院管理的各项活动中。

三、工勤人员医院感染知识培训要求

对于医院工勤人员的培训也是非常必要的，工勤人员工作范围广、流动性大，缺乏基本医学常识，并且接触污染物、医疗废物机会较多，极易引起院内交叉感染。因此，工勤人员医院感染知识的培训也要定期进行，针对卫生知识、消毒隔离常识、手卫生、医疗废物的正确处理每年培训 1~2 次。

四、新进工作人员医院感染知识培训要求

新上岗人员的培训学习由医院感染管理科统一组织，每年新上岗医生、护士、医技人员和药剂人员必须进行岗前培训，培训后对新进人员进行考试、考核，考试、考核合格后才能上岗。对于实习人员由所在科室进行医院感染相关知识的培训及考核。

1. 培训要求

医院感染管理部门专职人员上岗前必须参加本省(区)医院感染培训基地举办的专职人员岗前培训班并通过考核。

每年至少参加 15 学时的全国性医院感染管理及相关知识的继续教育学习班或会议，并定期参加各级卫生行政部门组织的培训班与学术活动。

2. 培训内容

· 《医院消毒供应中心》（WS 310.3—2016）。

· 《小型压力蒸汽灭菌器灭菌效果监测方法和评价要求》（GB/T 30690—2014）。

· 《医院消毒卫生标准》（GB 15982—2012）。

· 《软式内镜清洗消毒技术规范》（WS 507—2016）。

· 《血液透析及相关治疗用浓缩物》（YY 0598—2015）。

· 《血液透析及相关治疗用水》（YY 0572—2015）。

· 《血液净化标准操作规程(2010 版)》。

· 《医院空气净化管理规范》（WS/T 368—2012）。

- 《紫外线杀菌灯》(GB 19258—2012)。
- 《医疗机构消毒技术规范》(WS/T 367—2012)。
- 《医院洁净手术部建筑技术规范》(GB 50333—2013)。
- 《重症监护病房医院感染预防与控制规范》(WS/T 509—2016)。
- 《医院感染预防与控制评价规范》(WS/T 592—2018)。
- 《医疗机构水污染物排放标准》(GB 18466—2005)。
- 《医院医用织物洗涤消毒技术规范》(WS/T 508—2016)。
- 《临床输血技术规范》。
- 《血液运输要求》(WS/T 400—2012)。

五、新职工、进修及实习人员上岗前培训内容

新职工、进修及实习人员上岗前须接受不少于 3 个学时的培训，并进行相应的考核。授课主要由临床科室、药剂科及微生物感染控制等方面的专家担任。培训内容包括医院感染诊断标准和流行病学、消毒隔离基本概念、医院感染常见病原体与耐药现状、重点部门和重点部位医院感染控制、医院感染暴发与处置、抗菌药物的应用管理。

六、医护人员的培训内容

全院临床医生(包括医技人员、研究生、进修生、实习生)应接受每年不少于 6 学时的讲座、座谈、宣传教育片等培训。培训内容包括医院感染诊断标准、医院感染相关法律法规、抗菌药物合理应用(包括围手术期抗菌药物预防性应用)、手卫生与感染控制、临床微生物标本的正确采集与运送、医务人员职业安全与个人防护、导管相关性感染的控制、医院感染暴发和处理步骤、重要感染性疾病的临床诊治与预防。

全院护士(包括进修护士、实习护士)每年应接受不少于 6 学时的讲座、座谈、宣传教育片等培训。培训内容包括医院感染诊断标准、医院感染监测、医院感染相关法律法规、医院感染暴发和处理步骤、手术切口感染的预防措施、手卫生与感染控制、临床与环境微生物标本的采集与运送、医务人员职业安全与个人防护、导管相关性感染的控制、消毒灭菌技术的正确选择与质量保障机制、医院隔离技术与正确应用、医疗废物管理。

七、工勤人员的培训内容

工勤人员每年不少于 2 次的培训(人员调动时，须重新进行培训，培训考核合格方可上岗)。培训内容为预防和控制医院感染的基础卫生学与消毒隔离知识。

第二节　医院感染管理的宣传

对医院全体工作人员坚持不懈地进行医院感染管理的宣传教育是医院感染管理工作中的重要环节，也是预防和控制医院感染的必要措施。近年来，随着医院感染研究的进展，卫健委有关部门根据需要举办了各类全国性或地区性医院感染知识培训班，建立了一支专业队伍，取得了显著效果。但如何进行医院感染知识和技能的普及与提高，使各级医务人员在医院感染监测、控制和预防中更好地发挥作用，仍是医院感染管理中有待解决的重要问题。

一、医院感染知识宣传教育的重要性与特点

（一）医院感染知识宣传教育的重要性

1. 医院感染的危害性

医院感染给国家造成了重大的经济损失，给医院增加了工作量，给患者增加了痛苦，重者可能造成终身残疾，甚至死亡，因此应大力宣传医院感染相关知识。

2. 有利于贯彻"预防为主"的方针

现代医院管理的重点是防病治病。预防医院感染的发生是医院贯彻"预防为主"方针工作中极为重要的部分。

3. 提高医疗质量

医院对急、危、重患者的抢救能力和效果是医疗水平的体现，而医院感染的发生直接毁灭了抢救成果，同时降低了医疗质量。因此，只有认真控制和预防医院感染，才能有助于医疗质量的提高，保证医学研究迅速发展。

4. 医务界对医院感染认识不足

虽然我国逐步开展了医院感染监控工作，但广大的医务人员对其了解仍需加深和重视。如果医院不采取适当的方法来提高广大医务人员对医院感染的认识水平，就难以充分发挥医务人员和其他人员控制、预防医院感染的主动性。所以，医院感染知识的宣传教育是医院感染监测、控制和管理不可缺少的一步。

（二）医院感染知识宣传教育的特点

医院感染知识具有跨多学科的特点，往往涉及多学科，主要与以下学科密切相关：

1. 流行病学

医院感染流行病学是流行病学的一部分，医院感染的发生、病例分布、病因和危险因素分析、预防和控制措施效果评价、资料收集和统计等都离不开流行病学的常用方法。

2. 传染病学

医院感染的发病同样具有传染源、传播途径和易感人群的基本特点，在预防原则上也与传染病有许多相同之处。因此，控制和预防医院感染必须掌握传染病的基本知识和理论。

3. 临床微生物学

医院感染的诊断和治疗往往要根据病原体来确定。掌握医院感染微生物的特性是医院感染防治的必要条件。

4. 药物学

控制医院感染常使用抗生素。抗生素虽能治疗感染，但也能诱发细菌耐药，破坏人体正常菌群，降低定植抵抗力等，使耐药性细菌乘虚而入，导致严重而难治的医院感染。所以掌握抗生素的药理作用及其合理应用是防治医院感染的重大对策。

5. 护理学

消毒灭菌和隔离技术是消灭感染源，切断传播途径的重要措施，并贯串于护理工作的全过程。所以医院感染的预防和控制与护理工作有着密切的关系。

6. 医院管理学

在医院感染监测工作中，有很多监督、检查和协调工作，同时还要制定一系列行政管理措施等，都要求感染监测人员懂得一些医院管理学。

总之，任何一门学科，要发展它，就得了解它、掌握它。医院感染学也是这样，并且医院感染的控制和预防单纯靠几个专职人员是远远不够的，必须动员医院全体职工参与，按其分工的不同来掌握其所需的知识。

二、医院感染知识宣传教育的对象

医院感染管理工作不仅涉及临床医疗工作，而且与全院其他部门工作都有关系。所以，除了临床医生外，行政、后勤等部门的工作人员也应接受医院感染监控知识的教育。

(一)医院领导

医院的领导是首要的教育对象。医院感染管理工作开展得好坏，取决于院领导的重视与否，而院领导的重视程度又取决于对医院感染的认识程度。当前，国内不少医院领导把建立医院感染管理组织仅作为申报医院分级评审的需要，对控制医院感染的重要性认识不足，没有从根本上去解决问题。而医院感染管理专职或兼职人员开展工作要得到院、科领导的重视和支持，首先要使领导认识到医院感染问题的严重性，充分理解开展医院感染监控工作的必要性。

(二)医务人员

医务人员处于临床第一线，与患者接触最为频繁，当他们掌握了医院感染知识，就会主动发现感染病例，并自觉执行预防控制措施，否则他们在临床各环节中有可能成为医院感染的传播者或受害者。所以医务人员掌握医院感染知识，对医院感染的监测、控制和预防至关重要。

（三）工勤人员

工勤人员的工作范围遍及全院，如洗衣工、卫生员、配膳员等。他们的劳动是消灭感染源和切断传播途径的工作，也是医院感染预防、控制工作的一部分。要教育他们懂得自己工作的意义和重要性，正确执行各项操作，在医院感染管理中发挥应有的作用。

三、医院感染知识宣传教育的内容和方法

医院感染知识宣传教育应根据医院各级人员的工作性质、特长和不同的基础选用不同的教育内容和方法。内容分基础和专科两部分，方法是从上而下、由浅入深、逐步落实各项措施。

（一）基础教育

基础教育主要是对医院内不同层次医务人员进行医院感染基础知识的普及。主要形式有专家报告、专题讲座、举办培训班、通讯宣传、自学与知识竞赛相结合等。

1. 专家报告

请全国有名望的医院感染专家给院、科领导及医院感染管理委员会成员讲课，使全院中层以上的干部了解医院感染问题的严重性和管理工作的迫切性，从而激发领导学习医院感染知识的自觉性，使院领导成为全院专家和职工积极参加医院感染业务活动的带头人，争取医院党、政、工、团的支持，使医院感染宣传活动得到统筹安排，保证活动的顺利进行。

2. 定期举办培训班

这种方法较适用于培训各科监控护士、监控医生、卫生员和配膳员等，根据他们的实际工作，有针对性地选择教育内容，使他们能在各科起带头作用。例如使各科监控护士和监控医生能主动进行医院感染监测，发现感染病例，及时与感染管理办公室联系，明确诊断，商讨控制措施，预防感染蔓延；协助科领导贯彻执行医院感染监控制度，督促检查医院感染调查表的填报；使卫生员和配膳员按卫生要求进行操作的自觉性进一步提高。

3. 自学与开卷考试相结合

医院的诊疗工作夜以继日地进行着，很难把所有的工作人员集中起来学习，所以医院感染知识的在职教育采取自学与考试相结合的方法较为合适，并有利于对全院职工进行知识普及。开卷考试可以达到以下的目的：①评价自学效果，了解医护人员掌握知识的程度；②利用考试的竞胜心理，激发学习热情，从而掀起学习热潮。但考试

前一定要有足够的准备，使应考者有资料可阅，为学习创造条件。

(二)专科教育

医院感染知识的宣传教育如果仅停留在基本概念的水平，是不可能达到高水平控制医院感染的。因为医院内的各专科在诊疗、护理、病情等诸方面都有各自的特点，医院感染的发生及其影响因素也存在很大差别，预防控制措施不尽相同，所以各科必须根据本科的专业特点，组织全科医护人员学习、讨论、制定预防控制医院感染的措施，作为全科工作人员遵循的准则。

(1)由感染管理办公室制定全院各科医院感染教学大纲、学习方法和具体要求，由院长在科主任会上传达，要求各科执行，医院感染管理办公室督促检查。

(2)各科主任主持和安排讲课，全科人员根据本科的专业特点，深入分析医院感染的高危因素，提出切实可行的预防措施。

(3)医院感染管理专职人员逐个参加各科的专科教育课，既作指导又是学习。课后根据各科备课内容和讨论结果整理修改，制定出各科医院感染监控规则，作为各科科内医院感染业务管理标准，并依此进行督促检查。

通过专科教育，进一步提高了医护人员医院感染监控技术水平，规范了工作人员的医疗行为，使医院感染管理有章有法，有效地降低了医院感染率。

(三)巩固提高

在基础教育和专科教育的基础上，采用检查、教育、再检查、再教育的方法，使医院感染知识在职教育成为一个有机的循环。专职人员和有关领导深入第一线检查医院感染监控情况，发现问题，综合归类。如果属于共性问题，则采取上大课或由科主任在会上提出，由各科解决；如果属于个别问题则个别解决。力求使医院感染知识的宣传教育能及时解决临床或其他部门的实际问题，同时使医院感染监控水平呈螺旋式上升。

第19章

细菌耐药性与抗菌药物的合理使用

第一节　细菌耐药性

抗菌药物对某些细菌不起作用，是由于其缺乏该类抗菌药物的作用靶位，为先天性耐药。原来对某种抗菌药物敏感的细菌变得不敏感或耐药，为获得性耐药。获得性耐药的产生，最初是由于染色体的基因突变，细菌发生内源性突变的概率为10%。通常情况下，突变的耐药细菌并不能快速繁殖，但如果同时在抗菌药物的作用下，敏感细菌被杀灭，突变的耐药细菌就成为优势菌群而迅速生长，耐药的细菌通过在细菌间传递耐药基因而使耐药菌流行。通常传递耐药基因的是质粒和转座子，质粒可以通过结合、噬菌体转导、转化而在细菌间传播。转座子带有转位酶、溶解酶及其抑制物基因，可以随机转位插入复制体或任一位置而导致细菌产生耐药性。因此，控制细菌耐药的流行，除了要防止抗生素选择性压力的耐药突变，也要阻止耐药菌株的传播。下面详述细菌耐药的分子机制。

一、靶位改变

β-内酰胺抗生素通过和青霉素结合蛋白结合而破坏细菌细胞壁肽聚糖的稳定，细菌通过改变青霉素结合蛋白的结构，使抗菌药物失去结合的位点或使其和抗菌药物的亲和力下降，从而引起耐药。肺炎链球菌对青霉素的耐药即通过降低青霉素结合蛋白对青霉素的亲和力产生耐药。改变青霉素结合蛋白结构也是金黄色葡萄球菌对β-内酰胺类抗生素耐药的原因，即耐甲氧西林金黄色葡萄球菌(MRSA)，通过产生新的青霉素结合蛋白，使所有的β-内酰胺类抗生素包括青霉素、头孢菌素、碳青霉烯类抗生素无效。凝固酶阴性葡萄球菌对β-内酰胺类抗生素的耐药机制与此相同。D属链球菌对β-内酰胺类抗生素的耐药也是因为产生低亲和力的青霉素结合蛋白。肠球菌对所有头孢菌素耐药是因为不能和青霉素结合蛋白结合。

万古霉素通过与细胞壁肽聚糖的前体D-丙氨酰-D-丙氨酸结合，破坏细胞壁肽聚糖的合成。对万古霉素耐药的肠球菌通过修饰D-丙氨酰-D丙氨酸形成D-丙氨酰-D-乳酸，大大降低万古霉素对其的亲和力而产生耐药。

大环内酯类、林可霉素、链阳菌素、四环素类、氨基糖苷类药物主要通过与细菌核糖体结合，抑制细菌蛋白质合成而发挥抗菌作用。大环内酯类抗生素的耐药菌可合成甲基化酶，使位于核糖体 50S 亚单位的 23S rRNA 的腺嘌呤甲基化，导致抗菌药物不能与结合部位结合。林可霉素及链阳菌素的作用部位相仿。对上述 3 类抗菌药物同时耐药，被称为大环内酯类 – 林可酰胺类 – 链阳菌素类（MLS）耐药。

利福霉素类抗生素通过与 RNA 聚合酶结合，抑制细菌转录过程，而达到抗菌效果。利福霉素类抗生素的耐药菌如大肠埃希菌、结核分枝杆菌，编码 RNA 聚合酶 β 亚基的基因（rpoB）可产生突变，导致其不易与利福霉素类药物相结合，而产生耐药。

喹诺酮可抑制 DNA 拓扑异构酶活性，阻止 DNA 复制、修复，染色体分离、转录及其他功能，从而发挥杀菌作用。DNA 拓扑异构酶 II 又常被称为 DNA 促旋酶。其基因突变可引起耐药，大肠埃希菌 gryA 基因序列上，残疾 67～106 区域常发生突变，被称为 gryA 耐药。因 DNA 促旋酶改变而对喹诺酮类抗菌药物产生耐药的细菌还有金黄色葡萄球菌、表皮葡萄球菌、肠杆菌属和假单胞菌等。DNA 拓扑异构酶 IV 的改变，可产生对药物的低水平耐药。当拓扑异构酶 II、IV 均发生变化，则为高度耐药。

磺胺类药物可通过抑制二氢叶酸合成酶或二氢叶酸还原酶，使细菌发生叶酸代谢障碍而发挥抑菌作用。耐磺胺类药物的细菌二氢叶酸合成酶或二氢叶酸还原酶与磺胺类药物亲和力降低，或靶位酶的合成量增加产生耐药。

二、细菌细胞膜渗透性改变

细菌细胞膜是一种具有高度选择性的渗透性屏障。细胞外膜上的某些特殊蛋白，即膜孔蛋白是一种非特异性的、跨越细胞膜的水溶性扩散通道。抗菌药物也可通过这些膜孔蛋白进入菌体内部发挥效用。而某些细菌由于膜孔蛋白较少或蛋白通道较小，使某些抗菌药物不能进入菌体内部，被称为"先天耐药"或"固有耐药"。如铜绿假单胞菌对大多数头孢菌素不敏感，是由于细胞外膜上没有大多数革兰氏阴性细菌所具有的典型的高渗透性孔蛋白。细菌可以通过孔蛋白通道关闭或消失降低外膜的渗透性而发展成为耐药，如亚胺培南对铜绿假单胞菌具有较强的活性，这主要是因为它的扩散是通过一个特殊的孔蛋白通道 OprD，OprD 缺失则产生对亚胺培南的耐药。

三、细菌耐药的主动外排机制

细菌耐药的主动外排机制是 1980 年在研究大肠埃希菌对四环素的耐药性时发现的。细菌的外排系统为主动耗能过程，能量来源为质子动力（PMF）或者 ATP 的分解。细菌对抗生素的主动外排系统一般都为 PMF 型，而细菌对一些金属离子的外排或者哺乳动物肿瘤细胞的外排系统为 ATP 型。细菌的外排系统对底物没有严格的选择性，可排出各种抗生素、化学合成抗菌药、金属离子、消毒防腐剂、去污剂、抗菌染料、表面活性剂等，因此，外排系统产生的耐药一般为多重耐药。细菌的主动外排系统也是抵御不良外界环境因素和维持内环境稳定的重要手段。细菌主动药物转运系统根据其超分子结构、机制和顺序的同源性等可以分为 4 类，广泛存在于革兰氏阳性菌（如金黄色葡萄球菌）、革兰氏阴性菌（如大肠埃希菌、铜绿假单胞菌、空肠弯曲菌等）、真菌及哺乳类细胞（如癌细胞）中，其与细菌外膜通透性改变在多重耐药中起重要作用。

四、产生灭活酶或钝化酶

细菌可产生灭活酶或钝化酶，并以此来破坏各种抗菌药物。目前，细菌产生的灭活酶或钝化酶主要是 β－内酰胺酶、氨基糖苷类钝化酶、氯霉素乙酰转移酶和大环内酯类、林克霉素类、链阳霉素类钝化酶，其中以对 β－内酰胺酶研究最为深入。

1. β－内酰胺酶

β－内酰胺酶通过与 β－内酰胺环上的羰基共价结合，水解酰胺键使 β－内酰胺类抗生素失活，细菌分泌 β－内酰胺酶在胞周间隙，在抗生素和细胞膜上的青霉素结合蛋白结合前使其失活，无论是革兰氏阳性菌还是革兰氏阴性菌均能产生 β－内酰胺酶，但革兰氏阴性菌由于有较多的脂肪酶阻止酶的外溢，因此，在革兰氏阴性菌的膜外周有较多的 β－内酰胺酶，一个分子的 β－内酰胺酶能水解 103 种青霉素。

多数临床常见致病菌均可产生 β－内酰胺酶，由革兰氏阳性菌产生的 β－内酰胺酶以葡萄球菌属产生的青霉素酶最重要。在革兰氏阴性菌中，以超广谱 β－内酰胺酶和 AmpC 酶最受重视。超广谱 β－内酰胺酶对第三代头孢菌素如头孢他啶、头孢噻肟及单环类抗菌药物如氨曲南等药物可产生耐药，主要由肠杆菌科细菌如肺炎克雷伯菌、大肠埃希菌产生，超广谱 β－内酰胺酶大部分由质粒介导。AmpC 酶为不被克拉维酸抑制的头孢菌素酶，主要由肠杆菌属细菌如阴沟肠杆菌、弗劳地枸橼酸杆菌等产生，可水解第三代头孢菌素及单环类抗生素，AmpC 酶以诱导酶和非诱导酶形式存在于不同的细菌中，第三代头孢菌素是 AmpC 的强诱导剂。

2. 氨基糖苷类钝化酶

氨基糖苷类钝化酶可修饰氨基糖苷类分子中某些保持抗菌活性所必须的基团，使其与作用靶位核糖体的亲和力大为降低。这些钝化酶包括酰基转移酶、腺苷转移酶或核苷转移酶及磷酸转移酶等。

3. 红霉素类钝化酶

红霉素类抗生素因其结构的差异，细菌产生的钝化酶也有差异。对红霉素具有高度耐受性的肠杆菌属、大肠埃希菌中存在红霉素钝化酶，红霉素钝化酶可水解红霉素和竹桃霉素的大环内酯结构。这些酯酶似乎专一性作用于十四元环的大环内酯类抗生素，它们对十六元环抗菌药物如交沙霉素、麦迪霉素、蔷薇霉素和螺旋霉素都没有作用。林可霉素类钝化酶在很多葡萄球菌和乳酸杆菌中可被发现，使抗菌药物分子的羟基磷酸化或核苷酰化。编码红霉素钝化酶的基因主要位于质粒上，最近发现在对链阳菌素 A 和林可霉素类抗生素产生耐药的金黄色葡萄球菌中，有定位于染色体上的编码钝化酶的耐药基因。

4. 氯霉素钝化酶

氯霉素钝化酶是酰基转移酶。该酶存在于葡萄球菌、D 群链球菌、肺炎链球菌、肠杆菌属和奈瑟菌中，其编码基因可以定位在染色体上，也可以定位在质粒上。

第二节 抗菌药物的合理使用

抗菌药物为具有杀菌或抑菌活性的药物，目前应用于临床的已有 200 余种，治愈并挽救了无数患者的生命。但抗菌药物存在耐药性、药物副作用等不良反应，不良反应的增多、细菌耐药性的增长给患者健康乃至生命造成重大影响。抗菌药物的不合理应用表现在诸多方面：无指征的预防用药，无指征的治疗用药，抗菌药物品种、剂量的选择错误，给药途径、给药次数及疗程不合理等。

抗菌药物的应用涉及临床各科，正确合理应用抗菌药物是提高疗效、降低不良反应发生率及减少或减缓细菌耐药性发生的关键。抗菌药物临床应用是否正确、合理，基于以下两方面：一是有无应用抗菌药物的指征；二是选用的品种及给药方案是否正确、合理。因此，对抗菌药物的应用应考虑以下情况。

一、制定抗菌药物治疗方案

应根据微生物病原菌、感染部位、感染严重程度和患者的生理、病理情况制定抗菌药物治疗方案，包括抗菌药物的选用品种、给药剂量、给药次数、给药途径、用药疗程及联合用药等。在制定治疗方案时应注意以下问题。

1. 品种选择

根据病原菌种类及药敏试验结果选用合适的抗菌药物为患者进行治疗。

2. 给药剂量

按各种抗菌药物的治疗剂量范围给药。治疗重症感染（如败血症、感染性心内膜炎等）和抗菌药物不易达到的部位的感染（如中枢神经系统感染等）时，抗菌药物剂量宜较大（治疗剂量范围高限）；而治疗单纯性下尿路感染时，由于多数药物尿药浓度远高于血药浓度，则可应用较小剂量（治疗剂量范围低限），亦能取得较好的治疗效果。

3. 给药途径

轻症感染可接受口服给药者，应选用口服吸收完全的抗菌药物，不必采用静脉或肌内注射给药。重症感染、全身性感染患者初始治疗应予静脉给药，以确保药效；病情好转能口服时应及早转为口服给药，继续巩固治疗。

4. 给药次数

为保证药物在体内能最大地发挥药效，杀灭感染灶病原菌，应根据药代动力学和药效学相结合的原则给药。青霉素类、头孢菌素类和其他 β – 内酰胺类、红霉素、克林霉素等消除半衰期短者，应每日多次给药。氟喹诺酮类、氨基糖苷类等药物可每日给药 1 次（重症感染者例外）。

5. 用药疗程

抗菌药物疗程因感染不同而异，一般宜用至体温正常、症状消退后 72 ~ 96h，特殊情况应妥善处理。但是，败血症、感染性心内膜炎、化脓性脑膜炎、伤寒、布鲁菌病、骨髓炎、溶血性链球菌咽炎和扁桃体炎、深部真菌病、结核病等需较长的疗程方能彻底治愈，并防止复发。

6. 联合用药

抗菌药物联合用药指征：①病原菌尚未查明的严重感染，包括免疫缺陷者的严重感染；②单一抗菌药物不能控制的需氧菌及厌氧菌混合感染，两种或两种以上病原菌感染；③单一抗菌药物不能有效控制的感染性心内膜炎或败血症等重症感染；④需长期治疗，但病原菌易对某些抗菌药物产生耐药性的感染；⑤联合用药能够使毒性较大药物的剂量酌情减少；⑥重型感染所致疾病，单一使用抗菌药物效果不好，可考虑合并用药。

二、抗菌药物在患者特殊状况中的应用

抗菌药物合理应用应注意：①病原菌的种类、特点、部位、药效与动态变化；②感染部位、年龄和基础疾病；③抗菌药物抗菌活性和药代动力学特点；④抗菌药物的适应证，根据病原菌培养及药敏试验结果进行相应调整。只有合理使用抗生素才能充分发挥抗生素对人体疾病的治疗作用，减少不良反应，确保患者的健康和不必要的经济损失。

（一）肾功能减退患者抗菌药物的应用

1. 基本原则

许多抗菌药物在人体内主要经肾排出，而某些抗菌药物具有肾毒性。肾功能减退的感染患者应用抗菌药物的原则包括：①尽量避免使用肾毒性抗菌药物，确有应用指征时，必须调整给药方案；②根据感染的严重程度、病原菌种类及药敏试验结果等选用无肾毒性或肾毒性低的抗菌药物；③根据患者肾功能减退程度及抗菌药物在人体内排出途径调整给药剂量及方法。

2. 抗菌药物的选用及给药方案的调整

根据抗菌药物体内过程特点及其肾毒性，肾功能减退时抗菌药物的选用有以下几种情况：①主要由肝胆系统排泄或由肝脏代谢，或经肾脏和肝胆系统同时排出的抗菌

药物用于肾功能减退者，维持原治疗量或剂量略减；②主要经肾排泄，药物本身并无肾毒性，或仅有轻度肾毒性的抗菌药物，肾功能减退者可应用，但剂量需适当调整；③肾毒性抗菌药物避免用于肾功能减退者，如确有使用该类药物的指征时，需进行血药浓度监测，以调整给药方案，达到个体化给药，也可按照肾功能减退程度（以肌酐清除率为准）减量给药，疗程中需严密监测患者肾功能。

（二）肝功能减退患者抗菌药物的应用

肝功能减退时抗菌药物的选用及剂量调整，需要考虑肝功能减退对该类药物体内过程的影响程度，以及肝功能减退时该类药物及其代谢物发生毒性反应的可能性。由于药物在肝脏的代谢过程复杂，不少药物的体内代谢过程尚未完全阐明，根据现有资料，肝功能减退时抗菌药物的应用有以下几种情况。

1. 主要由肝脏清除的药物

肝功能减退时清除明显减少，但并无明显毒性反应发生，肝病时仍可正常应用，但需谨慎，必要时减量给药，治疗过程中需严密监测肝功能。红霉素等大环内酯类（不包括酯化物）、林可霉素、克林霉素属此类。

2. 主要经肝脏或有相当量经肝脏清除或代谢的药物

肝功能减退时清除减少，并可导致毒性反应的发生，肝功能减退患者应避免使用此类药物，氯霉素、利福平、红霉素酯化物等属此类。

3. 经肝、肾两途径清除的药物

肝功能减退者药物清除减少，血药浓度升高，同时有肾功能减退的患者血药浓度升高尤为明显，但药物本身的毒性不大。严重肝病患者，尤其是肝、肾功能同时减退的患者在使用此类药物时需减量应用。经肾、肝两途径排出的青霉素类、头孢菌素类均属此种情况。

4. 主要由肾排泄的药物

肝功能减退者不需调整剂量。氨基糖苷类抗生素属此类。

（三）老年患者抗菌药物的应用

由于老年人组织器官呈生理性退行性变，免疫功能也有所下降，一旦罹患感染，在应用抗菌药物时需注意以下事项。

老年人肾功能呈生理性减退，按一般常用量接收主要经肾排出的抗菌药物时，由于药物自身排出减少，导致在体内积蓄，血药浓度增高，容易有药物不良反应的发生。因此，老年患者，尤其是高龄患者接受主要自身排出的抗菌药物时，应按轻度肾功能减退情况减量给药，可用正常治疗量的 2/3 ~ 1/2。青霉素类、头孢菌素类和其他 β - 内酰胺类的大多数品种即属此类情况。

老年患者宜选用毒性低并具有杀菌作用的抗菌药物，青霉素类、头孢菌素类等 β - 内酰胺类为常用药物，毒性大的氨基糖苷类、万古霉素、去甲万古霉素等药物应尽可能避免应用，有明确应用指征时在严密观察下慎用，同时应进行血药浓度监测，据此调整剂量，使给药方案个体化，以达到用药安全、有效的目的。

(四)新生儿抗菌药物的应用

新生儿期一些重要器官尚未完全发育成熟，在此期间其生长发育随日龄增加而迅速变化，因此新生儿感染使用抗菌药物时需注意以下事项。

新生儿期肝、肾均未发育成熟，肝酶的分泌不足或缺乏，肾清除功能较差，因此新生儿感染时应避免应用毒性大的抗菌药物，包括主要经肾排泄的氨基糖苷类、万古霉素、去甲万古霉素等，以及主要经肝代谢的氯霉素。确有应用指征时，必须进行血药浓度监测，据此调整给药方案，个体化给药，以确保治疗安全有效。不能进行血药浓度监测者，不可选用上述药物。

新生儿期避免应用或禁用可能发生严重不良反应的抗菌药物。可影响新生儿生长发育的四环素类、喹诺酮类禁用，可导致脑性胆红素脑病及溶血性贫血的磺胺类药和呋喃类药避免应用。

新生儿期由于肾功能尚不完善，主要经肾排出的青霉素类、头孢菌素类等 β 内酰胺类药物需减量应用，以防止药物在体内蓄积导致严重中枢神经系统毒性反应的发生。

新生儿的体重和组织器官日益成熟，抗菌药物在新生儿的药代动力学亦随日龄增长而变化，因此使用抗菌药物时应按日龄调整给药方案。

(五)小儿抗菌药物的应用

小儿患者在应用抗菌药物时应注意以下几点：①氨基糖苷类抗生素有明显耳、肾毒性，小儿患者应尽量避免应用；临床有明确应用指征且又无其他毒性低的抗菌药物可供选用时，方可选用该类药物，并在治疗过程中严密观察不良反应，有条件者应进行血药浓度监测，根据其结果个体化给药。②万古霉素和去甲万古霉素类药物也有一定肾、耳毒性，小儿患者仅在有明确指征时方可选用；在治疗过程中应严密观察不良反应，并应进行血药浓度监测，个体化给药。③四环素类抗生素可导致牙齿黄染及牙釉质发育不良，不可用于 8 岁以下小儿。④喹诺酮类抗菌药对骨骼发育可能产生不良影响，应避免用于 18 岁以下未成年人。

(六)妊娠期和哺乳期患者抗菌药物的应用

1. 妊娠期患者抗菌药物的应用

妊娠期抗菌药物的应用需考虑药物对母体和胎儿两方面的影响：①对胎儿有致畸或明显毒性作用，如四环素类、喹诺酮类等，妊娠期避免应用。②对母体和胎儿均有毒性作用的药物，如氨基糖苷类、万古霉素、去甲万古霉素等，妊娠期避免应用；确有应用指征时，须在血药浓度监测下使用，以保证用药安全有效。

妊娠期感染时可选用药物毒性低，对胎儿及母体均无明显影响，也无致畸作用的药物。青霉素类、头孢菌素类等 β - 内酰胺类和磷霉素等均属此种情况。

2. 哺乳期患者抗菌药物的应用

哺乳期患者接受抗菌药物后，药物可自乳汁分泌，通常母乳中药物含量不高，不超过哺乳期患者每日用药量的1%；少数药物乳汁中分泌量较高，如氟喹诺酮类、四环素类、大环内酯类、氯霉素、磺胺甲噁唑、甲氧苄啶、甲硝唑等。青霉素类、头孢菌素类等 β - 内酰胺类和氨基糖苷类等在乳汁中含量低。然而，无论乳汁中药物浓度如何，均存在对乳儿潜在的影响，并可能出现不良反应，如氨基糖苷类抗生素可导致乳儿听力减退，氯霉素可致乳儿骨髓抑制，磺胺甲噁唑等可致胆红素脑病、溶血性贫血，四环素类可致乳齿黄染，青霉素类可致过敏反应等。因此治疗哺乳期患者时应避免选用氨基糖苷类、喹诺酮类、四环素类、氯霉素、磺胺药等。哺乳期患者应用任何抗菌药物时，均宜暂停哺乳。

三、抗菌药物的不良反应预防

抗菌药物是防治感染性疾病不可缺少的药物，自20世纪30年代磺胺类药物应用于临床以来，抗菌药物的使用日新月异，为人类健康作出了巨大贡献。但与此同时，抗菌药物的广泛使用，也给我们带来了困惑甚至灾难，尤其是不合理使用和不良反应危害的严重性，已引起医药卫生界及社会的极大关注，必须加强抗菌药物监管，大力开展促进合理用药的宣传活动。

（一）抗菌药物不合理使用的主要表现

1. 无指征用药和预防性用药

有些使用者对抗菌药物的认识存在偏差，错误地认为所有的感染都需要抗菌药物治疗，非细菌感染性疾病如病毒性感冒等也使用抗菌药物。甚至有人将抗菌药物当退热药使用，凡发热患者，不论病因，一概使用。有的则习惯于把使用抗菌药物作为预防并发症和术后感染的保险措施，盲目扩大预防用药范围。

2. 无原则地联合用药，滥用广谱抗菌药物

由于微生物诊断及病原学监控薄弱，为避免偏漏或考虑混合感染而联合使用抗生素、激素及维生素，甚至使用两种以上抗菌谱不同的药物进行"药海战术"，或随意使用广谱抗菌药物，致使抗菌适用范围过宽、过滥。

3. 不规范用药

不规范用药主要表现为剂量过大、疗程过长、频繁换药和局部用药等。由于用药者对药物的抗菌谱、药代动力学特点不熟悉，存在凭经验使用、用药方法不当等问题，以致患者服药后达不到有效血药浓度。为确保疗效而加大剂量，延长疗程，当感染得不到控制时即盲目、频繁地更换药物。另外，局部不合理使用非外用抗菌药物的现象依然存在，尤其在基层、个体医疗机构。

4. 选药不坚持医疗准则

有些医疗机构片面强调利润，造成医生在处置病情时以患者的经济承受能力为用药准则，诱导医生多开方。有时，医生处方还需参考报销范围来决定用药方案和方式，如住院、输液等。多方面的因素造成了抗菌药物使用泛滥，无法全面实施一切为患者的医疗准则。

5. 重复用药

以商品名命名的含有抗菌药物的复方制剂，因说明书标注不清或医生对其处方组成不了解可能发生重复用药的情况。

(二)抗菌药物不良反应的危害

抗菌药物品种繁多，应用面广，因此由其引起的不良反应几乎涉及所有已知的不良反应类型。主要不良反应包括过敏反应、毒性反应、细菌耐药性和二重感染等。

1. 过敏反应

过敏反应是抗菌药物最常见的不良反应，常见症状有过敏性休克、血清病型反应、药物热、皮疹、血管神经性水肿和变态反应性心肌损害等。

2. 毒性反应

抗菌药物的毒性反应临床较多见，通常与给药剂量及持续时间相关，如及时停药可缓解和恢复，但亦可造成严重后果。抗菌药物可能引起的严重毒性反应有视神经及听神经损害、神经精神症状、肝肾损害、造血系统和免疫系统损害等。

3. 细菌耐药性

抗菌药物不合理使用造成了细菌耐药性的增长，是一个影响人类健康的重大问题，并日益成为全球关注的焦点。细菌耐药性可以代代相传，成为细菌固有的耐药性。微生物在接触抗菌药物后还可以通过产生灭活酶、改变靶位蛋白或改变外膜通透性等3种机制产生获得耐药性。细菌的获得耐药性可以通过结合、转移、转导等方式，将耐药质粒DNA从耐药菌转移到敏感菌，使耐药性播散。

4. 二重感染

抗菌药物尤其是广谱抗菌药物的不合理使用，使寄生在人体内的各种细菌之间失去了正常的调节和平衡，造成细菌种类、数量和定植部位的紊乱。严重的菌群失调对人体产生一系列的病理生理改变，可能导致难治的双重感染，常见有耐药性金黄色葡萄球菌感染、革兰氏阴性杆菌感染、真菌感染等。

5. 其他不良反应

其他不良反应包括副作用、后遗效应、特异性反应、致畸、致癌、致突变作用等。

（三）抗菌药物不合理使用的根源

抗菌药物不合理使用的根源大致包括：①治疗从经验出发；②缺乏有效的宣传教育；③对抗菌药物不切实际的期望；④经济因素。

加强抗菌药物的不良反应监测，及早发现不良反应信号，可以有效指导临床医生安全合理地使用抗菌药物，而合理使用抗菌药物是防止或减少不良反应发生的关键。合理使用抗菌药物系指在明确指征下，遵循抗菌药物临床应用的基本原则，选用适当的抗菌药物，采用适宜的剂量和疗程，以求达到杀灭致病菌及（或）控制感染；同时采取相应措施以增加患者的免疫力和防止各种不良反应的产生。

（四）预防不良反应的对策

大力开展抗菌药物不良反应危害的宣传，促进合理用药；开展咨询活动，增强全社会合理使用抗菌药物的意识。

医药院校加强临床微生物学与临床药理学等结合临床的专业教育。加强继续教育和培训，使临床医生全面掌握合理使用抗菌药物的基本知识，严格按药物的适应证、药代动力学、体外药敏试验等合理选择、正确使用抗菌药物。

加强临床药学指导和病原学监控。药师参加临床药物治疗小组，协助医护人员合理使用抗菌药物，及时总结临床用药经验和教训，把握临床抗菌药物使用的规律和发展趋势，发现不良处方和医嘱行为，及时采取有力措施。同时，努力提高病原学监控水平，建立主要病原菌谱和耐药菌株定期公布制度，正确指导临床合理使用。

加强抗菌药物监管和不良反应监测，制定抗菌药物合理使用的政策和管理制度，充分注意医疗需要与商品需求的区别。对不合理用药及时处置，发现新的、严重不良反应及时提请注意，并采取有效防范控制措施。开展医药人员职业道德教育，树立良好的行业作风，一切从患者的利益出发。

抗菌药物合理使用既是医学问题，更是社会问题。它涉及医疗卫生大环境的综合治理，依赖于国家有关方针政策的制定和调整。除了提高医务人员的合理用药意识外，加强临床用药管理显得尤为重要。只有提高全员的科技水平和自身素质，才能尽力做到合理使用有限的卫生资源，减轻患者和社会的经济负担，加强抗菌药监管，实现抗菌药物使用的"合理、有效、经济"的良性发展。

第三节 抗菌药物临床应用管理

各医疗机构应结合本机构实际，根据抗菌药物特点、临床疗效、细菌耐药、不良反应以及当地的社会经济状况、药品价格等因素，将抗菌药物分为非限制使用、限制使用与特殊使用3级进行分级管理。

一、分级原则

非限制使用级抗菌药物经临床长期应用证明其安全、有效，对细菌耐药性影响较小，价格相对较低。

限制使用级抗菌药物与非限制使用级抗菌药物相比较，在疗效、安全性、对细菌耐药性影响、药品价格等某方面存在局限性，不宜作为非限制药物使用。

特殊使用级抗菌药物，不良反应明显，不宜随意使用，或应根据临床需要谨慎使用，以免细菌过快产生耐药而导致严重后果。

二、分级管理办法

临床选用抗菌药物应遵循用药指导原则，根据感染部位，严重程度、致病菌种类及细菌耐药情况、患者病理生理特点、药物价格等因素加以综合分析考虑。一般对轻度与局部感染患者应首先选用非限制使用级抗菌药物进行治疗；严重感染、免疫功能低下者合并感染或病原菌只对限制使用级抗菌药物敏感时，可选用限制使用级抗菌药物治疗；特殊使用级抗菌药物的选用应从严控制。

临床医生可根据诊断和患者病情开具非限制使用级抗菌药物处方，患者需要应用限制使用级抗菌药物治疗时，应经具有主治医师以上级别的医师同意，并签名；患者病情需要应用特殊使用抗菌药物，应具有严格临床用药指征或确凿依据，经抗感染或有关专家会诊同意，处方需经具有高级专业技术职务任职资格的医师签名。

紧急情况下临床医师可以越级使用高于权限的抗菌药物，但仅限于1d用量。

三、病原微生物检测

各级医院应重视病原微生物检测工作，切实提高病原学诊断水平，逐步建立正确的病原微生物培养、分离、鉴定技术和规范的细菌药物敏感试验条件与方法，并及时报告细菌药敏试验结果，作为临床医生正确选用抗菌药物的依据。

三级医院必须建立符合标准的临床检验科，配备相应设备及专业技术人员，开展病原微生物培养、分离、鉴定及细菌药敏试验工作，并建立室内质量控制标准，接收室间质量评价检查。

二级医院应创造和逐步完善条件，在具备相应的专业技术人员及设备后，也应建立临床检验科，正确开展病原微生物的培养、分离、鉴定和规范的细菌药物敏感试验。目前不具备条件的，可委托邻近医院的检验科开展临床病原检测工作，交付一定的费用。

四、管理与督查

各级医疗机构必须加强抗菌药物临床应用的管理，根据药物应用指导原则，结合本单位实际情况制定抗菌药物临床应用实施细则。建立、健全本机构促进、指导、监督抗菌药物临床合理应用的管理制度，并将抗菌药物合理使用纳入医疗质量和综合目标管理考核体系。

各地医疗机构应按照《医疗机构药事管理规定》建立和完善药事管理专业委员会，并履行其职责，开展合理用药培训与教育，督导本机构临床合理用药工作，定期与不定期进行监督检查。内容包括抗菌药物使用情况调查分析，医师、药师与护理人员抗菌药物知识调查及本机构细菌耐药趋势分析等，对不合理用药情况提出纠正与改进意见。

加强合理用药管理，杜绝不适当的经济激励。医疗机构不准以任何形式将处方者开出的药品处方与个人或科室经济利益挂钩。

参考文献

[1]牛晓琳,沈新玲,帕丽古丽·那吾尔.手术室医疗器械严格质量管理对医院感染的防控作用[J].生物医学工程与临床,2020,24(1):91-94.

[2]张丹,王芳.PDCA循环在手术室医院感染质量管理中的应用研究[J].中国消毒学杂志,2019,36(12):939-941.

[3]刘明秀,胡必富,李红玉,等.内审员队伍在医院感染管理质量控制中的作用:等级医院评审中的实践与探索[J].中国感染控制杂志,2018,17(9):831-834.

[4]单淑娟.国家医院感染质量管理与控制中心开展中国医院感染控制能力建设培训工作[J].中国感染控制杂志,2018,17(4):315.

[5]周洁.基于PDCA循环的医院质量管理模式研究与应用[D].山西医科大学,2017.

[6]杨蕾,付强.医院感染管理质量控制的基本内涵及实施策略[J].中国医疗管理科学,2015,5(2):17-22.

[7]张琼,张际.失效模式与效应分析在中国医院质量管理中的应用[J].重庆医学,2014,43(27):3665-3666,3671.

[8]王力红,赵霞,张京利,等.追踪方法学与PDCA循环管理在医院感染管理质量控制中的应用[J].中华医院感染学杂志,2014,24(6):1539-1541.

[9]易蕊,郝楠,王娟,等.军队医院医疗质量管理存在的问题及对策[J].现代生物医学进展,2014,14(7):1373-1375,1397.

[10]陶华,李高亮.消毒供应中心持续质量改进在医院感染管理中的应用[J].中华医院感染学杂志,2013,23(9):2161-2163.

[11]彭虹,张丽华,靳光明,等.护理质量管理在消化内镜感染控制中的作用分析[J].中华医院感染学杂志,2013,23(8):1869-1870,1876.

[12]汤玉英,杨瑞蓉.加强临床护理质量管理对医院感染控制的作用分析[J].求医问药,2013,11(2):258.

[13]屈文东.医院感染管理督导检查追踪管理评价表的设计及应用[J].中华医院感染学杂志,2013,23(2):418-419.

[14]秦蕾.血液透析室医院感染质量控制管理措施分析[J].当代医学,2012,18(24):20-22.

[15]凌红,朱小平,许晓萍,等.医院中央空调通风系统消毒管理现状调查与循证干预

[J].中华医院感染学杂志,2012,22(12):2603-2605.

[16]卢岩,张丹晔.医院手卫生质量管理持续改进策略的成效分析[J].中国感染控制杂志,2012,11(1):37-40.

[17]梁娣,李艳.持续质量改进在妇幼保健院医院感染质量管理中的应用[J].中华医院感染学杂志,2011,21(6):1178-1179.

[18]董军,刘亚平,周亚春,等.医院质量管理与持续改进理念的实践[J].中国医院,2011,15(1):7-9.

[19]王竹华,周祝霞,蔡晓干.质量管理在消毒供应中心医院感染控制中的作用[J].中华医院感染学杂志,2009,19(23):3225-3226.

[20]韦志福.运用PDCA循环促进医院感染管理质量持续改进的研究概况[J].广西医学,2009,31(3):442-443.

[21]周敏,赵大文.现代医院感染质量管理与控制思路[J].中华医院感染学杂志,2007,17(10):1254-1255.

[22]黄晓明.护理管理在院内感染环节质量管理中的作用[J].中医药临床杂志,2006,18(4):403-404.

[23]朱士俊.医院感染管理与持续质量改进[J].中国医院,2006,10(5):1-4.

[24]张琳,车智玲.护理管理中运用全面质量管理理论控制医院感染[J].中华医院感染学杂志,2004,14(4):68-70.

[25]韩传平,周丽,刘慧,等.全面质量管理用于医院感染管理的效果评价[J].中华医院感染学杂志,2003,13(7):60-62.

[26]Rose K. Sharon, Peerpaur Sanjay M. A Study to assess the knowledge and practice of staff nurses regarding nosocomial infections, with a view to develop an information booklet[J]. Asian Journal of Nursing Education and Research,2021,11(1):86-92.

[27]AlibiSana, Ramos-Vivas José, Ben Selma Walid, et al. Virulence of clinically relevant multidrug resistant corynebacterium striatum strains and their ability to adhere to human epithelial cells and inert surfaces[J]. Microbial Pathogenesis,2021,155:104887.

[28]Pallavi Baliga, Malathi Shekar, Girisha Shivani Kallappa. Genome-wide identification and analysis of chromosomally integrated putative prophages associated with clinical klebsiella pneumoniae strains[J]. Current Microbiology,2021,78(5):2015-2024.

[29]Falkinham J O. Corrigendum to "Disinfection and cleaning of heater-cooler units:suspension-and biofilm-killing" [Journal of Hospital Infection 105 (2020) 552-557][J]. Journal of Hospital Infection,2021,110:211.

[30]Yuyao Yin, Chunjiang Zhao, Henan Li, et al. Clinical and microbiological characteristics of adults with hospital-acquired pneumonia:a 10-year prospective observational study in China[J]. European Journal of Clinical Microbiology & Infectious Diseases,2021,40

(4):683 - 690.

[31] Shadma Yaqoob, Areena Hoda Siddiqui, Sunil Sharad Dabadghao. Routine nosocomial infection screening among onco-hematological patients-does it change management? [J]. Asian Journal of Medical Sciences, 2021, 12(4):368 - 375.

[32] Yi YanZhi, Su Ting, Jia YiZhen, et al. Family-centered care management strategies for term and near-term neonates with brief hospitalization in a level Ⅲ NICU in Shenzhen, China during the time of COVID-19 pandemic[J]. J Matern Fetal Neonatal Med, 2021: 1 - 4.

[33] SharmaRishabh, Zamani Akram, Dill Larissa K, et al. A systemic immune challenge to model hospital-acquired infections independently regulates immune responses after pediatric traumatic brain injury[J]. Journal of Neuroinflammation, 2021, 18(1):72.

[34] Harcourt H, Hewertson E. 105 Beyond the bleep: exploring alternate methods of communication in the multidisciplinary team to facilitate efficient discharge[J]. Age and Ageing, 2021, 50(Supplement1):i12 - i42.

[35] Fohely Firas, Oglat Ammar, Sabarna Khalid. Evaluation of awareness and nosocomial infection control practices among radiological technologists (radiographers) in palestine [J]. Journal of Radiology Nursing, 2021(40):194 - 198.

[36] Sadeghi Hamid, Khoei Saeideh Gholamzadeh, Bakht Mehdi, et al. A retrospective cross-sectional survey on nosocomial bacterial infections and their antimicrobial susceptibility patterns in hospitalized patients in northwest of Iran[J]. BMC Research Notes, 2021, 14 (1):88.

[37] Pichler Karin, Giordano Vito, Tropf Gereon, et al. Impact of different types of nosocomial infection on the neurodevelopmental outcome of very low birth weight infants[J]. Children, 2021, 8(3):207.

[38] Siavashifar Marzieh, Rezaei Fatemeh, Motallebirad Tahereh, et al. Correction to: Species diversity and molecular analysis of opportunistic mycobacterium, nocardia and rhodococcus isolated from the hospital environment in a developing country, a potential resources for nosocomial infection[J]. Genes and environment, 2021, 43(1):6.

[39] Al-Ghraiybah Tamer, Sim Jenny, Lago Luise. The relationship between the nursing practice environment and five nursing-sensitive patient outcomes in acute care hospitals: a systematic review[J]. Nursing Open, 2021, 8(5):2262 - 2271.

[40] Xia Han, Huang Jiaoqi, Lu Xiaoxue, et al. Autocatalytic MNAzyme-integrated surface plasmon resonance biosensor for simultaneous detection of bacteria from nosocomial bloodstream infection specimens[J]. Sensors and Actuators B Chemical, 2020, 330(3):129255.

[41] Martin David, Hönemann Mario, Liebert Uwe Gerd. Dynamics of nosocomial para-

influenza virus type 3 and influenza virus infections at a large German University Hospital between 2012 and 2019[J]. Diagnostic Microbiology & Infectious Disease,2021,99 (3):115244.

[42] Akhtar Farheen, Khan Asad U, Misba Lama, et al. Antimicrobial and antibiofilm photo-dynamic therapy against vancomycin resistant Staphylococcus aureus (VRSA) induced infection in vitro and in vivo[J]. European Journal of Pharmaceutics and Biopharmaceutics,2021,160:65 – 76.

[43] Liu Shu-Yen, Kang Xiao Linda, Wang Chia-Hui, et al. Protection procedures and preventions against the spread of coronavirus disease 2019 in healthcare settings for nursing personnel:Lessons from Taiwan[J]. Australian Critical Care,2021,34(2):182 – 190.

[44] Litton Edward, Anstey Matt, Broadhurst David, et al. Early and sustained Lactobacillus plantarum probiotic therapy in critical illness:the randomized, placebo-controlled, restoration of gut microflora in critical illness trial (ROCIT)[J]. Intensive Care Medicine, 2021,47(3):307 – 315.

[45] Chan N H, Lee S Y, Cheng N H Y, et al. Hospital infection control best practice:Five essential elements to successfully minimize healthcare-associated COVID-19[J]. Infection Prevention in Practice,2020,3(1):100110.

[46] Viderman Dmitriy, Khudaibergenova Makhira, Kemaikin Vadim, et al. Outbreak of catheter-related Burkholderia cepacia sepsis acquired from contaminated ultrasonography gel: the importance of strengthening hospital infection control measures in low resourced settings[J]. Le Infezioni in Medicina,2020,28 (4):551 – 557.

[47] Gwendolyn L Gilbert, Ian Kerridge. The politics and ethics of hospital infection prevention and control:a qualitative case study of senior clinicians' perceptions of professional and cultural factors that influence doctors' attitudes and practices in a large Australian hospital[J]. BMC Health Serv Res,2019,19 (1):212.

[48] Bansidhar Tarai, Dinesh Jain, Poornima Sen, et al. Experience with the two-stage (electronic detection and internal validation) health-care-associated infection tracking system in hospital infection control and prevention program[J]. Journal of Patient Safety and Infection Control,2019,7(3):59.